# Inhalt

# TEIL II
## DIE STÄRKE DES GESUNDHEITSTRAININGS
### MIT GERINGER INTENSITÄT

# DR. KENNETH H. Cooper

## DIE NEUEN GESUNDMACHER

# ANTIOXIDANTIEN

**Dr. Coopers revolutionäres
4-Punkte-Programm
für mehr Lebensqualität**

- **Immunsystem stärken**
- **Krebs vorbeugen**
- **Herzerkrankungen vermeiden**
- **Altern verzögern**

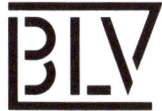

Die Deutsche Bibliothek –
CIP-Einheitsaufnahme

**Cooper, Kenneth H.:**
Die neuen Gesundmacher Antioxidantien:
Dr. Coopers revolutionäres
4-Punkte-Programm für mehr
Lebensqualität ; Immunsystem stärken ;
Krebs vorbeugen ; Herzerkrankungen
vermeiden ; Altern verzögern/
Kenneth H. Cooper. –
München; Wien; Zürich: BLV, 1995
   Einheitssacht.: The antioxidant revolution <dt.>
   ISBN 3-405-14762-X

BLV Verlagsgesellschaft mbH
München Wien Zürich
80797 München

Titel der amerikanischen Originalausgabe:
ANTIOXIDANT REVOLUTION

© 1994 Kenneth H. Cooper und Inkslingers,
Inc., erschienen bei Thomas Nelson, Inc.,
Publishers, Nashville/USA

Deutschsprachige Ausgabe:
© 1995 BLV Verlagsgesellschaft mbH,
München

Übersetzung aus dem Englischen:
Erica Mertens-Feldbausch, München
Grafiken: Jörg Mair
Lektorat: Inken Kloppenburg Verlags-Service,
München
Herstellung: Sylvia Hoffmann
Gesamtherstellung: F. Pustet, Regensburg
Einbandgestaltung: network, München

Printed in Germany · ISBN 3-405-14762-X

Für meinen Vater,
Dr. William Hardy Cooper,
der 50 Jahre lang Zahnheilkunde
praktizierte und sein Leben lang
eine mit Vitaminen ergänzte
gute Ernährung förderte.

**Hinweis**

Der Autor legt in seinen Musterprogrammen
für die Entfernungen Meilen und Yards zugrunde (1 Meile = 1,6 km, 1 Yard = 0,914 m).
Die Umrechnung wurde vermieden, um die
tabellarische Übersichtlichkeit nicht zu
verzerren und den Leser nicht durch
»krumme« Maße zu verwirren. Zum Beispiel
entspricht die 1000-Yards-Schwimmstrecke
914 Metern.

# TEIL III

## BEIM ESSEN UND ATMEN:
## »ROTE KARTE« FÜR FREIE RADIKALE

# Geleitwort

»Struktur und Leistungsfähigkeit eines Organs werden bestimmt vom Erbgut sowie von der Qualität und Quantität seiner Beanspruchung« – das ist ein biologisches Grundgesetz. Der adäquate Reiz, um die Leistungsfähigkeit der inneren Organe und Organsysteme – besonders Herz, Kreislauf, Atmung, Sauerstoffaufnahme und Stoffwechsel – zu entwickeln und zu erhalten, ist die dynamische Beanspruchung großer Muskelgruppen. Bleibt diese Beanspruchung längere Zeit unterhalb einer bestimmten Reizschwelle, so treten Funktions- und Leistungseinbußen auf, die ihrerseits den Boden für viele Zivilisations- und Bewegungsmangel-Krankheiten bereiten.

Richtig dosierte körperliche Bewegung ist notwendig, um die funktionelle und strukturelle Kapazität der inneren Organe und Organsysteme aufrechtzuerhalten, um die Gesundheit zu stabilisieren, Krankheiten vorzubeugen und dauerhafte Prävention zu leisten. Die Sportmedizin hat inzwischen genügend wissenschaftliche Ergebnisse geliefert, um diese Erkenntnisse zu untermauern.

Und: »Je intensiver ein Organ innerhalb physiologischer Grenzen gefordert wird, desto stärker paßt es sich der Belastung an, desto leistungsfähiger und widerstandsfähiger wird es« – so lautet die Fortsetzung und logische Konsequenz dieses Grundgesetzes. Die Sportmedizin hat auch dazu reichlich Forschungsarbeit geleistet, vor allem im Bereich des Herz-Kreislauf-Systems, des Stoffwechsels und des Immunsystems. Die Quintessenz all dieser Forschungen ist durchweg die Erkenntnis, daß körperliche Aktivität die Gesundheit des Menschen fördert – wenn man sie richtig dosiert. Das gilt sowohl im Breiten- und Gesundheitssport wie auch im Leistungs- und Hochleistungssport.

Wesentlich ist es vor allem, die Trainingsintensität und ihre planmäßige, dem Trainingszustand angepaßte allmähliche Steigerung zu steuern. Dann

9

haben auch alle anderen Systeme – Immunsystem, Stoffwechsel, antioxidative Schutzsysteme – Zeit, sich der neuen Situation anzupassen. Ein wichtiges Bruttokriterium für Leistungsfähigkeit und biologisches Alter des Menschen ist die maximale Sauerstoff-Aufnahmefähigkeit. Da aber etwa 2 bis 5 Prozent des in den Mitochondrien verstoffwechselten Sauerstoffs in Form von freien Sauerstoffradikalen anfallen, ist es für den vollen Nutzeffekt der körperlichen Aktivität erforderlich, daß diese sogenannten freien Radikale »entschärft« werden – damit man durch den Sport nicht paradoxerweise das fördert, was man vermeiden möchte.

Dieses Buch liefert genau die Bausteine, die man braucht, um in den vollen Nutzen der körperlichen Aktivität zu gelangen: die richtige Dosierung der körperlichen Aktivität, Aufklärung über Nutzen und Schaden durch freie Radikale – und Aufklärung darüber, wie man sich gegen sie schützen kann. Ein aufregendes, lebensnotwendiges und kompetentes Buch, dem wegen seiner großen Bedeutung eine weite Verbreitung zu wünschen ist.

*Dr. med. Peter Konopka*
Internist – Sportmedizin

# Vorwort

Wer heute in einer medizinischen Fachzeitschrift blättert, eine Illustrierte liest oder ein Gesundheitsmagazin im Fernsehen verfolgt, stößt fast unweigerlich auf die Begriffe »Antioxidantien« oder »freie Radikale«.

Für viele Menschen ist dieses Thema zwar noch ein Buch mit sieben Siegeln, doch sich zu informieren und kundig zu machen kann tatsächlich über Leben oder Tod entscheiden. »Freie Radikale« oder instabile Sauerstoffmoleküle (auch als »reaktiver Sauerstoff« bezeichnet) bringt man mittlerweile mit über 50 Erkrankungen und gesundheitlichen Störungen in Zusammenhang, unter anderem mit verschiedenen Formen von Krebs, mit Herzerkrankungen, vorzeitigem Altern, Katarakt (grauer Star) und sogar mit AIDS. Aus dem breiten Spektrum an Erkrankungen kann man schließen, daß es sich bei den freien Radikalen nicht um vereinzelte Randerscheinungen handelt, sondern um Akteure, die an den meisten gesundheitlichen Problemen des Menschen entscheidenden Anteil haben.

Bis zu einem gewissen Grad sind freie Radikale für die Gesunderhaltung und das einwandfreie Funktionieren des menschlichen Organismus sogar unentbehrlich. Im Übermaß vorhanden, können sie sich jedoch schädigend auswirken oder gar zur Bedrohung werden. Einen möglichen Zusammenhang zwischen der Schädigung durch freie Radikale und verschiedenen Erkrankungen vermutete man schon seit vielen Jahren, aber erst in jüngster Zeit ließen Forschungen und neuartige wissenschaftliche Technologien eindeutige Schlußfolgerungen zu. Heute weiß man, daß viele Faktoren, unter anderem ultraviolette Strahlung, Luftverschmutzung, Zigarettenrauch und sogar ein Zuviel an hochintensiver sportlicher Aktivität, zu einer Überproduktion von freien Radikalen führen können.

Leser meiner früheren Bücher wissen, daß ich die Bedeutung von Aerobic-

Sportarten als Basis von Präventivmedizin und Fitneßprogrammen immer betont habe. An diesem Grundsatz hat sich nichts geändert. Weiterführende Forschungsergebnisse zeigen allerdings, daß es mit der simplen Empfehlung, sich sportlich zu betätigen, nicht mehr getan ist. Heute gilt es, abzuwägen und das richtige Maß an sportlicher Aktivität – insbesondere unter Berücksichtigung der »Trigger« (= Auslöser) für die Bildung von freien Radikalen, wie beispielsweise übermäßiges Training – zu bestimmen. In diesem Zusammenhang werden zwei Aspekte von Bedeutung sein: zum einen der erstaunliche Nutzen eines moderaten Trainings für die Gesundheit und die möglicherweise daraus resultierende Lebensverlängerung; zum anderen die Notwendigkeit einer Antioxidantien-Therapie in Form von Vitaminen als Schutz vor den schädlichen Auswirkungen übermäßig vieler, durch körperliche Überbeanspruchung entstandener freier Radikale.

Der vielleicht interessanteste und gewiß umstrittenste Aspekt dieses Buches ist die Auffassung, daß sich durch ein Zuviel an sportlicher Aktivität – mitunter als Disstreß-Training bezeichnet – das Risiko gesundheitlicher Schäden erhöht. Zugegeben, ein Großteil dieser Aussagen ist spekulativ und gründet sich bis zu einem gewissen Grad auf nicht veröffentlichte Berichte. Ich möchte gesunde Personen in guter Verfassung, die gewissenhaft auf ihren Körper hören, auch keineswegs von intensiver, längerer sportlicher Aktivität abhalten. Aber ich rate dringend zur regelmäßigen Einnahme von Antioxidantien, ungeachtet des Grades an physischer Beanspruchung. Zwar läßt sich wissenschaftlich nicht absolut zweifelsfrei nachweisen, daß Hochleistungssport das Risiko von Krebs, Herzkrankheiten und anderen degenerativen Prozessen steigert, aber eine Reihe fundierter Forschungsergebnisse lassen die Schlußfolgerung zu, daß Antioxidantien das Entstehen vieler gesundheitlicher Probleme, einschließlich Krebs- und Herzerkrankungen, verhindern beziehungsweise hinauszögern können.

Vor Aufnahme eines sportlichen Trainings, vor dem »Einstieg« in ein Gesundheitsprogramm, einschließlich des hier vorgestellten, sollten Sie sich von einem Arzt Ihres Vertrauens gründlich untersuchen lassen. Exakte Angaben über Art und Dosis der von Ihnen eingenommenen Antioxidantien ermöglichen ihm die Überwachung eventueller Neben- und Wechselwirkungen mit anderen Medikamenten. Halten Sie Ihren Arzt auf dem laufenden, und nehmen Sie es mit den Empfehlungen im vorliegenden Buch genau; Sie werden dann bald feststellen, daß das Programm keine Risiken birgt, sondern für Ihre Gesundheit vorteilhaft ist und vielleicht sogar Ihr Leben verlängert.

Seit über 35 Jahren ist es mir ein Anliegen, neue medizinische Konzepte einem breiten Publikum näherzubringen und dazu Praxisprogramme auszuarbeiten. Das vorliegende Buch ist ein weiterer Schritt in meinem Bemühen, mein Ziel zu erreichen – nämlich so viele Menschen wie möglich für präventivmedizinische Maßnahmen zu gewinnen. Entschließen Sie sich, mitzumachen!

# TEIL I

## Angriff von innen: Zerstören freie Radikale die Gesundheit?

# 1

# *Antioxidantien – die neuen Gesundmacher*

Der Fall beunruhigte mich zutiefst. Werner T., ein Mann Ende 40, hatte sich seit über zehn Jahren regelmäßig von mir untersuchen lassen und schien einer meiner gesündesten Patienten zu sein. Er war in ausgezeichneter körperlicher Verfassung und bewegte sich beim Ausdauertest durchwegs im oberen Belastungsbereich. Genaugenommen schnitt er in diesem Test ebensogut ab wie 20 Jahre jüngere Spitzensportler – eine körperliche Leistung, in der sich sein Marathontraining und sein regelmäßiges wöchentliches Laufpensum von über 50 Meilen widerspiegelten. Knapp sechs Monate vor der letzten Untersuchung gewann er mit der außergewöhnlichen Zeit von 2 Stunden und 35 Minuten die Meisterschaft in einem internationalen Marathon.

Werners Blutwerte einschließlich der Cholesterinspiegel waren normal – ganz offensichtlich ein Resultat seiner disziplinierten fettarmen und ballaststoffreichen Ernährung. Und auch sein Blut-

druck bewegte sich durchaus im Normbereich. Nur sein Haar hatte etwas an Fülle verloren – der einzige Tribut, den seine 49 Lebensjahre von ihm gefordert hatten. Ansonsten war Werner rundum geradezu ein Musterexemplar an physischer Kondition.

Dann traf es ihn – ein heftiger Kopfschmerz beim Skilaufen. Nachdem die Schmerzen nicht vollständig abklangen, unterzog er sich zur Klärung der Ursache einigen ärztlichen Untersuchungen. Die Diagnose ergab einen Gehirntumor, der dem ersten Anschein nach inoperabel war. Später erfolgte doch noch ein chirurgischer Eingriff, der sein Leben nur um karge sechs Monate verlängerte. Bis wenige Wochen vor seinem Tod gab Werner jedoch sein Lauftraining nicht auf.

Soweit erkennbar, hatten bei ihm keine der üblicherweise mit einem bösartigen Gehirntumor in Zusammenhang stehenden Risikofaktoren vorgelegen. Seine Ernährung war mustergültig, und

Krebserkrankungen hatte es in seiner Familie nie gegeben.

Gewiß bietet das Fehlen von Risikofaktoren keine Garantie dafür, von schwerer Krankheit verschont zu bleiben. Dennoch – irgend etwas irritierte mich an Werners Fall, ich konnte es nicht definieren. Vom Laufen schien er geradezu besessen gewesen zu sein – ein Sport, der buchstäblich sein Leben beherrschte. Je mehr ich darüber nachgrübelte, desto häufiger fragte ich mich, ob das Laufen für ihn vielleicht zur zerstörerischen Sucht geworden war, als deren Opfer er dann starb.

Während ich über Werners Tod nachdachte, kam mir ein anderer Fall in den Sinn. 1988 starb mein guter Freund Sy Mah im Alter von 60 Jahren an Krebs. Mit 524 abgeschlossenen Marathonwettbewerben hielt er damals den Weltrekord als Langstreckenläufer mit den meisten Rennen in dieser Disziplin. Ich fragte mich, ob sein früher Krebstod in irgendeinem Zusammenhang mit seinem exzessiven Lauftraining stand oder ob er auf eine andere Ursache, beispielsweise eine erbliche Veranlagung für Krebserkrankungen, zurückzuführen war.

Mehrere ähnlich tragische Fälle, darunter Langstrecken- und Ultralangstreckenläufer, bei denen in relativ jungem Alter Krebs diagnostiziert wurde, erregten gleichfalls meine Aufmerksamkeit. Immer wieder überlegte ich, ob es einen Zusammenhang zwischen Hochleistungslauftraining und bösartigen Erkrankungen gibt. Und wenn dies so ist, ob man in irgendeiner Weise dieser Gefahr begegnen kann?

Antworten auf diese Fragen ergeben sich aus den Erfahrungen von Menschen wie Ruth H., einer konditionsstarken Wettkampfläuferin, die offenkundig kerngesund war – bis zu dem Augenblick, als man bei ihr Brustkrebs feststellte. Sie mußte sich einer radikalen Brustamputation unterziehen, und wenige Monate später war auch die zweite Brust von Krebs befallen.

Normalerweise würde eine derart niederschmetternde Lebenssituation bei einer ansonsten energiegeladenen 47jährigen Frau schwere Depressionen und ein trostloses Gefühl von Aussichtslosigkeit und Verzweiflung auslösen. Doch wer Ruth kennt, wurde von ihrer gänzlich anderen Reaktion keineswegs überrascht. Angesichts der Prognose einer verbleibenden Lebenserwartung von weniger als zwei Jahren beschloß sie – den unausweichlichen Tod vor Augen –, ihre Kräfte zu mobilisieren und in sportlicher Höchstform zu sterben. Sie erhöhte ihr Laufpensum und nahm als Vorbereitung auf den Hawaii Ironman Triathlon Schwimmen und Radfahren in ihr Trainingsprogramm auf. Doch was noch mehr zählte, die Läuferin wandelte sich zur strengen Vegetarierin und begann mit der Einnahme von Vitamin- und Mineralstoffpräparaten, darunter hohe Dosen von Antioxidantien wie Vitamin C, Vitamin E und Beta-Carotin.

Acht Jahre später hatte Ruth sechs Ironman Triathlon-Wettbewerbe geschafft und startete regelmäßig fast jedes Wochenende bei Mittelstreckenläufen. Heute, zehn Jahre nach der Operation, ist sie noch immer in hervorragender gesundheitlicher Verfassung, trainiert nach wie vor und tritt in anspruchsvollen sportlichen Wettbewerben an. Ihre Krebserkrankung hat sie vollkommen überwunden.

Aus Ruths Erfahrungen ergeben sich zwei Fragen:

1. War ihr ursprüngliches, überaus anspruchsvolles Lauftraining in irgendeiner Weise Auslöser für ihre Krebserkrankung?
2. Waren die Ernährungsumstellung und die hohen Gaben von Zusatzpräparaten der Grund für eine Verlangsamung oder den Stillstand des Krankheitsgeschehens?

Im Laufe der Lektüre dieses Buches werden Sie feststellen, daß sich aufgrund einer Fülle von wissenschaftlichen Beweisen die Tendenz abzeichnet, beide Fragen durchaus zu bejahen. Darüber hinaus stellen sich zunehmend mehr Ärzte, die sich über den neuesten Stand medizinischer Entwicklungen auf dem laufenden halten, hinter Patienten wie Ruth und befürworten im Kampf gegen verschiedene Formen von Krebs eine an Antioxidantien reiche Kost und die planmäßige Einnahme von Zusatzpräparaten. Ganz abgesehen davon nehmen diese Ärzte – und ich gehöre auch dazu – mittlerweile selbst mehr Antioxidantien zu sich.

Das frühzeitige Auftreten von Krebs bei ansonsten gesunden, durchtrainierten Personen war nicht das einzige, worüber ich mir Gedanken machte. Einer meiner Freunde beispielsweise, regelmäßiger Teilnehmer an mehreren 100-Meilen-Läufen, war gezwungen, seinen Sport aufgrund einer massiven koronaren Herzerkrankung mit dreifachem Gefäßverschluß aufzugeben.

Und wie verhielt es sich bei meinem Freund JIM FIXX, dem Autor des ungeheuer populären, 1977 erschienenen Buches *The Complete Book of Running*? In meinem Buch *Bewegungstraining ohne Angst* ging ich seiner Geschichte in allen Einzelheiten nach, kam aber zu dem Schluß, daß hinter dem ganzen Geschehen mehr steckte, als ich ursprünglich angenommen hatte.

Fixx starb nach einem 4-Meilen-Lauf im Alter von 52 Jahren in Vermont. Die Autopsie ergab, daß seine Herzkranzarterien, die Gefäße also, die das Herz mit Blut versorgen, fast vollständig blockiert waren. Überdies zeigte sich eindeutig Narbengewebe von zwei vorangegangenen Herzinfarkten. In den letzten 17 Jahren vor seinem Tod war Fixx 37 000 Meilen (59 200 km) gelaufen, darunter 20 Marathonwettbewerbe, und bis zu dem Tag, an dem er starb, lag sein Trainingspensum bei 60 Meilen pro Woche. Natürlich könnte man nun argumentieren, Fixx und andere durchtrainierte ältere Sportler wären ohne ihr Marathon- und Ultramarathontraining ihrer Krankheit vielleicht viele Jahre früher erlegen. Anders gesagt – man könnte annehmen, daß intensive sportliche Aktivität sie möglicherweise vor einem noch früheren Tod bewahrt hat. Mehr und mehr gelange ich jedoch zu der Überzeugung, daß *zwischen Übertraining und Krankheit gleichfalls ein Zusammenhang* bestehen könnte.

Untermauert wird diese Schlußfolgerung durch meine persönliche Erfahrung. In den letzten Wochen des Vorbereitungstrainings für die Marathonläufe, die ich absolvierte, bekam ich häufig Virusinfekte, wie beispielsweise Grippe oder eine Erkältung; und dies irritierte mich. Ausgerechnet zu einem Zeitpunkt, an dem ich mich am intensivsten auf mein Training konzentrieren mußte, war ich für mehrere Tage zu Untätigkeit verurteilt.

Anfangs schrieb ich diese Erkrankungen einfach der »kalten Jahreszeit« zu oder glaubte, zufällig von einem Grippebazillus »erwischt« worden zu sein. Dann jedoch stieß ich auf eine Studie im Zusammenhang mit dem Los Angeles Marathon 1987. Anhand eines nach der Veranstaltung an alle Teilnehmer verschickten Fragebogens stellte sich heraus, daß 40 Prozent der Läufer mindestens eine Erkältung oder Grippe während der beiden letzten Monate vor dem Start bekommen hatten. Und was mich noch mehr überraschte – 13 Prozent der 2300 Marathonläufer litten in der Woche unmittelbar nach dem Rennen an einer Erkältung (*Runners World*, März 1990).

Angesichts solcher Berichte stellte ich mir weitere Fragen: *Schwächt Leistungssport das Immunsystem? Und wenn ja, warum?*

Allmählich entwickelte sich die Sache zu einem komplexen medizinischen Rätsel. Aus einer flüchtigen Durchsicht meiner Patienten- und Forschungsunterlagen und von Berichten anderer Ärzte hatte sich für all diese Fälle als einziger gemeinsamer Faktor die anspruchsvolle sportliche Aktivität ergeben. Bei jedem Erkrankten erreichte die körperliche Beanspruchung sogenanntes »Disstreß«-Niveau. Sie neigten zu chronischer physischer Erschöpfung und erlitten zahlreiche Verletzungen – häufige Begleiterscheinungen eines Übertrainings.

Und schließlich zeigte sich bei den Beobachtungen über den Zusammenhang zwischen sportlicher Aktivität und Krankheit eine interessante Kehrseite der Medaille. Aus einer Reihe am Cooper-Institut für Aerobic-Forschung durchgeführter Studien ergab sich, daß moderater Sport als Vorbeugung gegen eine Vielzahl von Todesursachen und Vorsorge für eine höhere Lebenserwartung offenbar ebenso effektiv ist wie ein Leistungstraining.

Immer häufiger fragte ich mich nun, ob intensive sportliche Betätigung vielleicht nicht nur überflüssig, sondern sogar schädlich ist – so schädlich, daß ich meine eigene Philosophie zur körperlichen Aktivität samt den damit verbundenen Empfehlungen revidieren muß. In Anbetracht meiner bisherigen Bemühungen, einer regelmäßigen sportlichen Betätigung als Voraussetzung für gute Gesundheit Geltung zu verschaffen, kam ich zu der Überzeugung: Hier geht es um Grundsatzfragen, die zwingend einer Klärung bedürfen.

Die erste revolutionäre Neuerung in Sachen Fitneß, die mir weithin Anerkennung eingebracht hatte, rettete zweifellos Millionen Menschen das Leben. Damals, im Jahre 1968, machte ich durch mein erstes Buch *Aerobics* die breite Öffentlichkeit mit dem Begriff des Aerobic-Sports bekannt. Und die seitdem erstellten Statistiken sind unwiderlegbar. Im Laufe der letzten 20 Jahre sind in den Vereinigten Staaten koronare Herzkrankheit und Schlaganfall als Todesursachen um 50 beziehungsweise 57 Prozent zurückgegangen. Und auch heute noch ist die Zahl der auf Herzerkrankungen und Schlaganfall zurückzuführenden Todesfälle dank regelmäßigen Ausdauersports und vernünftigerer Ernährung sowie eines Rückgangs beim Zigarettenrauchen und Medikamentenkonsum weiterhin rückläufig. (Siehe *Joint Statement* des National Heart, Lung and Blood Institute und des American College of Preventive Medicine, 1994.)

Diese Erkenntnisse untermauerten ohne Frage die bedeutsame Rolle körperlicher Aktivität im Rahmen jedes Gesundheitsprogramms. Mittlerweile ist jedoch ein Widerspruch erkennbar. Die Behauptung, »viel hilft viel«, muß nun in Frage gestellt werden. Es ist also konkret zu fragen, ob die allgemein vorherrschende Annahme, ein Mensch sei um so gesünder, je mehr Sauerstoff seine Lunge und sein Herz verarbeiten können, stimmt. Anders gefragt: Ist es möglich, körperlich fit und dennoch krank zu sein?

Mit eindeutigen Forschungsergebnissen, die aufzeigten, daß Sauerstoff keineswegs immer und in jeder Form zuträglich ist, wandelten sich all diese Fragen zu Überzeugungen. Tatsächlich wissen wir heute, daß vielerlei Umweltfaktoren und scheinbar »gesunde« Angewohnheiten, einschließlich extremer sportlicher Aktivität, unserer Gesundheit schaden können, und zwar als Auslöser für die Bildung instabiler Sauerstoffmoleküle oder »freier Radikale« im Organismus.

# Angriff von innen

Man kann sie nicht sehen, man kann sie nicht spüren, und sie hinterlassen nur flüchtige Spuren ihrer Gegenwart. Aber geben Sie sich keinem Irrtum hin: Ihr Herz, Ihre Lunge und Ihre Blutgefäße – sämtliche Organe und Gewebe Ihres Körpers – stehen unter fortwährendem Beschuß durch ganze Kohorten biologischer Abtrünniger. Selbst während Sie dieses Buch in Händen halten, ist kein einziger Bereich Ihres Körpers gegen die zerstörerischen Angriffe dieser molekularen Übeltäter abgeschirmt, die unter der Bezeichnung *freie Radikale* bekannt sind.

Das Bombardement, das Ihr Organismus Tag für Tag zu ertragen hat, kann verheerende Folgen haben. Nach Ansicht vieler Experten stellen die freien Radikale kurz vor dem Jahr 2000 die größte Einzelbedrohung für die öffentliche Gesundheit dar. Jüngste wissenschaftliche Erkenntnisse zeigen eindeutig einen festen Zusammenhang zwischen diesen für Gesundheit und Leben tödlichen Widersachern und folgenden Krankheiten auf:

**Herz- und Gefäßerkrankungen.** Freie Radikale scheinen die wahren Schuldigen bei der Schädigung des LDL-Cholesterins zu sein (LDL begünstigt die Bildung von Plaques [Ablagerungen] in den Arterien und wird deshalb auch als »schlechtes« Cholesterin bezeichnet). Solange LDL nicht geschädigt oder »umgewandelt« wird, ist es offenbar harmlos. Demnach ist die Schädigung von LDL vermutlich ein ausschlaggebender Faktor im Zusammenhang von hohen Blutcholesterinspiegeln und der Bildung von gefäßblockierenden Cholesterinablagerungen, Atherosklerose genannt. Atherosklerose aber ist die Hauptursache für eine Verhärtung der Arterien und für den Herzinfarkt. Überdies können freie Radikale auch bei niedrigen HDL-Cholesterinspiegeln mit im Spiel sein (HDL, das »gute« Cholesterin, wird mit dem vermehrten Schutz vor Herz-Kreislauf-Erkrankungen in Verbindung gebracht. Näheres zu den verschiedenen Formen von Cholesterin siehe Kapitel 6).

**Krebs.** Freie Radikale spielen offenbar bei Krebserkrankungen von Lunge, Gebärmutterhals und Haut, Speiseröhre, Magen, Darm und Prostata eine gewisse Rolle.

**Grauer Star (Katarakt).** Verschattung oder Trübung der Augenlinse kann auf die Einwirkung freier Radikale zurückzuführen sein.

**Alterungsprozeß.** Altersbedingte Prozesse, beispielsweise das Erschlaffen der Haut und die abnehmende Leistungsfähigkeit der Organe, werden durch freie Radikale begünstigt. Ein Großteil dieser Abbauvorgänge ist den Angriffen der freien Radikale auf die Moleküle der DNS (Träger der Erbinformationen) und auf die die Langlebigkeit bestimmenden Gene zuzuschreiben.

Weitere Erkrankungen, die die medizinische Forschung mit dem heimtückischen Treiben von freien Radikalen im Organismus in Verbindung bringt, lesen sich wie eine Aufzählung aus einem medizinischen Lexikon. Zu ihnen zählen über 50 Erkrankungen, beispielsweise Schlaganfall, Asthma, Pankreatitis (Bauchspeicheldrüsenentzündung), entzündliche Erkrankungen im Bereich des Verdauungstrakts wie Divertikulitis, Dickdarmentzündung mit Geschwürbildung sowie Dünndarmgeschwüre; außerdem chronische Stauungsinsuffizienz des Herzens, Parkinson-Krankheit, Sichelzellenanämie und Leukämie, rheumatoide Arthritis, Gehirnblutungen und Bluthochdruck.

Was Ihre Gesundheit auch immer beeinträchtigen mag, Sie können davon ausgehen, daß freie Radikale auf irgendeine Art verdeckt und hinterlistig an der Ursache oder Verschlimmerung Ihres Zustandes beteiligt sind. Daraus ergibt sich auch, daß durch ihren Einfluß das Risiko eines vorzeitigen Todes merklich steigt. Während wir uns dem Ende dieses Jahrhunderts nähern, kristallisieren sich nun freie Radikale als neue, große Bedrohung für unsere Gesundheit und unser Wohlergehen heraus.

In den letzten Jahren mehrten sich die Beweise, daß ein regelmäßiges, aber moderates Ausdauertraining, eine fettarme, ballaststoffreiche Kost sowie Programme zum Abbau von Streß vorteilhaft für die Gesundheit sind. Nun ist es an der Zeit für eine zweite, breit angelegte Offensive – eine Art Revolution, wenn Sie so wollen – im Rahmen Ihres Gesundheits- und Fitneßprogramms. Doch vor dem Aufbau einer zuverlässigen Abschirmung muß man den Gegner erst einmal kennen.

# Was sind freie Radikale und wie arbeiten sie?

Um zu verstehen, worum es sich bei den freien Radikalen handelt und wie sie zu Werke gehen, brauchen Sie ein wenig Phantasie. Ihre Vorstellung wird nun aus der Welt des Sichtbaren in die submikroskopischen Regionen des nicht mehr Sichtbaren geführt, dorthin, wo die Gesundheit von den Wechselwirkungen zwischen Atomen und Elektronen beeinflußt wird.

Stellen Sie sich vor, Sie könnten eine TV-Kamera auf Molekülgröße schrumpfen lassen und auf irgendeine Weise in Ihren Körper einschleusen – vielleicht an Bord eines Mikro-U-Bootes, das sich seinen Weg durch die vielfältigen lebenerhaltenden Körperflüssigkeiten bahnt und ihren Organismus erforscht. Zweck dieser phantastischen Reise ist es, die Aktivität von freien Radikalen zu erkennen und zu beobachten.

Während die Kamera auf der subzellulären Ebene hin- und herschwenkt, erfaßt sie auch gleich einen Prozeß, den man als biologisches Feuerwerk bezeichnen könnte. Was Sie zu sehen bekommen, sind instabile Sauerstoffmoleküle, die wie wild geworden hin- und herjagen und auf andere Partikel und Gewebe aufprallen. Chemische Studien zeigten, daß bei dem Aufprall tatsächlich Lichtblitze entstehen. Freie Radikale besitzen ein oder mehrere ungepaarte Elektronen in ihrer äußeren Umlaufbahn und sind deshalb im Vergleich zu anderen Molekülen in ihren Bewegungen und ihrem Auftreten instabil und nicht vorhersehbar. Aufgrund ihrer unvollkommenen Struktur streben sie die Verbindung mit anderen Molekülen an. In gewisser Weise gleichen sie starken Magneten, die an anderen Strukturen haften bleiben müssen, um den Anschein von Stabilität zu erwecken.

Wissenschaftler gaben diesen instabilen Sauerstoffmolekülen den etwas abenteuerlichen Namen »freie Radikale«. Andere, als »freier Sauerstoff« bezeichnete Moleküle verhalten sich weitgehend genauso wie freie Radikale, unterscheiden sich von ihnen aber etwas in ihrem Aufbau. Angesichts der Thematik dieses Buches fasse ich beide Arten dieser unkontrollierten molekularen Geschosse unter dem Begriff »freie Radikale« zusammen.

In Ihrem Körper schwirren stabile und instabile Sauerstoffmoleküle umher. Für die Erhaltung der Lebensfunktionen sind stabile Sauerstoffmoleküle absolut unentbehrlich. Aber auch ein gewisses Quantum an instabilen Sauerstoffmolekülen (also freie Radikale) ist insofern von Nutzen, als sie den Organismus in die Lage versetzen, gegen entzündliche Prozesse anzukämpfen, Bakterien abzutöten und den Tonus der glatten Muskulatur zu kontrollieren, die die Funktion der inneren Organe und Blutgefäße reguliert.

Das A und O für ein wirksames und risikoloses Vorgehen der freien Radikale im Organismus ist die Balance; doch sind die Mechanismen dieses empfindlichen Gleichgewichts oftmals gestört. Den Ausgleich schafft der Organismus durch die Produktion von sogenannten endogenen (körpereigenen) Antioxidantien (»Radikalenfänger«), die die überzähligen freien Radikale verschlingen und den Körper vor Schaden bewahren. Einige mit der Nahrung zugeführte Antioxidantien verstärken die körpereigene Abwehr gegen ein Überhandnehmen von freien Radikalen. Zu den wichtigsten exogenen (von außen kommenden) Antioxidantien zählen Vitamin C, Vitamin E und Beta-Carotin.

Leider sind die normalen inneren und äußeren Schutzmechanismen oftmals unzulänglich. Das Problem liegt in einer Überproduktion von freien Radikalen durch Faktoren wie Luftverschmutzung, Zigarettenrauch und UV-Strahlung des Sonnenlichts, Pestizide und andere Schadstoffe in der Nahrung und sogar ein Übermaß an sportlicher Aktivität. Wohin wir uns drehen und wenden – an allen Ecken und Enden stoßen wir offenbar auf Stoffe oder Gegebenheiten, die unseren Körper mit freien Radikalen zu überschwemmen drohen.

Nehmen die freien Radikale im Organismus überhand, wandeln sich die nützlichen instabilen Sauerstoffmoleküle von Verbündeten zu einer molekularen Räuberbande. Sie spielen verrückt und greifen mit Erfolg gesundes und krankes Körpergewebe gleichermaßen an. Das Resultat sind häufig Herzerkrankungen, verschiedene Formen von Krebs und zahlreiche andere Krankheiten.

Auf dieses Thema wird zwar in späteren Kapiteln noch im Detail eingegangen, aber auf welche Weise freie Radikale einzelne Körperbereiche und Ihre Gesundheit ruinieren können, zeigt der folgende kurze Überblick.

## Koronare Herzkrankheit

Die Hauptursache für einen Herzinfarkt ist die Atherosklerose in den lebenswichtigen Herzkranzarterien, die den Herzmuskel mit Blut und Nährstoffen versorgen. Für die Entstehung einer Atherosklerose in den Kranzgefäßen wird in erster Linie ein Übermaß an LDL, dem »schlechten« Cholesterin, verantwortlich gemacht. Heute nimmt man jedoch an, daß die Entwicklung einer durch Ablagerungen (Plaques) hervorgerufenen Atherosklerose ganz wesentlich dem Einfluß von freien Radikalen zuzuschreiben ist.

Zur Verklumpung kommt es allem Anschein nach, sobald ein LDL-Partikel innerhalb eines Blutgefäßes unter Einwirkung von freien Radikalen oxidiert. Weiße Blutzellen in der Arterienwand, sogenannte Makrophagen oder Freßzellen, versuchen, die geschädigten LDL-Partikel zu beseitigen, indem sie sie »verschlingen«, sie können aber unglücklicherweise den Cholesterinanteil des LDL nicht mehr verdauen. So füllen sie sich mit Cholesterin und schwellen an – ein Prozeß, der zur Ausbuchtung der Arterienwand in das Lumen hinein und damit zur Verengung der Koronararterien führt. Demnach wird die Arterie also nicht unmittelbar durch das LDL-Cholesterin blockiert, sondern vielmehr durch das von den Makrophagen aufgenommene oxidierte LDL geschädigt.

Aktiviert werden können die oxidierenden Radikale durch eine Vielzahl von Faktoren, unter anderem durch Zigarettenrauch, Luftverschmutzung und exzessive sportliche Betätigung. Anfangs kann das LDL die Attacke der Radikale eventuell abwehren, und zwar durch einen eigenen Vorrat an Vitamin E und Vitamin C, das die Wirkung des Vitamins E potenziert. Genaugenommen opfern sich die Antioxidantien für das LDL. Befinden sich die angreifenden Radikale jedoch in der Überzahl, sind die LDL-eigenen Antioxidantien-Depots bald erschöpft, und das LDL ist dann wehrlos ausgeliefert.

Innerhalb kurzer Zeit zerstören nun die freien Radikale zahlreiche Partikel des LDL-Cholesterins, deren Überreste dann von den weißen Blutzellen oder Makrophagen (Freßzellen) vertilgt werden. Die anschwellenden, als Schaumzellen bezeichneten Makrophagen setzen sich in der Arterienwand fest. Durch Anhäufung von Schaumzellen entstehen sogenannte Plaques (Ablagerungen), die zu einer Verengung der Arterien und im weiteren Verlauf zu einer schweren Herz-Kreislauf-Erkrankung und möglicherweise zu einem Herzinfarkt führen. Herzinfarkte sind häufig bei Menschen zu beobachten, die in der Blüte ihres Lebens stehen und weder beim Gesamt-Cholesterin noch beim »schlechten« LDL-Cholesterin erhöhte Werte aufweisen. In diesen Fällen schreibt man das Herzproblem in der Regel einer Streßsituation zu. Tatsächlich wurde nachgewiesen, daß Streß katastrophale Herzrhythmusstörungen auslösen kann, die zu Herzstillstand und Tod führen können, wenn sie nicht unverzüglich behandelt werden.

Als Hauptverursacher von Streß gelten unter anderem Depressionen. DR. BERNARD LOWN, Cardiovascular Research Foundation, äußerte sich zur Problematik der Befindlichkeitsbeeinträchtigung wie folgt:

Soziale Isolation, Entfremdung von den Menschen und Todesfälle, beruflicher Streß ohne Ausweichmöglichkeiten und Verlust des Arbeitsplatzes, mangelnde Bildung und Armut stellen samt und sonders wesentliche Risikofaktoren für die Entwicklung von Herz-Kreislauf-Erkrankungen dar. Menschen mit engen sozialen Bindungen hingegen, beispielsweise in Religion, kommunalen Aktivitäten oder im engeren Familienkreis, leiden weniger häufig an koronarer Herzkrankheit.

Es ist weithin bekannt, daß Streß mit einer vermehrten Bildung von freien Radikalen einhergeht. Vielleicht ist es der verstärkten Präsenz molekularer Übeltäter während einer depressiven oder emotional kritischen Phase zuzuschreiben, daß ein Herzinfarkt auch bei Menschen auftreten kann, die weder einschlägige Symptome aufweisen noch irgendwelchen Risikofaktoren für koronare Herzkrankheit ausgesetzt sind, wie beispielsweise Zigarettenrauch, überhöhte Cholesterinwerte, Bluthochdruck oder Übergewicht.

## Krebserkrankungen

Etwas anders verhält es sich mit dem Einfluß von freien Radikalen bei Krebserkrankungen. Auch hier entstehen sie zwar durch die Einwirkung von Umweltfaktoren wie Zigarettenrauch, Luftverschmutzung und UV-Strahlung, vielleicht auch als Reaktion auf Streß und Übertraining, sie dringen in diesem Fall aber tief in die benachbarten Zellen ein und schädigen den Zellkern, in dem sich die DNS, das Molekül mit dem genetischen Code der Zelle, befindet.

Aufgrund der Schädigung kann die Zelle in ihrem Wachstum außer Kontrolle geraten und schließlich zu bösartigen Gewebeveränderungen und Tumoren entarten. Mit ihrem Angriff auf eine Zelle lösen freie Radikale meist eine Kettenreaktion aus; das heißt, weitere Übeltäter schwärmen aus und attackieren andere Zellen, und damit vervielfältigt sich die Wahrscheinlichkeit einer Schädigung. Die effektivste Gegenwehr besteht in Aufbau und Erhaltung eines Antioxidantien-Schutzwalls in Ihrem Organismus – eine Verteidigungsstrategie, die sich auf ein neues Konzept sportlicher Betätigung gründet, auf wohldurchdachte Ernährung und die planmäßige Einnahme von Zusatzpräparaten, die alle in diesem Buch erläutert werden.

## Angriff auf die Membranen

Manche freie Radikale fügen vor allem Membranen und Gewebeoberflächen Schaden zu. Sie können beispielsweise die Augenlinse bis hin zur Linsentrübung (grauer Star) in Mitleidenschaft ziehen oder durch Übergriffe auf das Hautgewebe den Alterungsprozeß beschleunigen. Aber sowohl Frauen wie Männer berichteten mir, ihre Haut habe sich wenige Monate nach ihrem Einstieg in ein Antioxidantien-Programm, wie es in diesem Buch vorgestellt wird, glatter und geschmeidiger angefühlt, und trockene, rissige Stellen an Ellbogen und anderen Körperteilen seien verschwunden.

Wenn Sie in Ihrer Phantasie auf diesen imaginären Bildschirm schauen und das von den biologischen Übeltätern angerichtete Unheil beobachten, mag Ihnen zunächst der Gedanke durch den Kopf schießen: *Mein Körper wird damit niemals fertig, meine Abwehrmechanismen sind bestimmt unzulänglich. Was kann ich tun, um mich zu schützen?*
Die Antwort lautet: Vertrauen Sie auf die Kraft der Antioxidantien!

# Machen Sie mit beim Antioxidantien-Programm!

Die Umstellung auf eine Lebensweise, bei der Antioxidantien einen ganz hohen Stellenwert einnehmen, ist die zweite bedeutende Kampagne zur Förderung und Erhaltung der Gesundheit, für die ich mich voll und ganz einsetze. In einigen Punkten baut diese Kampagne auf meiner ersten auf, in deren Mittelpunkt Aerobic-Sport, eine fettarme Ernährung und andere medikamentenunabhängige Maßnahmen für eine gute Gesundheit standen. Was jedoch den Sport und die körperliche Kondition angeht, mußte ich angesichts der neuen Erkenntnisse über Antioxidantien meine bisherige Philosophie revidieren. Der erste Umschwung auf dem Gebiet der Gesundheitsvorsorge setzte mit der

Gründung der Cooper-Klinik und des Cooper-Instituts für Aerobic-Forschung vor 20 Jahren in Dallas ein. Damals zogen zahlreiche Angehörige der etablierten Ärzteschaft meine Motive in Zweifel. Sportliche Betätigung zu propagieren und das Evangelium der Präventivmedizin zu verkünden, hielt man für absurd und unprofessionell.

Seit damals hat sich in der Gesundheitsvorsorge ein ungeheurer Wandel vollzogen. In zunehmendem Maße wurden sich Ärzte und Patienten gleichermaßen bewußt, daß Medizin und Chirurgie allein nicht imstande sind, unsere schlimmsten Krankheiten zu bewältigen. Nach und nach akzeptierte man die Tatsache, daß Änderungen der Lebensweise, beispielsweise regelmäßiges Ausdauertraining und eine fettarme, ballaststoffreiche Kost, eine fundamentale Bedeutung haben für die Erhaltung der Gesundheit und ein langes Leben. Im übrigen ist es billiger und wesentlich effektiver, die Gesundheit zu bewahren als sie wiederzuerlangen, wenn sie einmal Schaden genommen hat.

Die erste Kampagne erwies sich also zweifelsohne als Erfolg. Wie aber ist es um die zweite Kampagne bestellt?

Die neuen Gesundmacher-Antioxidantien führen einen weiteren Schritt über mein erstes Buch, *Aerobics*, und meinen 1988/89 erschienenen Bestseller, *Controlling Cholesterol*, hinaus. Bei der Ausarbeitung der hier vorgestellten Programme standen mir mehrere international anerkannte Berater und Experten zur Seite, unter anderem DR. SCOTT M. GRUNDY, Direktor des Center of Human Nutrition am Science Health Center der Universität Texas in Dallas. Darüber hinaus befaßten sich das Cooper-Institut für Aerobic-Forschung und meine Alma Mater, die Harvard School of Public Health, fortlaufend mit weiterführenden Studien zum Fragenkomplex freie Radikale, Antioxidantien und Krankheit.

Ein spezielles Forschungsprojekt über freie Radikale unter Leitung von DR. ISHWARLAL JIALAL, Direktor der Abteilung Klinische Chemie der Southwestern Medical School an der Universität Texas in Dallas, wurde gleichfalls vom Cooper-Institut gefördert. Zweck dieser Untersuchungen war unter anderem, die bei durchtrainierten und nichttrainierten Personen während anstrengender sportlicher Aktivität entstehenden freien Radikale quantitativ zu erfassen und aufzuzeigen, auf welche Weise man dieser Gefahr durch Antioxidantien begegnen kann.

Auf den Ergebnissen dieser Studien aufbauend, vermittelt dieses Buch umfassende Erkenntnisse und in die Praxis umsetzbare Programme, wie Sie sich vor der Bedrohung durch freie Radikale schützen können. Zunächst einige Fakten, die Sie vielleicht überraschen werden:

❏ Der Bedarf an antioxidativen Vitaminen ist – unabhängig vom Alter, Geschlecht oder dem Ausmaß an körperlicher Aktivität – höher, als üblicherweise in populärmedizinischen Berichten angegeben wird.

❏ Erwachsene Männer brauchen von einigen antioxidativen Zusatzpräparaten höhere Dosen als erwachsene Frauen.

- Männer und Frauen über 50 haben einen höheren Bedarf an bestimmten Antioxidantien als jüngere Männer und Frauen aller Altersgruppen.
- Sportlich ausgesprochen aktive Heranwachsende beiderlei Geschlechts benötigen mehr Antioxidantien als weniger trainierte Erwachsene.
- Manche Menschen – und Sie könnten auch dazu zählen – sollten die Zufuhr bestimmter Antioxidantien aufgrund ungünstiger Nebenwirkungen vollständig unterlassen.
- Bei bestimmten Sportarten sollten Sie sich Grenzen setzen, dafür aber zur nachhaltigen Vorbeugung gegen Krankheiten das Pensum in anderen Disziplinen erhöhen. Zur leichteren Orientierung finden Sie in diesem Buch ein Punktesystem für Ausdauersport, das auf den jüngsten Erkenntnissen über die Bildung von freien Radikalen während sportlicher Aktivität aufbaut. Außerdem erfahren Sie, ab welchem Belastungsniveau bei intensivem Training Sie zusätzliche Gaben von Antioxidantien nehmen sollten, etwa um körperlichen Schäden vorzubeugen.
- Schmerz- und Erschöpfungszustände nach intensiver sportlicher Aktivität

lassen sich abmildern, wenn man die Hauptmerkmale der Antioxidantien, die zwar wenig bekannt, aber wissenschaftlich untermauert sind, berücksichtigt.
- Einfache, auf neuesten ernährungswissenschaftlichen Erkenntnissen beruhende Regeln für die Zubereitung von Speisen gilt es zu befolgen, damit weit weniger in den Nahrungsmitteln enthaltene Antioxidantien verlorengehen als bei den üblichen Koch- und Eßgewohnheiten.
- Es ist wichtig, im persönlichen Umfeld den Einfluß von Faktoren, die die Freisetzung von freien Radikalen im Organismus begünstigen, auf ein Minimum zu begrenzen.

Und nun ist es für Sie an der Zeit, sich in Sachen Antioxidantien – bildlich gesprochen – auf den Weg zu machen. Auf der ersten Etappe gilt es zu ergründen, wie die freien Radikale, diese winzigen molekularen Räuber samt ihrer Sippschaft, in die wissenschaftliche Szene hineinplatzten und auf welche Weise sie in den einzelnen Bereichen Ihres Körpers nachhaltig und unvermutet Unheil anrichten können.

# 2

# Als Bedrohung entlarvt: die freien Radikale – Neues von der medizinischen Front

Das Interesse am Einfluß von freien Radikalen und Antioxidantien auf die Gesundheit ist ein relativ junges Phänomen. Bis zu Beginn dieses Jahrhunderts ahnte niemand, daß freie Radikale selbständig existieren und wirken können. Erst in den letzten 30 bis 40 Jahren wurde die Beziehung von freien Radikalen und Antioxidantien systematisch erforscht und wissenschaftlich untermauert.

Mittlerweile tragen zwar die praktizierenden Ärzte in ihren Untersuchungszimmern und in den Kliniken diesen neuen Erkenntnissen in zunehmendem Maße Rechnung, aber noch sind viele Einzelheiten aus der wissenschaftlichen Literatur nicht bis zum »Alltags«-Patienten vorgedrungen. Um mit Ihrem Arzt über bestimmte Probleme sprechen und ihm gezielte Fragen stellen zu können, sollten Sie jedoch in etwa wissen, was sich in der medizinischen Forschung »tut«. Nur mit dem entsprechenden Hintergrundwissen können Sie sich dessen bewußt werden, was freie Radikale Ihnen antun und welchen Schutz Ihnen Antioxidantien bieten können.

In dem turbulenten Umfeld wissenschaftlicher Untersuchungen habe ich 5 bedeutsame Erkenntnisse gewonnen:

1. Der wahre Charakter der freien Radikale ist entlarvt.
2. Die Kehrseite der Medaille »Sauerstoff« ist offenbar.
3. Die körpereigenen Abwehrstoffe gegen freie Radikale sind aufgedeckt.
4. Die Zellschädigung durch freie Radikale als eine mutmaßliche Ursache für Krebs läßt sich genau bestimmen – und es gibt eine Antioxidantien-Therapie als Gegenmaßnahme.
5. Es besteht ein Zusammenhang zwischen Oxidation und Atherosklerose.

Mit diesen Erfolgen möchte ich Sie nun vertraut machen und Ihnen auch die Wissenschaftler vorstellen, denen sie zu verdanken sind. (Detailliertere Angaben zu den wissenschaftlichen Grundlagen dieses Buches finden sich in Anhang 2.)

# Erfolg Nr. 1:
## Entlarvung der freien Radikale

Im 19. Jahrhundert gebrauchten Chemiker den Begriff »freies Radikal« als Bezeichnung für eine Gruppe von Atomen, die ein Molekül bilden. Damals glaubten die Wissenschaftler nicht, daß ein freies Radikal selbständig, das heißt in nichtgebundenem Zustand, existieren könne.

Doch die Fakten änderten sich um die Jahrhundertwende grundlegend durch die Arbeit des Exilrussen MOSES GOMBERG. In seinem Labor an der Universität von Michigan »entdeckte« er im Jahre 1900 in einer gelblichen Lösung Triphenylmethyl – das erste unabhängige organische freie Radikal. Bei seinem damaligen Experiment gewann er das freie Radikal aus dem Kohlenwasserstoff Triphenylmethan, einer Grundsubstanz zahlreicher Farben.

Professor GOMBERG, 1866 in Blisavetgrad in Rußland geboren, emigrierte als 18jähriger mit seiner Familie in die Vereinigten Staaten. Durch die antizaristischen Aktivitäten des Vaters in Ungnade gefallen, mußte die Familie fliehen und konnte kaum mehr mitnehmen als die Kleider, die sie auf dem Leibe trugen. Nach klassischem amerikanischem Erfolgsmuster überwand GOMBERG Armut und Sprachschwierigkeiten und erlangte 1894 an der Universität von Michigan die Doktorwürde. Im Labor konzentrierte er sich voll und ganz auf die Erforschung von molekularen »Abtrünnigen«. 1927 wurde er Leiter der Fachrichtung Chemie an der Universität von Michigan, eine Position, die er bis zu seiner Pensionierung im Jahre 1936 innehatte.

Aus den Forschungen GOMBERGS und anderer Wissenschaftler während der ersten Hälfte des 20. Jahrhunderts ergab sich die Bezeichnung »freies Radikal« für ein relativ instabiles Molekül mit einem oder mehreren ungepaarten Elektronen. Auf ihrer Umlaufbahn im Molekül erzeugen diese einzelnen Elektronen eine Art Magnetwirkung, mit deren Hilfe sich das freie Radikal an benachbarte Moleküle ankoppelt.

Viele freie Radikale sind derart instabil, daß sie nur den Bruchteil eines Augenblicks – eine millionstel Sekunde – existieren können. Während ihres kurzen Daseins fungieren die Radikale als Katalysatoren oder Brücken und lösen chemische Reaktionen und Veränderungen in anderen Molekülen aus. Die Eigenschaft vieler freier Radikale, mit hoher Geschwindigkeit weitreichende Wechselwirkungen in Gang zu setzen, wies der österreichische Chemiker FRIEDRICH ADOLF PANETH, der mit dem deutschen Wissenschaftler W. HOFEDITZ zusammenarbeitete, experimentell nach. 1929 entdeckten sie die ebenso kurzlebigen wie hochwirksamen freien Radikale Methyl und Äthyl.

Was den politischen Hintergrund seines Lebens angeht, scheint PANETH ebenso viele Probleme gehabt zu haben wie GOMBERG. Als die Nationalsozialisten vor Ausbruch des Zweiten Weltkriegs in Mitteleuropa zunehmend an Einfluß gewannen, ging er nach England, wo ihm später an der Universität von Durham eine Professur am Lehrstuhl für Chemie übertragen wurde. Nach Westdeutschland zurückgekehrt, wurde er Direktor des Max-Planck-Instituts in Mainz und befaßte sich dort mit eingehenden Studien über seltene Gase und die Zusammensetzung der Atmosphäre.

# Erfolg Nr. 2:
## Aufdeckung der Schattenseite von Sauerstoff

Erst 1954 kam man der zerstörerischen Wirkung freier Radikale auf lebende Organismen einschließlich dem menschlichen Körper auf die Spur. So widersprüchlich es auch klingen mag, Hauptschuldiger war der auf Erden alles Leben erhaltende Sauerstoff. Während der 40er und frühen 50er Jahre hatten Wissenschaftler im Rahmen ihrer Experimente eine Fülle rätselhafter Schädigungen an lebendem Gewebe registriert. Fische, Ratten und andere Tiere, die hohen Sauerstoffkonzentrationen ausgesetzt worden waren, wiesen Gewebeschäden auf, ein verlangsamtes Wachstum und andere Defekte. Beim Menschen rief das Einatmen von reinem Sauerstoff bereits nach sechs Stunden Brustschmerzen, Husten und Halsentzündungen hervor. Und wurden sie über diesen Zeitraum hinaus noch länger dem Einfluß von Sauerstoff ausgesetzt, gerieten die Lungenbläschen (Alveolen) in Mitleidenschaft.

Bei Frühgeborenen beobachtete man überdies retrolentale Fibroplasie, eine Sehstörung, die unter anderem auch auf die Bildung von Fasergewebe hinter der Augenlinse zurückzuführen ist. In den 40er Jahren verbreitete sich diese Krankheit zusehends, und die Ärzteschaft stand vor einem Rätsel. 1954 kamen dann Wissenschaftler der Ursache des Problems auf die Spur und fanden heraus, daß es im Brutkasten seinen Anfang nahm. Hier atmeten die Frühgeborenen Luft ein, deren Sauerstoffanteil weit über den 21 Prozent der normalen Luft lag.

REBECCA GERSHMAN und DANIEL L. GILBERT, zwei mit detektivischer Akribie arbeitende amerikanische Wissenschaftler, führten die Entwicklung der retrolentalen Fibroplasie bei Frühgeborenen auf freie Sauerstoffradikale zurück. Sie gelangten zu dem Schluß, daß die Schädigung lebenden Gewebes zumeist der Einwirkung von Sauerstoffradikalen zuzuschreiben war.

Schon der englische Chemiker und Geistliche JOSEPH PRIESTLY, der 1774 den Sauerstoff entdeckte, hatte sich gefragt, ob das so lebensnotwendige Gas vielleicht auch schädlich sein könnte. Ihm fehlte es aber an wissenschaftlicher Schulung, und überdies steckte die experimentelle Chemie damals noch in den Kinderschuhen. Was PRIESTLY bereits geargwöhnt hatte, wandelte sich Mitte des 20. Jahrhunderts von Spekulation zu Gewißheit, als GERSHMAN, GILBERT und andere Forscher das Fundament zu unseren heutigen Erkenntnissen legten, nach denen die menschliche Gesundheit durch bestimmte abartige Sauerstoffmoleküle ernsthaft bedroht ist.

In den Jahren nach dem wissenschaftlichen Durchbruch von 1954 identifizierte man dann vier extrem zerstörerische Formen des Sauerstoffs. Zwei davon – das Hydroxylradikal und das Superoxidradikal – sind mit jeweils einem ungepaarten Elektron auf einer molekularen Umlaufbahn echte freie Radikale. Die beiden anderen als »nicht-radikal reaktiver Sauerstoff« (»non-radical reactive oxygen species«) bezeichneten Sauerstoffmoleküle können dem Organismus ebenfalls beträchtlich schaden. Diese beiden Formen des Sauerstoffs – sie heißen Singulett-Sauerstoff und Wasserstoffperoxid – stellen zusammen mit den beiden anderen freien Radikalen die Hauptwidersacher dar, denen mit Hilfe des in diesem Buch vorgestellten Programms Paroli geboten werden soll.

# Erfolg Nr. 3:
## Entdeckung körpereigener Abwehrstoffe gegen freie Radikale

Den nächsten bedeutsamen Meilenstein auf dem Forschungsgebiet von freien Radikalen und Antioxidantien setzten 1968 die amerikanischen Wissenschaftler J. M. McCord und I. Fridowitsch mit der Entdeckung eines natürlichen antioxidativen Enzyms im menschlichen Organismus: Superoxiddismutase (SOD). Heute geht man gemeinhin davon aus, daß Antioxidantien dem Körper zumeist von außen über die Nahrung oder durch Zusatzpräparate in Form von Vitamin E, Vitamin C und Beta-Carotin zu-

geführt werden. Doch nach den Befunden von 1968 besitzt der Körper auch eine wichtige innere »Polizeitruppe« in Gestalt von endogenen, das heißt vom Organismus gebildeten Antioxidantien. McCord und Fridowitsch fanden heraus, daß SOD in erster Linie für die Beseitigung des freien Radikals Peroxid zuständig ist – einem der vier zuvor erwähnten zerstörerischen Sauerstoffmoleküle. Wenig später entwickelten sie mit der sogenannten »Peroxid-Theorie der Sauerstoff-Toxizität« ein richtungweisendes Konzept. Nach dieser Theorie ist das Superoxidradikal einer der Hauptverursacher jener Schädigungen, die dem Organismus durch instabile Sauerstoffmoleküle zugefügt werden, und SOD die wichtigste körpereigene Abwehr.

Von der Aufstellung dieser Theorie bis zur Hypothese, daß auch noch andere freie Sauerstoffradikale an langfristigen Degenerationserscheinungen und verschiedenen Erkrankungen beteiligt sein könnten, war es nur ein kleiner Schritt. Fridowitsch, der Entdecker der SOD, wies auch als erster Wissenschaftler nach, daß das Hydroxylradikal, das bislang als aggressivstes und schädlichstes freies Radikal galt, in einem biologischen System wie dem menschlichen Körper gebildet werden kann. Mit der Zeit deuteten mehr und mehr Befunde auf einen Zusammenhang zwischen freien Radikalen, wie dem Hydroxylradikal, und Krebs hin.

# Erfolg Nr. 4:
## Erkennen von Zellschäden durch freie Radikale als eine mutmaßliche Ursache für Krebs – und Antioxidantien als mögliche Antwort

In den 70er Jahren begannen Wissenschaftler wie der Biochemiker LESTER PACKER von der Universität von Kalifornien in Berkeley, freie Radikale als ernsthafte Bedrohung für die menschliche Gesundheit aufzuspüren, auch wenn, wie er in einem Gespräch mit dem *New York Times Magazine* bemerkte, »freie Radikale aus mehreren Gründen lebensnotwendig sind«.

Zum einen fanden PACKER und andere Kollegen die positive Wirkung freier Radikale im Organismus heraus, da sie das Immunsystem bei der Abwehr und Vernichtung von Krankheitserregern und anderen Eindringlingen unterstützen. Zum andern greifen sie regulierend in die Kontraktionstätigkeit der glatten Blutgefäßmuskulatur ein und wirken sich durch ihren Einfluß auf die Beschaffenheit der Gefäßwände auch auf die Durchblutung aus.

Freie Radikale werden während des normalen Stoffwechsels im Organismus freigesetzt, wenn die aufgenommene Nahrung durch die Zellen in Energie umgewandelt wird. Das körpereigene Abwehrsystem, zu dem auch die antioxidativen Enzyme SOD und Katalase zählen, sowie GSH (Glutathion-Sulfhydryl) sorgen für eine ausgewogene Produktion von freien Radikalen. Nehmen sie jedoch überhand und überrennen gewissermaßen die körpereigene »Polizeitruppe« der Antioxidantien, wird die Sache problematisch. In diesem Fall werden die Radikale zu »Abtrünnigen«.

»Das Hydroxylradikal ist von ungemein destruktiver Art«, meinte Professor PACKER mit Blick auf das entartete Sauerstoffmolekül, das in Chemikerkreisen als reaktivstes Radikal gilt.

Hydroxylradikal sowie mehrere andere instabile Sauerstoffmoleküle werden mit einer Vielzahl gefährlicher Erkrankungen, einschließlich Krebs, in Zusammenhang gebracht. Krebs rufen die freien Radikale in erster Linie durch Angriffe auf die Zellkerne und Schädigung der DNS hervor, ein Prozeß, der zu Zellmutationen führen kann.

»Forschungsergebnisse lassen darauf schließen, daß reaktiver Sauerstoff am Entstehen und Fortschreiten von Krebs beteiligt ist«, bemerkte PACKER 1991. »Die zunehmende Häufigkeit von Krebs in fortschreitendem Alter kann zumindest teilweise der Tatsache zuzuschreiben sein, daß sich mit dem Alterungsprozeß die durch freie Radikale ausgelösten Reaktionen mehren, gleichzeitig aber die Fähigkeit des körpereigenen Immunsystems, die veränderten Zellen auszuschalten, nachläßt.«

1994 berichteten Wissenschaftler im *Journal of the American Medical Association* über eine Studie, die Aufschluß darüber geben sollte, ob das steigende Lebensalter der Bevölkerung und Rauchgewohnheiten alleinverantwortlich für die Zunahme von Krebs und Krebstod seien; erfaßt wurden in dieser Untersuchung Angehörige der weißen

Rasse im Zeitraum von 1973 bis 1987. Nach den Ergebnissen dieser Untersuchung ist Zigarettenrauchen heute zwar die bislang wichtigste bekannte Einzelursache für Krebs und andere chronische Krankheiten, doch bei 70 Prozent aller Krebserkrankungen besteht kein genereller Zusammenhang mit dem Rauchen. (Siehe *JAMA*, Vol. 271, Nr. 6, 19. Februar 1994.) Zu den übrigen Faktoren, die vermutlich für die zunehmende Häufigkeit von Krebs verantwortlich sind, dürfte vor allem auch die durch die Umweltverschmutzung hervorgerufene übermäßige Belastung durch freie Radikale zählen.

Möglicherweise besteht auch eine Verbindung zwischen Streß und der Schädigung durch freie Radikale. Physische und psychische Belastungen, insbesondere berufliche Probleme, können nach einer im Juli 1993 in der Zeitschrift *Epidemiology* veröffentlichten Studie das Risiko von Dickdarm- und Mastdarmkrebs beträchtlich erhöhen. In dieser Untersuchung verglichen Forscher die Krankengeschichten von über 1000 Schweden miteinander und werteten Fragebogen aus, deren Schwerpunkt auf einschneidenden Vorkommnissen im Leben der Befragten während eines Zeitraumes von zehn Jahren lag. Man fand heraus, daß bei Personen mit massiven beruflichen Problemen die Wahrscheinlichkeit, an Darmkrebs zu erkranken, fünfmal so hoch war und daß sich bei über 6 Monate hinausgehender Arbeitslosigkeit das Krebsrisiko verdoppelte. Nach einem Wohnungswechsel von über 190 km stieg das Krebsrisiko um das nahezu Dreifache und bei Scheidung oder Tod des Ehepartners um 50 Prozent. Die genaue Ursache für den offenkundigen Zusammenhang zwischen Streß und Krebs ist nicht bekannt. Denkbar wäre aber ein durch Streß hervorgerufener Anstieg von freien Radikalen.

Glücklicherweise verfügen wir über einen Schutz in Form von körpereigenen Antioxidantien – einschließlich Vitaminzusatzpräparaten. Auch dazu äußerte sich PACKER: »Aus Zellkulturen und Tierexperimenten geht hervor, daß Vitamin E und andere Antioxidantien offenbar antikanzerogen (krebshemmend) wirken und Krebshäufigkeit und -wachstum hemmen, indem sie die freien Radikale vernichten oder mit deren Produkten reagieren.« Er betonte, daß die Ergebnisse epidemiologischer, wenn auch nur in begrenztem Umfang durchgeführter Studien am Menschen darauf hindeuten, daß »Vitamin E und die übrigen Antioxidantien möglicherweise die Krebshäufigkeit vermindern.«

Gemeinsam mit einer Reihe anderer wissenschaftlicher Autoritäten schuf Professor LESTER PACKER eine solide Basis aus Forschungsergebnissen, die den Zusammenhang zwischen freien Radikalen und Krebs erhellen und die Potenz der Antioxidantien aufzeigen, mit der sie dieser Bedrohung entgegenwirken.

Unter anderem entdeckten diese Forscher eine Verbindung zwischen Lungenkrebs und niedrigen Beta-Carotin-Spiegeln. Nach Aussagen von REGINA G. ZIEGLER vom National Cancer Institute ist der geringe Verzehr von Obst und Gemüse, insbesondere von gelben, roten und orangefarbenen Sorten, wie beispielsweise Möhren, mit einem erhöhten Lungenkrebsrisiko verknüpft.

»Niedriges Beta-Carotin in Serum oder Plasma steht mit der späteren Entwicklung eines Lungenkarzinoms in Beziehung«, merkte REGINA ZIEGLER an. »Die einfachste Erklärung hierfür ist, daß Beta-Carotin eine Schutzfunktion ausübt.«

In einer 1994 vom finnischen Nationalen Krebsinstitut und dem Nationalen Institut für Öffentliche Gesundheit durchgeführten Untersuchung zeigte sich bei langjährigen Rauchern nach fünf- bis achtjähriger Einnahme von Vitamin-E- oder Beta-Carotin-Zusatzpräparaten kein Rückgang in der Häufigkeit von Lungenkrebs. Allerdings verringerten sich nach den Befunden dieser im April 1994 im *New England Journal of Medicine* veröffentlichten Studie bei Rauchern, die Vitamin E eingenommen hatten, die Fälle von Prostatakrebs um 34 Prozent, von Dickdarm- und Mastdarmkrebs um 16 Prozent, und die Zahl von tödlich verlaufender ischämischer Herzerkrankung ging um fünf Prozent zurück.

Einem Zusammenhang zwischen niedrigen Beta-Carotin- und Vitamin-E-Spiegeln einerseits und verschiedenen Krebsarten andererseits kamen auch andere Wissenschaftler auf die Spur.

GEORGE COMSTOCK und Kollegen von der Abteilung Epidemiologie der Johns Hopkins School of Hygiene and Public Health untersuchten Blutproben von knapp 26 000 Versuchspersonen – zumeist Frauen zwischen 35 und 64 Jahren – aus Washington County, Maryland. Sie überprüften den Gesundheitszustand der Probanden über den Zeitraum von 1974 bis 1989 und stellten zwischen Blutproben und Krebserkrankungen Vergleiche an.

Nach einem Artikel im *American Journal of Clinical Nutrition* aus dem Jahre 1991 ergaben sich aus der Studie folgende Befunde: Zwischen höheren Beta-Carotin-Spiegeln im Blut und Schutz vor Lungenkrebs besteht eine deutliche Beziehung; für einen Zusammenhang zwischen erhöhten Konzentrationen dieses Vitamins und einer geringeren Rate von Melanomen, Blasen- und Mastdarmkrebs liegen klare Anzeichen vor; es besteht eine Verbindung zwischen erhöhten Vitamin-E-Serum-Konzentrationen und dem Schutz vor Lungenkrebs.

Schwerpunkt der 1959 in der Schweiz begonnenen Basel-Studie war seit den frühen 70er Jahren die Erforschung der Antioxidantien. Als Ergebnis zeigte sich ein merklich höheres Lungenkrebsrisiko bei Personen mit geringem Beta-Carotin im Blut. Und bei gleichzeitig niedrigen Beta-Carotin- und Retinol-Spiegeln war eine verstärkte Gefährdung für jede Form von Krebs zu erkennen. 1991 äußerte sich GLADYS BLOCK von der Abteilung für Krebsvorsorge und -kontrolle des National Cancer Institute in einem Bericht zur positiven Rolle des Vitamins C:

Was Krebserkrankungen im Bereich von Speiseröhre, Kehlkopf, Mundhöhle und Bauchspeicheldrüse angeht, gibt es fundierte Hinweise auf eine Schutzfunktion von Vitamin C oder einer anderen, in Obst und

Gemüse enthaltenen Substanz. Ähnliches gilt für Magen- und Mastdarmkrebs, Brust- und Gebärmutterhalskrebs ... Wahrscheinlich handelt es sich um ein Zusammenwirken von Ascorbinsäure, Carotinoiden und anderen in Obst und Gemüse vorhandenen Substanzen. Man sollte immer wieder zum reichlichen Verzehr von Obst und Gemüse auffordern.

Es mehren sich aufschlußreiche Untersuchungen, die den Zusammenhang zwischen Krebs, freien Radikalen und Antioxidantien weiter untermauern. Die Antwort auf die Fülle von wissenschaftlichen Nachweisen steht außer Zweifel: Es bedarf eines soliden, umfassenden Antioxidantien-Programms, das optimale Chancen für die Erhaltung der Gesundheit bietet.

# Erfolg Nr. 5:
## Erkennen des Zusammenhangs zwischen Oxidation und Atherosklerose

Zu Beginn der 80er Jahre stellte DR. DANIEL STEINBERG, Professor der Medizin an der Universität von Kalifornien in San Diego, die Theorie auf, nach der die Oxidation – das heißt die Verbindung von freien Sauerstoffradikalen mit LDL-Partikeln in Blut und Körpergeweben – den Ausgangspunkt für die Entstehung von Plaques und damit für die Verengung von Blutgefäßen bildet.

Wie Sie sich gewiß erinnern, wurde in Kapitel 1 beschrieben, wie freie Radikale das LDL angreifen, die geschädigten LDL-Partikel dann von weißen Blutzellen oder Makrophagen vertilgt und diese sogenannten Freßzellen zu Schaumzellen werden. Diesem Oxidationsprozeß ist es zuzuschreiben, daß Nahrungsmittel verderben oder ranzig werden, wenn man sie an der Luft stehen läßt und dem darin enthaltenen Sauerstoff aussetzt.

STEINBERGS Überlegung stellte eine bahnbrechende Erkenntnis in einer langen Reihe wissenschaftlicher Befunde dar, die 1910 mit der Entdeckung von Cholesterin in atherosklerotischen Plaques ihren Anfang genommen hatte. 1952 fand man oxidierte Lipide (Fette) in der Plaque, und 1961 entdeckten Wissenschaftler, daß eine besondere Form von weißen Blutzellen, die sogenannten Makrophagen, einen wesentlichen Bestandteil dieser Ablagerungen bildeten. 1971 kam man dann den Schaumzellen in den Plaques auf die Spur.

Auf der Grundlage dieser und anderer Untersuchungen entwickelte STEINBERG seine Theorie, der zufolge die Oxidation von LDL-Cholesterin den ausschlaggebenden Faktor für die Entwicklung von Atherosklerose und koronarer Herzkrankheit darstellt. Weitere Studien lieferten detaillierteren Aufschluß über die Zusammenhänge zwischen freien Radikalen, Atherosklerose und Antioxidantien, die dem Krankheitsgeschehen entgegenwirken können, und damit gewann diese Theorie unter führenden Experten zunehmend an Boden.

1991 kamen Spezialisten aus aller Welt auf einem von DR. STEINBERG geleiteten Workshop des National Heart, Lung and

Blood Institute überein, in einer großangelegten klinischen Studie die Wirkung natürlicher Antioxidantien bei der Bekämpfung der Atherosklerose gründlicher zu untersuchen.

Mit ihren Vorschlägen trugen die Teilnehmer der Tatsache Rechnung, daß bereits vieles für die Schutzfunktion verschiedener Antioxidantien, einschließlich des Beta-Carotins, sprach – was bereits im Rahmen der *Harvard Physician's Health*-Studie mit einem merklichen Rückgang bei Herz-Kreislauf-Erkrankungen in Verbindung gebracht worden war. Sie erhofften nun, durch weitere Untersuchungen das Verständnis für den Wirkmechanismus dieser natürlichen Antioxidantien, das heißt von Beta-Carotin, Vitamin E und Vitamin C, noch zu vertiefen.

Diese fünf Erfolge – und die herausragenden Wissenschaftler, denen sie zu verdanken sind – bilden aber gewissermaßen nur einen Teil des wissenschaftlichen Fundaments, auf dem dieses Buch aufbaut. Meine eigene »Bekehrung« zum Glauben an die Wirkung von Antioxidantien gründet sich – wie sich im folgenden Kapitel zeigen wird – auf weitere internationale Forschungsergebnisse.

# 3
# Individuelle Verteidigungsstrategie gegen die molekularen »Übeltäter«

Seit mehr als einem Jahrzehnt verfolge ich aufmerksam die verschiedenen wissenschaftlichen Entwicklungen, in deren Rahmen die Bedrohung durch freie Radikale aufgedeckt wurde und sich die Rolle der Antioxidantien als unentbehrliche körpereigene Abwehr herauskristallisierte. Aber erst im Laufe der letzten Jahre erreichten diese Untersuchungen ein solches Maß an Glaubwürdigkeit und Beweiskraft, daß eine Reaktion von seiten der Ärzteschaft dringend geboten erscheint.

In den Vereinigten Staaten und im Ausland als Befürworter der Präventivmedizin bekannt, der sich durch sein Eintreten für scheinbar umstrittene Praktiken, wie beispielsweise Ausdauersport und Cholesterinkontrolle, so manchen Anfechtungen aussetzte, zögere ich nicht, meinen guten Ruf nun in den Dienst einer »Antioxidantien-Revolution« zu stellen. Die folgende Auswahl neuerer Studien und Berichte aus allen Teilen der Welt soll Ihnen klarmachen, weshalb mir dieses Thema so sehr am Herzen liegt und warum ich die Menschen, die als Patienten zu mir kommen, dazu ermuntere, sich durch praktische Maßnahmen einen zuverlässigen Schutz aus Antioxidantien aufzubauen.

**China:** Ein amerikanisch-chinesisches Forschungsteam untersuchte die Wirkung von Vitamin- und Mineralstoffzusatzpräparaten an ca. 30 000 männlichen und weiblichen Einwohnern der Provinz Honan im Norden Zentralchinas, einem Gebiet mit den weltweit höchsten Zahlen von Krebstoten. Während des fünfjährigen Untersuchungszeitraumes verabreichte man einem Teil der Probanden täglich unterschiedliche Kombinationen von Beta-Carotin, Vitamin E und dem Mineralstoff Selen; die übrigen erhielten als Kontrollgruppe lediglich ein Placebo, das heißt ein wirkstofffreies Scheinpräparat. Die im Jahre 1993 im *Journal of the National Cancer Institute* veröffentlichten

Befunde ergaben bei den Probanden, die Ergänzungspräparate eingenommen hatten, einen Rückgang von Krebstoten um 13 Prozent; das Risiko für allerlei andere tödliche Erkrankungen sank um neun Prozent. Am meisten profitierten jene, die eine Kombination aus Beta-Carotin, Vitamin E und Selen erhalten hatten. In dieser Gruppe war auch ein Rückgang tödlich verlaufender Schlaganfälle um zehn Prozent zu beobachten. Überdies ergab die Studie, daß in der Gruppe jener, die nur Beta-Carotin-Präparate erhalten hatten, die Zahl der Todesfälle durch Magen- und Speiseröhrenkrebs um 21 beziehungsweise vier Prozent sank.

**Kanada:** Einer kanadischen Studie zufolge stärken von außen zugeführte Antioxidantien offenbar das menschliche Immunsystem, indem sie die Bildung von chemischen Substanzen im Blut hemmen, die ihrerseits die körpereigenen Abwehrfunktionen beeinträchtigen. Im November 1992 berichteten kanadische Wissenschaftler in der britischen medizinischen Zeitschrift *Lancet* über einen Versuch, bei dem älteren Personen ein Jahr lang Vitamin E, Beta-Carotin und einige andere Vitamine sowie Mineralstoffe in geringer Dosierung verabreicht worden waren. Im Vergleich zu einer Kontrollgruppe, die nur Placebos erhalten hatte, erkrankten die mit Antioxidantien versorgten Personen nur halb so oft an Erkältungen, Grippe und anderen Infekten. Überdies erholten sich die Patienten, die Vitamine eingenommen hatten und an einem Virusinfekt erkrankt waren, doppelt so schnell

von ihrer Krankheit wie jene aus der Placebo-Kontrollgruppe.

**Schottland:** Die von 1989 bis 1991 durchgeführte *Scottish Heart Health*-Studie bestätigte die Bedeutung einer an Antioxidantien reichen Kost als Abwehrmaßnahme gegen Atherosklerose. Erfaßt wurden in dieser Untersuchung 40- bis 59jährige Patienten von 260 Ärzten für Allgemeinmedizin aus ganz Schottland.

Männer ohne manifeste Herzkrankheit und mit der höchsten Zufuhr an Beta-Carotin, Vitamin C, Vitamin E und Ballaststoffen wiesen im Vergleich zu jenen mit der spärlichsten Aufnahme dieser Vitamine ein merklich niedrigeres Risiko für das Entstehen einer Herzerkrankung auf. Bei den in diese Studie einbezogenen Frauen beobachtete man gegenüber anderen einschlägigen Studien zwar eine weniger ausgeprägte Schutzwirkung durch Vitamine, insgesamt jedoch zeigte sich bei jenen mit ballaststoffreicher Ernährung, die oftmals mit einer vermehrten Zufuhr von Antioxidantien einhergeht, eine geringere Gefährdung durch Herzerkrankungen.

Nach der 1992 im *European Journal of Clinical Nutrition* geäußerten Meinung des Wissenschaftlers C. BOLTON-SMITH und seiner Kollegen deuten die Ergebnisse darauf hin, daß die »reichliche Zufuhr antioxidativer Vitamine mit der Kost das Risiko von KHK (koronare Herzkrankheit) mindern kann, insbesondere bei Männern, und Ballaststoffe möglicherweise eine bei beiden Geschlechtern gleichwertige Schutzfunktion für das Herz ausüben.«

**Bethesda, Maryland, USA:** Auf einem Workshop des National Heart, Lung and Blood Institute befaßte man sich mit den vorläufigen Resultaten der *Harvard Physicians' Health*-Studie. Sie befaßte sich mit den Risiken einer Herz-Kreislauf-Erkrankung bei 333 Männern, die an chronischer Angina pectoris litten oder sich einer Bypass-Operation unterziehen mußten. Die Männer hatten bis zu diesem Zeitpunkt keinen Herzinfarkt, Schlaganfall und keine transitorische ischämische Attacke (TIA; eine Art leichter Schlaganfall) erlitten.

Bei den Patienten, die Beta-Carotin-Zusatzpräparate erhielten, »gingen ... Myokardinfarkte, Revaskularisation (Verbesserung der Blutzufuhr in einen mangelhaft versorgten Körperbereich, wie dies bei Bypass-Operationen geschieht), Schlaganfall und koronarer Herztod um beachtliche 50 Prozent zurück«, bemerkte DR. DANIEL STEINBERG 1992 in einem Bericht.

**Boston, Massachusetts, USA:** Einem Bericht der Harvard Medical School und der Harvard School of Public Health aus dem Jahr 1993 zufolge ist bei Frauen mittleren Alters ein Zusammenhang zwischen der Einnahme von Vitamin-E-Präparaten und einer verminderten Gefährdung durch koronare Herzkrankheit (KHK) zu erkennen.

In der Ausgabe des *New England Journal of Medicine* vom 20. Mai 1993 berichteten DR. MEIR J. STAMPFER und Kollegen über eine 1980 angelaufene Studie, in welche über 87 000 Krankenschwestern im Alter zwischen 34 und 59 Jahren einbezogen waren. Nach achtjähriger Überwachung des Gesundheitszustandes der Frauen, die zu Beginn der Untersuchung nachweislich weder an Herz-Kreislauf- noch an Krebserkrankungen litten, stellte sich heraus, daß bei jenem Fünftel der Probandinnen mit der reichlichsten Zufuhr von Vitamin E im Vergleich zu dem Fünftel mit der niedrigsten Aufnahme dieses Vitamins das Risiko einer koronaren Herzkrankheit erheblich geringer war.

Die weniger gefährdeten Frauen hatten über einen Zeitraum von mehr als zwei Jahren täglich zusätzlich 100 I.E. Vitamin E eingenommen. (In der Regel ist bei Vitamin E der Wirkstoffgehalt in I.E. [= Internationale Einheiten] angegeben. 1 I.E. entspricht in etwa 1 mg des Vitamins.)

In derselben Ausgabe des *New England Journal of Medicine* berichteten Wissenschaftler über eine ähnliche Studie, die auch bei Männern einen Zusammenhang zwischen reichlicher Vitamin-E-Zufuhr und niedrigerem KHK-Risiko belegt. Auch in diesem Fall zählten die Männer, die eine zusätzliche Tagesdosis von 100 I.E. Vitamin E eingenommen hatten, zur Gruppe der weniger gefährdeten Personen.

**Baltimore, Maryland, USA:** Schwerpunkt eines von der School of Medicine der Universität Maryland vorgelegten umfassende Untersuchungsberichts war die Bewertung der jüngsten Forschungsergebnisse über Antioxidantien und Katarakt (grauer Star; Linsentrübung). Nach Auffassung der Wissenschaftler können im Auge vorhandene

Sauerstoffradikale einen gewichtigen Risikofaktor für die Entwicklung von grauem Star darstellen. Entstehen können diese Radikale und anderer reaktiver Sauerstoff durch das Einwirken ultravioletter Sonnenstrahlen auf das Auge.

Shambhu D. Varnma, der für den Forschungsbericht zuständig war und seine Befunde 1991 der American Society of Clinical Nutrition vorlegte, gelangte aber auch zu dem Schluß, daß »mit der Nahrung zugeführte und durch den Stoffwechsel gebildete Antioxidantien wie Ascorbinsäure (Vitamin C) und Vitamin E den durch die Radikale hervorgerufenen Schädigungen entgegenwirken können.«

**Finnland:** Eine 1992 bei finnischen Männern und Frauen im Alter zwischen 40 und 83 Jahren durchgeführte Untersuchung ergab einen Zusammenhang zwischen niedrigen Vitamin-E- und Beta-Carotin-Konzentrationen im Blut und erhöhtem Katarakt-Risiko.

In ihrer Ausgabe vom August 1993 befaßte sich die Zeitschrift *Mayo Clinic Health Letter* mit dieser Studie. Dem Bericht zufolge vermuten Wissenschaftler, daß die Entstehung von grauem Star zum Teil auf die Oxidation von Proteinen in der Augenlinse zurückzuführen sei und sich durch die Vitamine C, E und Beta-Carotin einer solchen Linsentrübung vorbeugen ließe.

**New York City:** Zwischen 1979 und 1986 begann der Forscher Stanley Fahn, Mitarbeiter am Neurological Institute of New York und am College of Physicians and Surgeons der Columbia-Universität, Patienten mit Frühsymptomen der Parkinson-Krankheit hochdosiertes Vitamin E und Vitamin C zu verabreichen. Die Tagesdosen beliefen sich auf 3200 I.E. Vitamin E und 3000 mg Vitamin C. (Bei Vitamin C wird die Wirkstoffmenge üblicherweise in mg angegeben; so auch in diesem Buch.) Eine gleichfalls unter Beobachtung stehende Kontrollgruppe von Patienten erhielt keine Antioxidantien.

Bei Abschluß der Studie zeigte sich, daß sich bei den mit Antioxidantien behandelten Patienten der Zeitpunkt, in dem die Krankheit voll zum Ausbruch kam und die Einnahme von Levodopa erforderlich wurde, um zweieinhalb Jahre hatte hinausschieben lassen.

»Die Resultate dieser Pilotstudie legen die Vermutung nahe, daß sich das allmähliche Fortschreiten der Parkinson-Krankheit durch Verabreichen dieser Antioxidantien möglicherweise verlangsamen läßt«, schrieb Fahn 1991 in einem Nachtrag zum *American Journal of Clinical Nutrition*. (Daran anschließende Untersuchungen brachten keine Bestätigung dieser Befunde; dennoch wird auf diesem Sektor unermüdlich weitergeforscht.)

**Johns Hopkins University, Department of Epidemiology, Maryland, USA:** Nach einem Forschungsbericht aus dem Jahr 1992 über den Einfluß von Antioxidantien auf verschiedene Formen von Krebs beobachteten George W. Comstock und zwei seiner Kollegen einen Zusammenhang zwischen hohen Beta-Carotin-Konzentrationen im Blut und einer auffallend niedrigen Rate von Lungenkrebs.

Comstock merkte an: »Niedrige Beta-Carotin-Spiegel waren mit hoher Wahrscheinlichkeit mit einer späteren Krebserkrankung verknüpft, aber je nach Sitz des Tumors zeigten sich merkliche Unterschiede.«

**Finnland:** 18 Lungenkrebspatienten – allesamt Raucher – erhielten über ihre reguläre Therapie hinaus Antioxidantien. Zu den oral verabreichten, täglich eingenommenen Zusatzpräparaten zählten unter anderem 10 000 bis 20 000 I.E. Beta-Carotin, 2000 bis 5000 mg Vitamin C sowie 300 bis 800 I.E. Vitamin E. Nach einem Bericht, den der Wissenschaftler K. Jaakkola und Kollegen 1992 in der Zeitschrift *Anticancer Research* veröffentlichten, überlebten Patienten mit kleinzelligem Bronchialkarzinom, die neben einer Kombination aus Chemo- und Strahlentherapie zusätzlich Antioxidantien erhalten hatten, länger als andere Patienten mit ähnlichem Krankheitsbild. Überdies hatten die Patienten mit der längsten Überlebensdauer mit der Einnahme von Antioxidantien früher begonnen als jene, die vor ihnen starben. Nach Angaben der Wissenschaftler vertrugen die mit Antioxidantien behandelten Personen die Chemo- und Strahlentherapie besonders gut.

**Gerontology Research Center, National Institute on Aging, Baltimore, Maryland, USA:** Aus neueren Forschungsergebnissen geht hervor, daß die Lebenserwartung um so kürzer ist, je massiver der Organismus durch freie Radikale geschädigt wird. In Vergleichsstudien stellte man Säugetiere mit einem relativ hohen Ausmaß an oxidationsbedingten Schäden, beispielsweise Mäuse, anderen, durch oxidative Prozesse weniger belasteten Arten wie Schimpansen und Menschen gegenüber. Die Befunde sind eindeutig: Mit zunehmender Belastung des Körpes durch freie Radikale verkürzt sich die Lebenserwartung.

Weiterhin gelangte der Gerontologe Richard G. Cutler vom Gerontology Research Center in einem 1991 erschienenen Nachtrag zum *American Journal of Clinical Nutrition* zu dem Schluß, daß mit dem Ansteigen der Antioxidantienspiegel im Organismus sich auch die Lebenserwartung eines Menschen verlängert. Zu den Antioxidantien, die – in hohen Konzentrationen in den körpereigenen Geweben vorhanden – sich möglicherweise lebenverlängernd auswirken, zählen natürliches Vitamin E, Carotinoide (wie Beta-Carotin) sowie verschiedene endogene Enzyme, beispielsweise SOD. Bei alten Menschen wurden zudem höhere Vitamin-C-Spiegel im Hirngewebe nachgewiesen.

Was aber bedeuten all diese Studien für mich als praktizierenden Arzt und für Sie als Patient, der fragt: »Was kann ich tun, um die Forschungsergebnisse zu meinem persönlichen Nutzen umzumünzen?«

# Vom Forschungsergebnis zum Nutzen für die Gesundheit

Die Rückschlüsse aus all diesen wissenschaftlichen Untersuchungen haben mein Denken als Arzt und Befürworter der Präventivmedizin entscheidend geprägt und sind – was meine eigene Gesundheit angeht – nicht ohne Einfluß auf meine Gewohnheiten geblieben. Die Auffassung einiger Gesundheitsexperten, daß der Bedarf an Antioxidantien durch die Nahrung gedeckt werde und man von Vitamin- und Mineralstoffpräparaten die Finger lassen solle, kann ich nicht teilen. Im Gegenteil – ich selbst schlucke täglich einen »Antioxidantien-Cocktail« und empfehle dies auch meinen Patienten.

Andere Experten sagen, solange man gesund und ärztlicherseits nichts dagegen einzuwenden sei, könne man nach Lust und Laune Sport treiben, ohne Schaden zu nehmen. Auch hier muß ich widersprechen. Vorausgesetzt, Sie haben sich nicht gerade dem Wettkampfsport verschrieben, tun Sie besser daran, sich auf das in diesem Buch vorgestellte Gesundheitstraining zu konzentrieren. Andernfalls könnten Sie Ihrem Körper durch die Überproduktion von freien Radikalen Schaden zufügen.

Diese und andere aus jüngsten Forschungsergebnissen resultierende Einsichten bewogen mich zur Ausarbeitung eines Programms mit dem Kernpunkt Antioxidantien, aus dem Sie vielfältigen Nutzen für Ihre Gesundheit ziehen können:

**Nutzen Nr. 1:** Vermehrte Abschirmung gegen zahlreiche Formen von Krebs.

**Nutzen Nr. 2:** Verstärkte Abwehr gegen Herz-Kreislauf-Erkrankungen wie Atherosklerose, Herzinfarkt und Schlaganfall.

**Nutzen Nr. 3:** Erhaltung der Sehkraft durch Vorbeugung gegen grauen Star.

**Nutzen Nr. 4:** Hinauszögern von vorzeitigen Alterserscheinungen.

**Nutzen Nr. 5:** Ein leistungsfähigeres Immunsystem.

**Nutzen Nr. 6:** Ein geringeres Risiko für das Auftreten der Parkinson-Krankheit in jüngeren Jahren sowie eine Fülle anderer beachtlicher Vorteile für die Gesundheit.

Eines der interessantesten Beispiele, wie ein Mensch seine Abwehrkräfte durch Antioxidantien stärken kann – ohne von den daran beteiligten Wirkmechanismen viel Ahnung zu haben –, ist der Fall eines Mannes, von dem mir ein Kollege erzählte. Dieser Mann – nennen wir ihn einfach Jeff – ist heute 79 Jahre alt, Rentner und siedelte vor etwa acht Jahren in den Sonnenscheinstaat Florida über.

# Die erstaunliche Geschichte des Rentners Jeff aus Florida

Nach Lektüre eines Artikels, in dem Experten ihre Argumente für die Einnahme von Vitaminen dargelegt hatten, begann Jeff in den 50er Jahren, täglich relativ hohe Dosen Vitamin E und Vitamin C einzunehmen – genauer gesagt, 800 I.E.

Vitamin E und 1500 mg Vitamin C. Damals hielten die meisten Ärzte Vitaminzusatzpräparate für überflüssig und unsinnig.

Zu Beginn der Vitamineinnahme hatte Jeff keine Ahnung von seinen astronomisch hohen Blutfettwerten. Erst Mitte der 70er Jahre, als er etwa 60 war, stellte sich durch Bluttests heraus, daß seine Werte für Triglyzeride durchweg über 1000 mg/dl (Normalwerte: 125 mg/dl oder darunter) und für Gesamt-Cholesterin über 400 mg/dl (Normalwerte: 200 mg/dl oder darunter) lagen.

Trotz dieser überhöhten Blutfettwerte hatte Jeff jedoch keine Probleme mit dem Herzen oder den Blutgefäßen. Dennoch verordnete ihm sein Arzt – völlig zu Recht – sofort ein cholesterinsenkendes Medikament.

Bedauerlicherweise brachten die Medikamente Jeff nur wenig. Seine Triglyzeridwerte blieben stark überhöht, und der Cholesterinspiegel ließ sich nicht unter 300 mg/dl absenken. Hinzu kam Anfang der 80er Jahre Jeffs verhängnisvolle Entscheidung, keine Vitamine mehr einzunehmen; von ärztlicher Seite hatte man ihn unter anderem dazu gedrängt, nicht auf diese »nutzlosen Quacksalbereien« zu hören.

Wenig später traten allerlei Probleme auf. Als Folge von Durchblutungsstörungen in den Beinen kam es bei Jeff zu Claudicatio intermittens (zu Hinken und heftigen Wadenschmerzen, die zu Gehpausen zwingen), und er mußte sich einer Operation zur Verbesserung der Durchblutung unterziehen. Fünf Jahre lang nahm Jeff die verordneten Medikamente, ohne viel davon zu profitieren, und ließ die Antioxidantien-Präparate links liegen. In dieser Zeit erlitt Jeff zwei transitorische ischämische Attacken (TIAs) oder »Mini«-Schlaganfälle – die Folge einer Unterbrechung der Blutzufuhr zum Gehirn. Auslösender Faktor war höchstwahrscheinlich eine teilweise Verengung seiner Halsarterien durch Fettablagerungen.

1991 kam Jeff etwas über die vielen Vorzüge einer Antioxidantien-Therapie zu Ohren, insbesondere über den positiven Effekt einer relativ hoch dosierten Einnahme von Vitamin E und Vitamin C. Er erfuhr, wie bereits zuvor beschrieben, daß Vitamin E – in seiner Wirkung durch Vitamin C noch verstärkt – im Organismus eine Schutzfunktion ausübt und im Falle des LDL-Cholesterins der Oxidation von LDL und damit der Entstehung von Schaumzellen entgegenwirkt. Schaumzellen begünstigen die Bildung von Plaques in den Blutgefäßen, und dies wiederum führt zu Atherosklerose und im weiteren Verlauf zu Herzinfarkt und Schlaganfall.

Von da an schluckte Jeff wieder täglich Antioxidantien-Präparate. Etwa einen Monat, ehe dieses Kapitel geschrieben wurde, unterzog sich der Patient einem Streß-Test, in dessen Rahmen ihm der Arzt unter anderem zur Überprüfung der Gefäßblockade Thallium spritzte. Der Befund ergab keine nennenswerte Verengung der für die Blutversorgung des Herzens zuständigen Herzkranzgefäße, und der Arzt bescheinigte Jeff, daß er angesichts der überhöhten Blutfettwerte entgegen allen Erwartungen mit seinem Herzen mehr als zufrieden sein könne.

Natürlich hat Jeff nach wie vor mit Durchblutungsstörungen zu tun. Die Blutgefäße seiner Beine sind mit Plaques »verstopft«, aber in den letzten beiden Jahren war ein Fortschreiten der Erkrankung nicht zu erkennen. Auch die zum Gehirn führenden Halsarterien, die nach dem Absetzen der Antioxidantien Anfang der 80er Jahre zum Problem wurden, geben nach wie vor Anlaß zu Besorgnis.

Ich frage mich nun, ob in Jeffs Fall mit dem Weglassen der Antioxidantien die Bildung von Plaques möglicherweise in Gang gesetzt wurde oder sich beschleunigt haben könnte. Wie dem auch sei, für einen Menschen, der über Jahre hinweg derart unglaublich hohe Blutfettwerte aufwies, führte Jeff ein bemerkenswert beschwerdefreies und aktives Leben. Möglicherweise ist dieser Umstand nicht zuletzt auf die Tatsache zurückzuführen, daß er bereits in den 50er Jahren vergleichsweise große Mengen von Vitamin E und Vitamin C eingenommen hatte.

Aus irgendeinem Grund entstand eine im Vergleich zu Jeffs ungewöhnlich hohem LDL-Cholesterin nur geringe Zahl von Schaumzellen, die sich in den Gefäßwänden einlagerten. Erklären läßt sich dies am ehesten damit, daß die Vitamine E und C, die er über einen langen Zeitraum seines Lebens eingenommen hatte, eine solide Abwehr gegen den Ansturm von freien Radikalen bildeten und damit der Entstehung von Schaumzellen und Plaques entgegenwirkten.

Die wichtigste Lektion aus Jeffs Geschichte ist die Erkenntnis, daß Antioxidantien auch dann positiv auf Ihren Organismus wirken, *wenn sich keine Veränderungen bei Ihren Cholesterinwerten zeigen*. Ungeachtet der Laborbefunde ist eine Verminderung des Risikos von koronarer Herzkrankheit und anderen gesundheitlichen Problemen ziemlich wahrscheinlich. Rufen Sie sich noch einmal kurz ins Gedächtnis zurück, was dazu bereits gesagt wurde.

Selbst wenn es bei unverändert hohen Spiegeln von Gesamt-Cholesterin und »schlechtem« LDL-Cholesterin bleibt, selbst wenn die Werte des »guten« HDL-Cholesterins nicht ansteigen und sich das Verhältnis zwischen Gesamt-Cholesterin und HDL-Cholesterin nicht zugunsten des HDL verschiebt, läßt sich durch Hemmung des im Organismus stattfindenden Oxidationsprozesses die Gefahr einer Atherosklerose mindern.

Und noch eines – je solider der Antioxidantien-Schutz ist, desto geringer ist die Wahrscheinlichkeit für Sie, von verschiedenen Formen von Krebs, grauem Star und einer Vielzahl anderer Krankheiten befallen zu werden; auch Anzeichen eines vorzeitigen Alterungsprozesses dürften ausbleiben.

Der Aufbau eines individuellen Antioxidantien-Schutzes, der den freien Radikalen, jenen molekularen »Übeltätern«, keine Chance läßt, die Oberhand zu gewinnen, erfordert planmäßiges Vorgehen. Den Abschluß dieses Kapitels bildet deshalb ein 4-Punkte-Plan für eine erfolgreiche Antioxidantien-Strategie.

# Der Antioxidantien-4-Punkte-Plan

Um sich gegen die gefährlichen freien Radikale im Körper nachhaltig zur Wehr setzen zu können, müssen Sie sich – wie sich im Verlauf der weiteren Lektüre zeigen wird – an einen 4-Punkte-Plan halten. Jedem dieser vier Punkte ist mindestens ein vollständiges Kapitel gewidmet. Einen ersten Überblick über dieses strategische Vorgehen vermittelt Ihnen die folgende kurze Zusammenfassung.

## Punkt 1: Nutzen Sie die Stärke eines Gesundheitstrainings mit geringer Intensität

Kapitel 4 bietet eine Fülle von Programmen für ein Gesundheitstraining, durch das Sie Ausdauer und aerobe Leistungsfähigkeit steigern können, ohne sich dabei zu schaden. Die in diesem Kapitel erwähnten Studien belegen, daß allzu intensives Training oder Übertraining zu einer Überproduktion von freien Radikalen führen und damit Ihrer Gesundheit schaden können.

Steigern Sie jedoch Ihre Ausdauer nach und nach auf der Basis neuer, wohldurchdachter Trainingsprogramme für Gehen, Joggen, Schwimmen und Radfahren, bleibt die Gefahr einer trainingsbedingten Überproduktion von freien Radikalen auf ein Minimum beschränkt. Überdies gewinnen die körpereigenen (endogenen) Antioxidantien – Enzyme, zum Beispiel SOD und Katalase – vermehrt an Einfluß und wirken dem Zerstörungswerk freier Radikale entgegen.

Das in Kapitel 5 vorgestellte spezielle Krafttraining mit geringer Intensität kann ebenfalls dazu beitragen, die Bildung potentiell schädlicher freier Radikale zu hemmen. Mit zunehmender Muskelkraft verringert sich das Schmerz- und Verletzungsrisiko bei unerwarteter körperlicher Beanspruchung. Muskelschmerzen oder Erschöpfung nach einem besonders kraftraubenden Tennismatch oder dem Heben schwerer Lasten sind Anzeichen einer oxidativen Schädigung, die auf lange Sicht zu koronarer Herzkrankheit, Krebs oder einer anderen der zu Beginn dieses Kapitels genannten Erkrankungen führen könnte. Den Körper durch ein entsprechendes Training vorsorglich in Form zu bringen kann dazu beitragen, solchen Gefahren entgegenzuwirken oder sie gar auszuschalten.

## Punkt 2: »Antioxidantien-Spezial« – der tägliche Gesundheits-Cocktail

Mit welcher empfohlenen Tagesdosis der drei wichtigsten antioxidativen Vitamine – Vitamine C, E und Beta-Carotin – Sie am besten gegen freie Radikale vorgehen, können Sie in Kapitel 6 nachlesen. Überdies erfahren Sie Wissenswertes über das Spurenelement Selen und andere Ergänzungspräparate.

In seiner Zusammensetzung variiert der Antioxidantien-Cocktail je nach dem Alter, dem Geschlecht und dem Ausmaß an sportlicher Aktivität. So sollte beispielsweise eine 50jährige Frau, die regelmäßig trainiert und vier- bis fünfmal wöchentlich 2,5 Meilen in 37:30 Minuten geht, täglich Antioxidantien in folgender Dosierung zu sich nehmen: 600 I.E. Vitamin E, 1000 mg Vitamin C und 50 000 I.E. Beta-Carotin.

Ganz allgemein empfiehlt es sich für Frauen über 50 und unabhängig davon, ob sportlich aktiv oder nicht, mehr Vitamin E und Beta-Carotin zuzuführen als jüngere Frauen; und Männer jeden Lebensalters sollten mehr Vitamin C nehmen als gleichaltrige Frauen. Bei intensivem sportlichem Training ist es ratsam, ungeachtet des Alters und Geschlechts, höhere Dosen der Vitamine C und E zu schlucken als weniger Aktive.

Unter Umständen zählen Sie zu jenen Menschen, bei denen sich aufgrund bestimmter Nebenwirkungen die Einnahme eines Antioxidans verbietet. Bei Veranlagung zu Blutungsneigung beispielsweise sollte man auf Vitamin E verzichten. Auch auf diesen Punkt und weitere Fragen wird in Kapitel 6 noch im Detail eingegangen.

## Punkt 3: Kochen und Essen mit Blick auf Antioxidantien

Kernpunkt des Kapitels 7 ist das auf den Richtlinien der Cooper-Klinik aufbauende Ernährungsprogramm. Hinzu kommen Hinweise für die schonende Zubereitung von Speisen, zum Beispiel Dünsten, wodurch die natürlichen Antioxidantien in Gemüse, Obst und anderen Produkten weitgehend erhalten bleiben, sowie Tips für das sachgemäße Aufbewahren und Vorbereiten von Lebensmitteln.

Durch die Zubereitung können beispielsweise grüne Gemüse 15 bis 20 Prozent und gelbe Sorten, etwa Mais, 30 bis 35 Prozent ihres Carotin-Gehalts einbüßen. Obst, das nach dem Schälen in kleine Stückchen geschnitten und dann in Wasser gelegt wird, verliert einen Großteil seines Vitamin-C-Gehalts.

Je sorgsamer Sie auf die Erhaltung der natürlichen Antioxidantien in Ihrer Kost achten, desto mehr gewinnt Ihr Organismus an Abwehrkraft gegen freie Radikale.

## Punkt 4: Schaffen Sie sich ein Umfeld ohne freie Radikale

Möglichkeiten, dem Einfluß von negativen Umweltfaktoren einschließlich Strahlenbelastung, Magnetfeldern und Luftverschmutzung aus dem Weg zu gehen und damit einer Schädigung durch freie Radikale vorzubeugen, zeigt Kapitel 8 auf. Sie finden Anregungen für Änderungen in Ihren Lebensgewohnheiten, durch die sie sich schädliche freie Radikale soweit wie möglich vom Leibe halten können.

Während Sie sich bei der Lektüre der nächsten Kapitel eingehend mit diesen Punkten befassen, möchten Sie vielleicht hin und wieder Näheres über die wissenschaftliche Basis dieser Vorbeugungsmaßnahmen erfahren, möchten den einen oder anderen Fachausdruck nachschlagen können oder Einzelheiten über biologische Vorgänge im Zusammenhang mit freien Radikalen und Antioxidantien erfahren. Dazu dienen fünf umfangreiche Anhänge mit wissenschaftlich fundierten Informationen:

**Anhang 1:** Die Sprache der Antioxidantien-»Revolution«. Hier finden Sie Fachausdrücke, Definitionen und Erläuterungen, die für das Verständnis der Wirkmechanismen von freien Radikalen und Antioxidantien unentbehrlich sind.

**Anhang 2:** Das wissenschaftliche Fundament der Antioxidantien-»Revolution«. Dieser Anhang befaßt sich mit dem Angriff von innen auf Herz und Blutgefäße. Es wird im Detail beschrieben, wie freie Radikale an der Entstehung von koronarer Herzkrankheit, Krebs, grauem Star und anderen Erkrankungen beteiligt sein können.

**Anhang 3:** Der Nutzen von intensivem Training im Rahmen eines Fitneßprogramms.

**Anhang 4:** Antioxidantien in der Nahrung – vom Anbauort bis in die Küche. Hinweise zur Erhaltung von Nährstoffen bei der Bevorratung und Zubereitung von Nahrungsmitteln.

**Anhang 5:** Kurzübersicht über Antioxidantien-Lieferanten, empfohlene Tagesdosen, Wirkung und mögliche Nebenwirkungen.

**Anhang 6:** Eine Pressemitteilung des CRN (Council for Responsible Nutrition) über: »Die finnische Studie – rätselhafte Ergebnisse«.

Und nun – mit Basisinformationen wohl gerüstet – ist es für Sie an der Zeit, den ersten Schritt zu tun und sich Ihr individuelles Programm für ein Gesundheitstraining zusammenzustellen.

# TEIL II

## Die Stärke des Gesundheitstrainings mit geringer Intensität

# 4

# Das Gesundheits-
# training-Programm

Vom Fenster meines Arbeitszimmers im Cooper-Fitneß-Center aus beobachtete ich kürzlich einige Leute – zumeist Patienten von mir – beim Lauftraining auf dem 1-Meilen-Übungspfad. Er windet sich zwischen Bäumen hindurch und an zwei Teichen vorbei über das Gelände. Zweien von ihnen galt meine besondere Aufmerksamkeit.

Tom, einer der beiden, war ein Spitzenläufer, der häufig bei Langstreckenrennen einschließlich Marathon- und Meisterschaftswettbewerben an den Start ging. Trotz seiner 45 Jahre lief er regelmäßig acht bis zehn Meilen an sechs bis sieben Tagen pro Woche. Einmal gestand er mir sogar, ein schlechtes Gewissen zu haben, wenn er das Training auch nur einen Tag ausfallen ließe; er versuchte dann, die fehlenden Meilen durch längeres und härteres Trainieren an den folgenden Tagen wettzumachen. Ergänzend zu seinem Ausdauersport absolvierte Tom dreimal wöchentlich ein mindestens halbstündiges Krafttraining

an den Geräten in unserem Fitneßraum. Toms beinahe zwanghafte Trainingsgewohnheiten zahlten sich in mehrfacher Hinsicht aus. Zunächst einmal bot er optisch einen nahezu perfekten Anblick – eine drahtige Erscheinung mit ausgeprägten, sich deutlich abzeichnenden Muskeln und nur etwa sechs Prozent Körperfettanteil. Überdies waren ihm Zufriedenheit und ein hohes Maß an Selbstwertgefühl anzusehen – die positiven Begleiterscheinungen hervorragender sportlicher Leistungen in einem Alter, in dem so mancher Zeitgenosse dazu übergeht, sich nur noch träge vor dem Fernseher zu räkeln.

Mein Blick folgte Tom, bis er Bob, einen anderen Patienten, überholte, der mit einem Tempo von 9:30 Minuten pro Meile dahintrabte. Als Tom im Eiltempo an ihm vorbeizog, schien Bob, 43 Jahre alt, leitender Angestellter und Familienvater, buchstäblich stillzustehen. Doch beim Anblick dieses Mannes fiel mir wieder ein, wie grundlegend sich meine

Ansichten über sportliche Aktivität in den letzten fünf bis sechs Jahren geändert hatten. Bob absolviert viermal wöchentlich 2 Meilen im Jogging-Tempo, er kann es mit seinen Zeiten auf dem Laufband oder bei anderen Fitneßtests nicht annähernd mit Tom aufnehmen. Sein Körperfettanteil bewegt sich um 19 Prozent, und in seinem Äußeren gleicht er weder einem durchtrainierten Sportler noch einer Reklamefigur für Bodybuilding.

Welcher dieser beiden Männer kommt nun den Idealvorstellungen eines Gesundheits- und Fitneßtrainings am nächsten? Vor 20, vielleicht sogar vor zehn Jahren wäre mir die Antwort leichtgefallen. Zweifellos hätte ich für Tom plädiert, den durchtrainierten, drahtigen Athleten mittleren Alters. Heute würde ich mich für Bob entscheiden, weil ich mittlerweile einiges über freie Radikale weiß und den Schaden, den sie dem Körper durch sogenanntes »Übertraining« zufügen können.

Während ich Tom nachsah, wurde mir bewußt, daß er vermutlich unter der Schädigung durch freie Radikale zu leiden hatte. Ihn plagte eine schmerzhafte Knieverletzung – die unmittelbare Folge eines überhöhten Laufpensums. Außerdem mußte er seine durch Gewichtheben überstrapazierte Oberkörpermuskulatur und ein in Mitleidenschaft gezogenes Schultergelenk schonen. Im letzten Jahr hatte er auffallend oft mit Erkältungen und Virusinfekten zu tun, und bei seiner letzten Untersuchung klagte er über ausgeprägte Ermüdungserscheinungen. All diese Symptome und Verletzungen wurden in wissenschaftlichen Untersuchungen mit dem sogenannten »Disstreß«-Training und einer möglichen Schädigung durch freie Radikale in Zusammenhang gebracht.

Bob hingegen verspürte keinerlei Schmerzen oder Beschwerden. Über zwei Jahre lang hatte er keine Erkältung oder Viruserkrankung gehabt und besaß noch genausoviel Energie wie eh und je. Irgend etwas in seiner Lebensweise kam offenbar seiner Gesundheit zugute. Schließlich war ich überzeugt davon, daß das Geheimnis in seinem Gesundheitstraining lag, das heißt in der Intensität der sportlichen Aktivität, die sein körpereigenes Immunsystem stärkte oder es zumindest nicht in Mitleidenschaft zog.

# Training muß ein Schwerpunkt des Antioxidantien-Programms sein

Bei der Erwähnung des Begriffs Antioxidantien denkt man in der Regel unwillkürlich an Vitamin-Präparate. Doch sie stellen nur einen Aspekt der Antioxidantien-Thematik dar, und demnach auch nur einen Schritt bei der Umsetzung meines Programms. Zentraler Punkt einer auf den Schutz durch Antioxidantien ausgerichteten Lebensweise ist körperliche Aktivität, und dies wird oftmals übersehen. Ohne regelmäßiges Training wird das körpereigene Abwehrsystem gegen freie Radikale, das auch die Bildung der endogenen Antioxidantien SOD, GSH und Katalase

49

einschließt, unter Umständen so marode, daß auch Zusatzpräparate nicht mehr viel ausrichten können.

Wichtig ist aber auch, daß Sie sich für eine bestimmte Trainingsform mit *geringer Intensität* entscheiden, in deren Rahmen die Entstehung von freien Radikalen auf ein Minimum begrenzt bleibt, gleichzeitig aber die Bildung körpereigener Enzyme oder endogener Antioxidantien angeregt wird. Eine Reihe neuerer Studien belegen die Bedeutung eines solchen Gesundheitstrainings (mit geringer Intensität).

## Was spricht für ein Gesundheitstraining?

In einem Bericht des American College of Sports Medicine und des Center for Disease Control and Prevention vom 29. Juli 1993 war zu lesen: »Jeder erwachsene Amerikaner sollte sich an den meisten Tagen einer Woche 30 Minuten oder länger bei mäßiger Belastung körperlich betätigen.« Mit dieser Empfehlung trug Dr. WALTER DOWDLE, derzeitiger Direktor des CDC, den Ergebnissen von 43 Studien Rechnung, nach denen das Risiko für Krebs und koronare Herzkrankheit bei inaktiven Personen mit sitzender oder bewegungsarmer Lebensweise fast zweimal höher ist als bei körperlich aktiven Menschen.

Überlegen Sie einmal: pro Tag ganze 30 Minuten sportliche Aktivität bei mäßiger Belastung. Das dürfte wohl jeder schaffen – und zwar mit einem Minimum an Aufwand, wie meine Trainingsprogramme zeigen.

Im übrigen deckt sich diese Empfehlung auch mit den Richtlinien von Dr. STEVEN BLAIR, Direktor der epidemiologischen Abteilung am Cooper-Institut für Aerobic-Forschung in Dallas. In seiner am 3. November 1989 im *Journal of the American Medical Association* veröffentlichten Studie merkt BLAIR an, daß 30 Minuten ununterbrochene körperliche Aktivität, durchgeführt an drei bis vier Tagen pro Woche, die Sterblichkeitsrate ungeachtet der Todesursache merklich senken kann. Die Befunde deuten darauf hin, daß bei einem Training, dessen vorrangiges Ziel eine Verlängerung der Lebenserwartung ist, ein flotter Zwei-Meilen-Marsch in 28 bis 30 Minuten durchgeführt an drei Tagen in der Woche, fast ebensoviel bringt wie ein mehrmals wöchentlich absolvierter Dauerlauf von zwei oder mehr Meilen.

Um zu verstehen, wie BLAIR zu seiner Schlußfolgerung gelangte, bedarf es eines näheren Blickes auf diese Untersuchung. Nahezu 13 400 Männer und Frauen standen – ehe man sie irgendeinem Test unterzog – vier Jahre lang unter ärztlicher Kontrolle, um sicherzugehen, daß sie auch wirklich gesund waren. Danach bat man sie, auf einem Laufband bis zur Erschöpfung zu laufen. Unter Berücksichtigung von Alter und Geschlecht und auf der Basis ihrer Laufbandergebnisse teilte man die Probanden dann in fünf Fitneß-Kategorien ein. Jede Gruppe umfaßte 20 Prozent der Teilnehmer. Die durchschnittliche Überwachungszeit im Anschluß an den Laufbandtest lag bei 8,2 Jahren, und starb ein Teilnehmer, konnte die Todesursache genau ermittelt werden.

Nach Abschluß der Studie ergab sich, daß die Todesursachen koronare Herzkrankheit, Krebs, Diabetes und Schlaganfall bei den völlig inaktiven Männern der niedrigsten Fitneß-Kategorie um 65 Prozent höher lagen als bei den körperlich aktivsten Männern der obersten Kategorie. Am interessantesten war jedoch der Befund, daß die Männer, die aus der untersten Gruppe der völlig inaktiven Probanden in die nächsthöhere Kategorie der mäßig aktiven Teilnehmer überwechselten, gesundheitlich am meisten profitierten. Genauer gesagt, die Sterblichkeitsrate der niedrigsten Fitneß-Kategorie war 55 Prozent höher als jene der unmittelbar anschließenden Gruppe mit dem zweitniedrigsten Fitneß-Niveau. Vergleichbare, wenn auch nicht ganz so dramatische Befunde ergaben sich bei den Frauen.

Mit anderen Worten – der Zuwachs an Kondition bei Männern und Frauen ging nicht mit einer linearen Abnahme der Sterblichkeitsrate einher. Am steilsten fiel die Kurve zwischen dem niedrigsten (inaktiv) und zweitniedrigsten (mäßig aktiv) Fitneß-Niveau ab und wurde dann mit zunehmender Kondition der Teilnehmer zusehends flacher.

Welches Gewicht ist dieser Studie nun beizumessen? Zum einen könnte ein Rückgang der Sterblichkeitsrate ungeachtet der Todesursache um 55 bis 65 Prozent eine Verlängerung der Lebenserwartung um zwei bis drei Jahre bedeuten. Zum anderen hat sich gezeigt, daß die Umstellung von einer völlig inaktiven Lebensweise auf ein moderates Training mit geringer Intensität körperlich den größten Nutzen bringt – eine

Erkenntnis, die die American Heart Association dazu bewog, Inaktivität als Hauptrisikofaktor für koronare Herzkrankheit einzustufen.

Wie aber läßt sich nun der Begriff »Gesundheitstraining« im Sinne einer der Gesundheit ausgesprochen förderlichen sportlichen Aktivität mit geringer Intensität definieren?

## Gesundheitstraining (mit geringer Intensität) – was ist das eigentlich?

Im Rahmen des Antioxidantien-Programms möchte ich den Begriff »Gesundheitstraining« definieren als die wirkungsvollste und der Gesundheit förderlichste Form sportlicher Aktivität, die auch eine Steigerung der Abwehrkraft gegen freie Radikale mit einschließt. Voraussetzung für den Erfolg ist ein Training im Bereich der *angestrebten Pulszahl* an mehreren Tagen der Woche. Wissenschaftlich definiert, liegt die angestrebte Pulszahl über dem Ruhepuls, aber unter der maximalen Pulszahl; sie ermöglicht es Ihnen, Ihre Ausdauer zu steigern. Trainieren sollten Sie im Bereich der angestrebten Pulszahl ohne Unterbrechung mindestens 30 Minuten lang an drei Tagen der Woche oder 20 Minuten lang an vier Tagen pro Woche.

Ihre eigene angestrebte Pulszahl errechnen Sie folgendermaßen: Ziehen Sie zunächst Ihr Alter von 220 ab; damit haben Sie ihre *voraussichtliche maximale*

*Pulszahl.* Berechnen Sie nun 65 bis 80 Prozent dieser Zahl; das Ergebnis ist der Bereich Ihrer angestrebten Pulszahl.

Hier ein Beispiel: Die voraussichtliche maximale Pulszahl einer 40jährigen Frau beträgt 220 minus 40 = 180. Multipliziert man nun diesen Wert mit 0,65 (= 117) und mit 0,80 (144), ergibt sich daraus der Bereich der angestrebten Pulszahl für ein Ausdauertraining, das heißt 117 bis 144 Herzschläge pro Minute.

Eine genauere Vorstellung von der praktischen Umsetzung eines Gesundheitstraining-Programms gewinnen Sie anhand der folgenden Erläuterungen, die sich auf einen von vielen meiner Patienten erprobten Trainingsplan stützen.

## Beispiel eines Gesundheitstraining-Programms

Ein unkompliziertes Verfahren für die Zusammenstellung eines Programms für Ihr Gesundheitstraining ist die Anwendung meines Fitneß-Punktesystems; es gibt Aufschluß über Trainingsumfang und -intensität sowie über die Leistung pro Trainingseinheit. Bei einer Gesamtzahl von mindestens 15 Punkten pro Woche, gesammelt in einer oder mehreren Ausdauersportarten, bringt Ihnen das Gesundheitstraining erheblichen Nutzen.

Diese 15 Punkte dürfen Sie für sich verbuchen, wenn Sie beispielsweise dreimal pro Woche zwei Meilen in weniger als 30 Minuten gehen. 16 Punkte bringt ein zweimal wöchentlich absolvierter Drei-Meilen-Marsch in weniger als 45 Minuten. Beide Varianten sorgen für das Maß an körperlicher Aktivität, das Sie für eine bessere Gesunderhaltung und eine höhere Lebenserwartung brauchen und das gleichzeitig die Bildung von zerstörerischen freien Radikalen auf ein Minimum begrenzt. Und wer fünfmal wöchentlich zwei Meilen in weniger als 40 Minuten geht, bekommt gleichfalls 15 Punkte gutgeschrieben. Das Training bietet also eine Fülle von Varianten. (Zusätzliche Abwechslung und Möglichkeiten bieten die Übungen am Ende dieses Kapitels.)

## Im Garten buddeln?

Hin und wieder ist zu hören, kurzzeitige, über den Tag verteilte körperliche Aktivitäten könne man durchaus auf das Training anrechnen; Hauptsache sei, man habe sich am Ende eines Tages insgesamt mindestens 30 Minuten auf irgendeine Weise körperlich betätigt.

Hier ein Beispiel: Anstatt den Lift zu benutzen, verbringt jemand mehrere Minuten am Tag mit Treppensteigen. Nach Feierabend buddelt man ein Weilchen im Garten oder harkt das Laub zusammen; und am Abend wird noch ein wenig getanzt. Nach Ansicht jener, die ein solches »Training auf Raten« befürworten, lassen sich die Zeiten für die einzelnen Aktivitäten zu einer ausreichenden Trainingszeit aufaddieren. Ihrer Meinung nach schadet es auch nicht, wenn man dafür an einem regelmäßigen Training, selbst einem weniger anspruchsvollen, Abstriche vornimmt.

Dagegen habe ich etwas einzuwenden, und zwar in erster Linie deshalb, weil es ungemein schwierig ist, die Wirksamkeit sporadischer Aktivitäten ebenso exakt abzuschätzen wie den positiven Effekt eines Ausdauertrainings wie Gehen oder Radfahren. Genauer gesagt: Sie können nur schwer beurteilen, in welchem Ausmaß Sie von solchen Aktivitäten profitieren und ob Sie – wenn überhaupt – an Fitneß zulegen oder gar verlieren. Dennoch, selbst kurzzeitige sporadische körperliche Betätigung ist besser als gar nichts.

Die Erkenntnisse über die enormen Vorzüge eines Gesundheitstrainings erfordern es, körperliche Fitneß und die Bewertung jener Aktivitäten, die uns dazu verhelfen, aus einem völlig neuen Blickwinkel zu betrachten.

# Der Begriff »Fitneß« im neuen Licht

Aufgrund der erwähnten Studie des Cooper-Instituts für Aerobic-Forschung sowie weiterer Untersuchungen, auf die wir noch kurz zurückkommen werden und die einen Zusammenhang zwischen Übertraining und der Bildung freier Radikale aufzeigen, bin ich mittlerweile der Ansicht, daß wir unsere Mitmenschen nicht mehr einfach als »fit« oder »nicht fit« etikettieren sollten. Statt dessen wäre es ratsam, für Inaktivität und gute körperliche Form drei Kategorien einzuführen und sich daran zu orientieren:

1. Inaktiv aufgrund geringer oder gänzlich fehlender körperlicher Aktivität.
2. Gestählt für ein gesundes, langes Leben durch Gesundheitstraining.
3. Konditionsstark durch Leistungstraining, das Richtung Wettkampfstärke führt und sie manchmal sogar erreicht, das aber *nicht* mit Übertraining verbunden ist.

Charakteristisch für die erste Kategorie ist eine höhere Anfälligkeit für Krankheiten, eine kürzere Lebenserwartung und ein Mangel an Lebensqualität. Demgegenüber weisen Personen der zweiten Kategorie deutlich niedrigere Krankheitsraten und eine höhere Lebenserwartung auf. Und bei den meisten Personen der dritten Kategorie mit dem höchsten Leistungsniveau sind im Vergleich zur mittleren Gruppe folgende Unterschiede zu beobachten: ein etwas geringeres Risiko für schwere Erkrankungen, eine etwas längere Lebenserwartung und eine merklich höhere Lebensqualität. (Weitere Details zu den vielen Vorzügen eines Leistungstrainings finden Sie in Anhang 3.)

Dazu eine Anmerkung: Halten Sie sich vor Augen, daß selbst das Leistungstraining der dritten Kategorie auf Trainingsprogrammen aufbaut, die von ihrem Konzept her die Bildung von freien Radikalen auf ein Minimum begrenzen. Die sportliche Aktivität in dieser Kategorie sollte keinesfalls zu einem von Erschöpfung geprägten Übertraining ausufern. Wer sich in seinem Streben nach aerober Fitneß und dem daraus erwachsenden Gewinn für die Gesundheit über das notwendige Maß hinaus antreibt, wie dies beispielsweise viele Marathonläufer und andere Hochleistungssportler tun, riskiert damit nur, alle angestrebten Vorteile zu verlieren. Gesundheitliche

53

Schäden durch Überforderung lassen sich – wie Sie gleich sehen werden – unmittelbar auf den Einfluß von freien Radikalen (deren Entstehung durch eine vermehrte Zufuhr von Antioxidantien gehemmt wird) zurückführen.

Eine ausgezeichnete Ausdauersportart – einerlei ob mit dem Ziel Gesundheit und Langlebigkeit oder als Leistungstraining betrieben – ist das Gehen, und zwar auf der Basis eines wohldurchdachten Programms, das auf neueren Untersuchungen des Cooper-Instituts für Aerobic-Forschung aufbaut.

## Warum Schnellgehen so hoch zu bewerten ist

Eine der neuen, in diesem Buch angeführten Varianten sportlicher Aktivität ist das Trainingsprogramm »Schnellgehen« am Ende dieses Kapitels. Durch diese Form des Trainings können Sie Ihre Ausdauer und den daraus erwachsenden Nutzen optimal steigern, ohne Gefahr zu laufen, die Bildung freier Radikale zu stimulieren oder sich eine der beim Leistungstraining häufig vorkommenden Muskel- oder Knochenverletzungen einzuhandeln. Anders gesagt, Muskel- und Bänderzerrungen oder Probleme mit den Knie- oder anderen Gelenken sind unwahrscheinlich.

Diese neuen Erkenntnisse über die Vorzüge des Schnellgehens sind das Resultat einer Studie, die DR. JOHN DUNCAN, Sportphysiologe am Cooper-Institut für Aerobic-Forschung, durchführte. Im Rahmen seiner Untersuchung, deren Befunde am 18. Dezember 1991 im *Journal of the American Medical Association* veröffentlicht wurden, überwachte DUNCAN sechs Monate lang 102 Frauen, die kurz vor dem Wechsel standen. Er teilte sie in vier Gruppen auf – drei Gruppen, die ein Geh-Training aufnahmen, und eine Kontrollgruppe, die ihre bewegungsarme Lebensweise beibehielt.

Die Geherinnen mußten fünfmal wöchentlich ein Drei-Meilen-Pensum absolvieren, aber jede Gruppe erhielt eine andere Zeitvorgabe für diese Distanz, und zwar ein Tempo von 20, 15 beziehungsweise 12 Minuten pro Meile. Für die anspruchsvolle Zeitvorgabe von 12 Minuten absolvierten die Damen dieser Gruppe zunächst ein siebenwöchiges Training unter der Betreuung von CASEY MEYERS, einer erfahrenen Geherin und Autorin des Buches *Aerobic Walking*. So vorbereitet, schafften sie das gesteckte Ziel und bewältigten die drei Meilen regelmäßig in 36 Minuten.

Bald zeigte sich, daß bei einem 20-Minuten-Training pro Meile die Herzfrequenz auf 55 Prozent der voraussichtlichen maximalen Pulszahl anstieg; beim 15-Minuten-Training pro Meile erhöhte sich die Herzfrequenz auf 68 Prozent und bei den Geherinnen, die die Meile in 12 Minuten bewältigten, kletterte dieser Wert sogar auf 86 Prozent der voraussichtlichen maximalen Pulszahl.

Nach sechs Monaten hatte sich die Kondition der Geherinnen, gemessen an der Sauerstoffaufnahmefähigkeit während des Trainings, um folgende Prozentpunkte verbessert:

- In der Gruppe 20 Minuten/Meile:
  4 Prozent.
- In der Gruppe 15 Minuten/Meile:
  9 Prozent.
- In der Gruppe 12 Minuten/Meile:
  16 Prozent.
  Diese Geherinnen profitierten vom
  Schnellgehen ebensoviel wie beim
  Joggen mit einem Tempo von
  9 Minuten/Meile.

Am erstaunlichsten war vielleicht die Tatsache, daß im Laufe dieser sechs Monate, in denen die Frauen zusammen über 20 000 Meilen (über 32 000 km) zurücklegten, *nicht eine einzige behandlungsbedürftige Muskel- oder Knochenverletzung* auftrat. Bei einer gleichgearteten Studie über den Einfluß von Joggen und Laufen mit Probanden derselben Altersgruppe hätte sich mit Sicherheit eine ganze Reihe von Teilnehmern massive, wenn nicht gar zu einer ständigen Funktionsbeeinträchtigung führende Muskel- und Knochenschädigungen eingehandelt. Im Klartext heißt dies, daß Schnellgehen – eine klassische Ausdauersportart – genausoviel bringen kann wie Joggen, aber ein wesentlich geringeres Verletzungsrisiko für Muskeln, Knochen und Gelenke in sich birgt.

*Wichtig:* Bei einem Tempo von weniger als zwölf Minuten pro Meile bewegen Sie sich bereits auf Wettkampfniveau. Ihre Kondition nimmt zwar weiterhin zu, desgleichen aber auch das Verletzungsrisiko. Aus diesem Grunde sollte meinem Dafürhalten nach Schnellgehen mit Zeiten unter 12 Minuten/Meile dem Hochleistungssportler vorbehalten blei-

ben. (Auf Einzelheiten zum Schnellgehen im Rahmen eines Gesundheitstrainings wird im weiteren Verlauf dieses Kapitels noch näher eingegangen.)

Auslöser von Problemen beim Schnellgehen und bei anderen sportlichen Aktivitäten im Hochleistungsbereich ist die Bedrohung durch freie Radikale. Oder anders gesagt, hochintensive sportliche Betätigung bis hin zu verschiedenen Formen der Überbelastung können für Ihren Organismus zum Bumerang werden.

## Das Phänomen »freie Radikale«

Lange bevor die heutigen Erkenntnisse über den gesundheitsschädigenden Einfluß der freien Radikale Aktualität erlangten, warnte ich davor und hielt es für überflüssig, zur Verbesserung der Herz-Kreislauf-Funktion mehr als 12 bis 15 Meilen pro Woche zu joggen. Wer an Langstreckenwettbewerben oder anderen sportlichen Wettkämpfen teilnehmen will, kommt mit diesem Minimum an Training natürlich nicht aus. Aber für die Bewahrung von Gesundheit und Wohlbefinden des »Durchschnittsmenschen« sind diese kürzeren Distanzen vollkommen ausreichend.

Mittlerweile gibt es einen noch zwingenderen Grund, die Trainingsintensität herunterzuschrauben, nämlich die Bedrohung durch freie Radikale, die im Rahmen hochintensiver sportlicher Aktivität im Übermaß entstehen können. Zu Erschöpfung führender Hochleistungssport kann die Anfälligkeit für verschiedene Formen von Krebs, für Herzinfarkt und grauen Star erhöhen, zu vorzeitigen Alterungserscheinungen und zu einer Schwächung des Immunsystems führen sowie eine Fülle weiterer gesundheitlicher Probleme aufwerfen.

Doch was macht mich so sicher in meiner Kritik am Hochleistungstraining? Blicken wir einmal einige Jahre zurück auf eine Studie, die Dr. Ralph Paffenbarger und Kollegen durchführten und in die 16936 ehemalige Harvard-Studenten im Alter zwischen 35 und 74 Jahren einbezogen waren. Nach einem Bericht im *New England Journal of Medicine* aus dem Jahre 1986 war die Sterblichkeitsrate bei den Männern, die sich regelmäßig sportlich betätigten, geringer als bei ihren körperlich inaktiven Zeitgenossen. Die Sterblichkeitsrate ging in dem Maße zurück, in dem der wöchentliche Kalorienverbrauch stieg. Im Vergleich zu den weniger aktiven Probanden war die Zahl der Todesfälle unter jenen, die pro Woche 2000 und mehr Kalorien zusätzlich verbrannten, um ein Viertel bis ein Drittel geringer – ein Befund, der statistisch auf einen Anstieg der Lebenserwartung um schätzungsweise 2,4 Jahre hinausläuft.

Im Hochleistungsbereich hingegen schien sportliche Aktivität weniger zuträglich zu sein. Bei den Männern, die allwöchentlich über 3000 Kalorien verbrannten, zeigte sich ein leichter Anstieg in der Sterblichkeitsrate.

Paffenbargers Befunde spiegeln sich wider in der 1989 im *Journal of the American Medical Association* veröffentlichten Studie von Dr. Steven Blair vom Cooper-Institut für Aerobic-Forschung. Diese Untersuchung ergab einen leichten Anstieg der Sterblichkeitsrate ungeachtet der Todesursache bei Frauen, die sich dem Leistungssport verschrieben hatten.

Erklären lassen sich diese Ergebnisse möglicherweise durch Berichte in der wissenschaftlichen Literatur, in denen nicht nur die vermehrte Bildung von freien Radikalen während sportlicher Betätigung nachgewiesen wurde, sondern auch ein Zusammenhang zwischen der Aktivität solcher freien Radikale und oxidativen Schädigungen in Blut, Leber, Muskeln und anderen Geweben.

Natürlich ist es mitunter schwierig, im Umgang mit der Spezies Mensch beweiskräftige, unanfechtbare Fakten zu präsentieren. Zwar stimmen die Experten darin überein, daß »Ultra«-Hochleistungssport über längere Zeit das Risiko einer Schädigung durch freie Radikale erhöhen kann, aber dessenungeachtet deuten manche Studien darauf hin, daß Top-Athleten dieser Kategorie unter Umständen länger leben.

1993 berichteten Seppo Sarna und Kollegen in *Medicine and Science in Sports and Medicine* über eine Studie mit 2613 finnischen Weltklasse-Athleten – Teilnehmern an Olympischen Spielen, Welt- und Europameisterschaften aus der Zeit von 1920 bis 1965. Als Vergleichsgruppe stellte man ihnen 1712 Rekruten der finnischen Streitkräfte gegenüber, die im Laufe desselben Zeitraums einberufen worden waren.

Die Wissenschaftler stellten fest, daß unter Berücksichtigung von Beruf, Familienstand und Alter die Ausdauersportler – vorwiegend bedingt durch eine geringere Häufigkeit von Herz-Kreislauf-Erkrankungen als Todesursache – die längste Lebenserwartung hatten.

Interessant war auch die Tatsache, daß nahezu alle ehemaligen Athleten, die 1985 noch am Leben waren, körperlich aktiver geblieben waren als die einstigen Rekruten der Vergleichsgruppe. Überdies überlebten die Sportler, die nach ihrer Wettkampfkarriere weiterhin aktiv blieben, jene Athleten, die nur in jungen Jahren optimal durchtrainiert waren. Angesichts dieser Ergebnisse gewinnt die Theorie an Glaubwürdigkeit, nach der regelmäßiges Gesundheitstraining (mit geringer Intensität) über einen langen Zeitraum die antioxidativen Abwehrmechanismen stärken kann, während kurzzeitig betriebener Hochleistungssport die körpereigene Abwehrkraft unter Umständen sogar schwächt.

Bei meinen Patienten werde ich immer wieder mit Gegebenheiten konfrontiert, die diese Befunde bestätigen. Als besonders alarmierend empfinde ich die zunehmende Häufigkeit von Vorhofflimmern (Herzrhythmusstörungen) bei konditionsstarken Läufern, die bereits seit vielen Jahren ihrem Sport frönen. Und ebenso beunruhigen mich die zahlreichen Fälle von Prostata-Krebs bei den Marathonläufern und »Ultra«-Athleten unter meinen älteren Patienten.

Derzeit gibt es noch keine zuverlässigen Vergleichsstudien mit solchen Patienten und Kontrollgruppen, die weniger intensiv trainieren. Aufgrund meiner Beobachtungen im klinischen Alltag vermute ich jedoch einen Zusammenhang mit Übertraining und rate nun deshalb –

nicht zuletzt bestärkt durch die sich häufenden Bestätigungen in der wissenschaftlichen Literatur – vielen Amateursportlern, in puncto Training etwas zurückzustecken.

# Der Zusammenhang zwischen Übertraining und oxidativem Streß

Unter normalen Bedingungen entstehen freie Radikale in geringer Anzahl, und sie werden durch die hochentwickelten körpereigenen Abwehrmechanismen (»Scavenger«-Enzyme und Antioxidantien oder »Radikalenfänger«) neutralisiert. Kommt es jedoch durch Übertraining zu einer Überproduktion von freien Radikalen, ist das zelluläre Abwehrsystem dem Ansturm unter Umständen nicht mehr gewachsen. Zügellos greifen dann diese entarteten Moleküle die Zellmembranen an; die Zellen werden in ihrer Lebensfähigkeit zerstört und Knochen- und Muskelgewebe im weiteren Verlauf in Mitleidenschaft gezogen. Gewebeschädigungen und Entzündungen – häufige Begleiterscheinungen anspruchsvoller sportlicher Aktivität – sind ein untrügliches Anzeichen für das Zerstörungswerk freier Radikale.

Im Blut und Muskelgewebe konditionsschwacher oder untrainierter Personen, die sich beim Sport zuviel zumuten, finden sich für oxidativen Streß charakteristische und durch spezielle Labortests nachweisbare sogenannte »Markersubstanzen«. Durchtrainierte Muskeln hingegen sind – wie einschlägige Studien ergaben – oxidativem Streß gegenüber unempfindlich, es sei denn, die Muskelglykogen-Vorräte werden durch Trainingsintensität und -dauer abgebaut.

## Was führt beim Sport zur Überproduktion von freien Radikalen?

Die Entstehung freier Radikale während sportlicher Aktivität vollzieht sich auf mindestens zwei Arten. Zum einen kann es während eines zur Erschöpfung führenden Trainings, bei dem der Sauerstoffverbrauch des Körpers unter Umständen auf das Zehn- bis Zwanzigfache und darüber ansteigt, zu einer Elektronenfreisetzung kommen. In einzelnen Muskelfasern, die einem Maximum an Belastung ausgesetzt sind, schnellt der Sauerstoffverbrauch eventuell sogar auf das Einhundert- bis Zweihundertfache des Normwertes hoch. Dieser gewaltige Sauerstofftransport durch den Organismus löst die Freisetzung von freien Radikalen in die Gewebe aus. Überdies kann unter einer derartigen Belastung die Produktion freier Radikale – insbesondere von Peroxiden – in den Mitochondrien, den intrazellulären Energiezentren, enorm ansteigen.

Der zweite Mechanismus, durch den freie Radikale während körperlicher Aktivität entstehen, ist ein in der medizinischen Terminologie als »ischämische Reperfusion« bezeichneter Vorgang, der folgendermaßen abläuft:

Während eines intensiven Trainings strömt das Blut aus den an der körperlichen Aktivität nicht unmittelbar beteiligten Organen – Leber, Nieren, Magen und Darm – vermehrt zu den arbeitenden Muskeln, einschließlich Herz- und Beinmuskulatur. Durch diese Verlagerung des Blutstroms kommt es in den vorübergehend unterversorgten Gebieten zu einem akuten Sauerstoffmangel (Hypoxie). Mit dem Ende der Belastung strömt das Blut dann zurück in die mangelhaft durchbluteten Regionen. Dieser als »Reperfusion« (Wiederdurchblutung) bezeichnete Vorgang geht mit einer verstärkten Freisetzung von freien Radikalen einher.

Das Phänomen Reperfusion weist aber noch einen zweiten Aspekt auf. Selbst im arbeitenden Muskel kann ein gewisser Sauerstoffmangel auftreten, insbesondere während eines bis zur Erschöpfung führenden Trainings. Dieser Zustand tritt mit dem Erreichen der sogenannten »maximalen Sauerstoffaufnahmefähigkeit« ein, beispielsweise nach einem Sprint oder bei einer bis zur Grenze der körperlichen Leistungsfähigkeit führenden Belastungsintensität. An diesem Punkt ist der Organismus nicht mehr imstande, ausreichend Sauerstoff zu verwerten, und damit kommt es in Muskeln und Organen zu einem Sauerstoffmangel. Auch in diesem Fall fließt mit dem Nachlassen der Belastung das Blut zurück in die mit Sauerstoff unterversorgten Gebiete – begleitet von einem explosionsartigen Anstieg von freien Radikalen in den Geweben. In einer Reihe von tierexperimentellen Untersuchungen wurde diese durch Überbeanspruchung verursachte Überproduktion von freien Radikalen in der Skelettmuskulatur und der Leber der Versuchstiere nachgewiesen.

Glücklicherweise verfügen wir über ein inneres Antioxidantien-Abwehrsystem, das uns vor dem oxidativen Streß durch freie Radikale schützt. Denken Sie dabei nur einmal an die vom Organismus gebildeten Enzyme, wie beispielsweise die bereits erwähnte SOD (Superoxiddismutase), die 1968 von den amerikanischen Wissenschaftlern J. M. McCord und I. Fridowitsch entdeckt wurde (siehe Kapitel 2). Zu den weiteren körpereigenen oder endogenen Antioxidantien zählen Katalase und Glutathion-Sulfhydryl (GSH).

Hochleistungstraining kann diese inneren Abwehrmechanismen jedoch überfordern und Ihre körpereigene »Polizeitruppe« außer Gefecht setzen. In solchen Situationen kommt es dann zu oxidativen Schädigungen, durch die unter Umständen sämtliche Bestandteile der betroffenen Zellen, einschließlich Zelleiweiß, Lipide (auch Cholesterin) und Zellkern in Mitleidenschaft gezogen werden. Auf lange Sicht können sich solche Zellschädigungen zu Krebs, koronarer Herzkrankheit und anderen Erkrankungen auswachsen.

Angesichts dieser Gefahren setzte man in Forscherkreisen alles daran, eine Methode zur Bestimmung der Aktivität freier Radikale während sportlichen Trainings zu finden.

# Der Nachweis freier Radikale während des Trainings

Eine Möglichkeit herauszufinden, ob Sie beim Sport des Guten zuviel tun, besteht in der Feststellung, ob auf dem Belastungsniveau Ihres Trainings freie Radikale entstehen oder nicht. Leider ist der unmittelbare Nachweis von freien Radikalen nicht ganz einfach. Sie bewegen sich viel zu schnell und befinden sich nur den Bruchteil einer Sekunde in einem unabhängigen Zustand, ehe sie sich an ein anderes Molekül ankoppeln und ihr Zerstörungswerk beginnen. Also griffen die Wissenschaftler auf die zweitbeste Alternative zurück; sie nehmen ihre Kontrollen nun anhand der »Fußspuren«, das heißt der von den Radikalen hinterlassenen Rückstände vor.

Eine Methode besteht in der Bestimmung der Konzentration von Pentan, eines in der Ausatemluft nachweisbaren Rückstands von freien Radikalen. 1928 trainierte im Rahmen eines Experiments eine Gruppe von Versuchspersonen jeweils 20 Minuten bei 25 bis 50 Prozent und dann bei 75 Prozent ihrer maximalen Sauerstoffaufnahmefähigkeit auf einem Fahrradergometer. Im Bereich der geringeren Trainingsbelastung zeigte sich kein Anstieg des Pentans in der Ausatemluft. Nach 20 Minuten bei 75 Prozent der maximalen Sauerstoffkapazität hingegen erhöhte sich die ausgeatmete Pentanmenge auf das nahezu Zweifache – ein sicheres Anzeichen für eine überhöhte Freisetzung von freien Radikalen im Organismus.

Ausgangspunkt für eine andere Methode der quantitativen Erfassung von freien Radikalen ist die als »Lipidperoxidation« bezeichnete Oxidation von Zellfetten. Dieser Prozeß setzt im Gefolge des Zerstörungswerkes durch freie Radikale ein und hinterläßt als Rückstände auf Thiobarbitursäure reagierende, kurz TBARS genannte Substanzen, die durch spezielle Laboruntersuchungen im Blut nachweisbar sind. Anhand der Laborbefunde kann man dann Rückschlüsse auf das Ausmaß eines oxidativen Schadens ziehen.

Mit Hilfe dieser Bestimmungsmethoden gelang Wissenschaftlern im Tierversuch der Nachweis, daß anstrengende körperliche Betätigung zu Schädigungen durch freie Radikale führt. 1982 berichteten K. J. A. DAVIES, LESTER PACKER und Kollegen über einen Anstieg der TBARS im Muskelgewebe und der Leber von Tieren nach intensiver körperlicher Aktivität. H. M. ALLESIO und Kollegen bestätigten 1988 im *American Journal of Physiology* diese Befunde.

Ein komplexeres Bild liefern die Ergebnisse von Untersuchungen am Menschen. So stellte man beispielsweise 1988 bei Ultra-Marathonläufern nach einem 80,5-km-Wettkampf erhöhte TBARS-Konzentrationen fest. Und auch die 1984 im *Medical Science Sports Exercise Journal* veröffentlichten Befunde einer Studie des Wissenschaftlers L. VIINIKKA und Kollegen ergaben trotz des hervorragenden Trainingszustands der untersuchten Sportler einen trainingsbedingten Anstieg der TBARS-Werte. Im Gegensatz dazu beobachtete man – wie 1990 in *Archives of Biochemistry*

*and Biophysics* berichtet wurde – bei Läufern, die eine halbe Marathondistanz (21 km) zurückgelegt hatten, keine Veränderungen der TBARS-Konzentrationen im Blut.

Es fragt sich nun, warum man bei diesen Sportlern keine offenkundigen Rückstände von freien Radikalen feststellte. Höchstwahrscheinlich wirkte die Verknüpfung von Konditionsstärke dieser Läufer und kürzerer Laufstrecke der Überproduktion von freien Radikalen entgegen.

Von ähnlichen Befunden berichteten R. LOVIN und seine Kollegen 1987 im *European Journal of Applied Physiology.* Diese Wissenschaftler registrierten bei Personen, die mit 40 bis 70 Prozent ihrer maximalen Sauerstoffaufnahmefähigkeit trainierten, einen Rückgang der Lipidperoxidation (Zellschädigung durch freie Radikale), während bei jenen, die ihre aerobe Kapazität zu 100 Prozent ausschöpften, der oxidative Streß zunahm.

ERIC WITT, LESTER PACKER und andere Experten der Abteilung für Molekular- und Zellbiologie der Universität von Kalifornien in Berkeley faßten die Situation 1992 im *Journal of Nutrition* kurz und verständlich zusammen:

Die Chancen für einen Nachweis von oxidativen Schädigungen während sportlicher Aktivität scheinen von drei Faktoren abzuhängen – Trainingsintensität, Entnahmestelle der Blut- oder Gewebeprobe und Trainingszustand der untersuchten Person. Intensive oder extreme körperliche Aktivität bei untrainierten Personen scheint die Entstehung von oxidativen Schäden zu begünstigen, die im Muskelgewebe wahrscheinlich eher zu erkennen sind als im Blut.

Gestützt werden sie in ihrer Aussage durch eine 1993 am Cooper-Institut für Aerobic-Forschung durchgeführte Studie. DR. NEIL GORDON, federführend in dieser Untersuchung, wählte zehn sehr gut durchtrainierte und zehn inaktive Männer und Frauen aus, von denen niemand in den letzten sechs Wochen vor Beginn des Experiments antioxidative Zusatzpräparate eingenommen hatte. Ziel der Untersuchung war es herauszufinden, ob die Trainingsbelastung in einer Phase, in der der Organismus nicht durch Antioxidantien geschützt ist, Einfluß auf die Entstehung von freien Radikalen ausübt.

Die Hälfte der Männer waren hervorragend trainierte, konditionsstarke Sportler mit einem wöchentlichen Laufpensum von durchschnittlich 22 Meilen; die übrigen waren völlig inaktiv. Und auch die Hälfte der Frauen war gut durchtrainiert, wenn auch nicht in dem Ausmaß wie die Männer. Sie liefen während des gesamten Untersuchungszeitraums im Durchschnitt zehn Meilen pro Woche. Die übrigen Frauen waren völlig inaktiv. Zum Nachweis der Aktivität von freien Radikalen bestimmten wir die TBARS-Werte im Blut der Probanden. Dreimal, jeweils im Abstand von etwa einer Woche, unterzogen sich alle Versuchspersonen in völligem Ruhezustand einem Test.

Zweimal mußten alle Teilnehmer, aktive und inaktive, bis zur Erschöpfung auf einem elektrisch angetriebenen Lauf-

band trainieren. Unmittelbar nach Trainingsende wurden Blutproben entnommen, gefolgt von weiteren Blutentnahmen eine Stunde, sechs und zwölf Stunden nach Trainingsende.

Bei allen Testreihen wiesen die männlichen Leistungssportler die höchsten TBARS-Werte auf – ein Hinweis auf eine relativ hohe Aktivität freier Radikale. Im Gegensatz dazu waren bei den Frauen, die ein moderates Training absolvierten, die TBARS-Spiegel am niedrigsten – ein Hinweis auf eine geringe Aktivität von freien Radikalen. Die TBARS-Konzentrationen der inaktiven Männer und Frauen bewegten sich zwischen denen ihrer trainierten Geschlechtsgenossinnen und -genossen. Ein merklicher Unterschied zwischen den im Ruhezustand und nach dem Training ermittelten TBARS-Werten war in keiner der vier Gruppen zu beobachten.

| Gruppe | Trainingszustand | TBARS |
|--------|-----------------|-------|
| Frauen | Moderat trainiert | 1,57 |
| Männer | Untrainiert | 1,71 |
| Frauen | Untrainiert | 1,81 |
| Männer | Hoch trainiert | 2,32 |

Nun ein Wort zu den einzelnen Resultaten dieser Studie: Insgesamt sprechen die Befunde für die Vorzüge eines moderaten Gesundheitstrainings.

Die Gruppe mit den niedrigsten TBARS-Werten und den dementsprechend geringsten oxidativen Schäden waren die sportlich mäßig aktiven Frauen. Ihr regelmäßiges Training mit geringer Intensität sorgte offenbar dafür, daß die Bildung von freien Radikalen nicht stimuliert, gleichzeitig aber das auf antioxidativen Enzymen aufgebaute körpereigene Abwehrsystem gestärkt wurde. (Wie Sie mittlerweile ja wissen, tragen endogene Antioxidantien dazu bei, zerstörerische freie Radikale unschädlich zu machen.)

Die höchsten TBARS-Konzentrationen und damit das größte Ausmaß an oxidativem Streß wiesen die Leistungssportler auf. Durch ihr intensives Training auf Disstreß-Niveau stieg die Produktion von freien Radikalen derart an, daß die endogenen Antioxidantien dem Ansturm nicht mehr gewachsen waren.

Den beiden mittleren Gruppen der inaktiven Männer und Frauen blieb offenbar die gewaltige Attacke von freien Radikalen, der die Leistungssportler ausgesetzt waren, erspart. Sie verfügen aber auch nicht über den Schutz, den sich die sportlich aktiven Frauen durch ihr moderates Training erwarben.

Die wichtigsten Lehren aus diesen Befunden sind einfach und unkompliziert. Für eine sportliche Aktivität mit einem Minimum an Risiken und einem Maximum an Schutz vor oxidativem Streß sollten Sie folgende Ratschläge beherzigen:

❏ Um eine wirksame Abwehr gegen oxidativen Streß zu erzielen, halten Sie sich bei Zuammenstellung und Einnahme des Antioxidantien-Cocktails an die Empfehlungen in Kapitel 6.

❏ Meiden Sie sportliche und andere Aktivitäten, die Ihren Organismus oder Ihr Herzkreislauf-System über Gebühr oder allzu lange belasten. Anders gesagt, treiben Sie sich nicht

wiederholt zu Höchstleistungen an, insbesondere bis hin zu totaler Erschöpfung oder chronischer Ermüdung.

❏ Trainieren Sie regelmäßig bei geringer Belastung. Ein solches Training stärkt die antioxidativen Abwehrmechanismen und hemmt die Produktion der für Ihre Gesundheit so zerstörerischen freien Radikale. Mit zunehmender Fitneß sind Sie den unerwarteten Belastungen und Strapazen des Alltagslebens besser gewachsen.

Ganz praktisch gefragt: Was ist die »Obergrenze« für eine risikofreie sportliche Aktivität? Oder anders gefragt: Wie soll das Programm für ein in seiner Wirkung optimales Gesundheitstraining aussehen?

# Das individuelle Trainingsprogramm

Beim Zusammenstellen Ihres individuellen Programms für ein moderates Ausdauertraining sollten Sie sich an drei Grundsätze halten. (Hinweise und Vorschläge für die Einbeziehung eines Krafttrainings finden Sie in Kapitel 5.)

1. Trainieren Sie mit einer *Herzfrequenz (= Pulszahl)*, bei der die Freisetzung von freien Radikalen auf ein Minimum begrenzt bleibt.

Auf der Basis meiner klinischen Erfahrungen und wissenschaftlichen Erkenntnisse rate ich Ihnen, mit der Herzfrequenz nicht über 80 Prozent Ihrer voraussichtlichen maximalen Pulszahl hinauszugehen. Extreme Belastungen jenseits dieser Obergrenze begünstigen die Entstehung von freien Radikalen.

Zur Berechnung Ihrer individuellen »Obergrenze« ziehen Sie zunächst Ihr Alter von 220 ab; damit haben Sie Ihre voraussichtliche maximale Pulszahl. Multiplizieren Sie sie mit 80 Prozent (0,8); das Ergebnis ist die Herzfrequenz, die Sie beim Training nicht überschreiten sollten.

Hier ein Beispiel: Die voraussichtliche maximale Pulszahl eines 40jährigen Mannes beträgt 180 Herzschläge pro Minute (220 minus 40 = 180). Multipliziert man nun 180 mit 0,8, ergibt sich ein Wert von 144 Herzschlägen pro Minute – das Maximum an Trainingsbelastung, das dieser Mann sich zumuten kann, ohne die Bildung von freien Radikalen zu begünstigen. Mit Hilfe dieser Methode können Sie ungeachtet der von Ihnen gewählten Sportart Ihre Trainingsintensität jederzeit kontrollieren. Machen Sie während des Trainings einfach eine kurze Pause, und legen Sie einen Finger (nicht den Daumen) auf eine der beiden unmittelbar links beziehungsweise rechts des Schildknorpels verlaufenden Halsschlagadern. (*Achtung:* Drücken Sie keinesfalls auf beide Arterien gleichzeitig; Sie könnten dadurch die Blutzufuhr zum Gehirn unterbrechen und vorübergehend bewußtlos werden.) Blicken Sie, sobald Sie den Puls fühlen, auf den Sekundenzeiger Ihrer Uhr, zählen Sie – immer mit 1 beginnend und mit 10 endend – 10 Sekunden lang die Pulsschläge, und multiplizieren Sie

diese Zahl mit 6; damit haben Sie die Herzschläge pro Minute.

Wenn Sie diese Pulskontrolle nach der Hälfte Ihres Trainings durchführen, können Sie Ihre Belastungsintensität ziemlich genau abschätzen und bei Bedarf Abstriche machen.

**2.** Sie können sich gegen ein Zuviel an freien Radikalen auch durch *Begrenzung der Trainingsleistung* auf 50 Fitneßpunkte pro Woche abschirmen. In die Praxis umgesetzt, würde ein Training, das mehr als 50 Punkte pro Woche einbringt, in etwa so aussehen:

❏ Ein Jogger unter 30 Jahren, der fünfmal wöchentlich drei Meilen in 24 Minuten (8 Minuten/Meile) läuft, kann sich 85 Punkte gutschreiben.

❏ Einem 40jährigen Jogger bringen 30 Minuten Laufband-Training mit einem Tempo von sechs Meilen pro Stunde an fünf Tagen der Woche insgesamt 70 Punkte ein.

❏ Für einen 55jährigen Jogger addieren sich fünfmal wöchentlich drei Meilen in 32 Minuten zu insgesamt 55 Punkten auf.

Mit seiner Gesamtzahl liegt jedes dieser Trainingsprogramme jenseits der 50-Punkte-Grenze in dem Leistungsbereich, in dem die Entstehung von freien Radikalen zunimmt. Sie sollten also die Belastung so weit herunterschrauben, daß Sie unter 50 Punkten bleiben oder – falls Sie härteres Trainieren vorziehen – für die ausreichende Zufuhr von Antioxidantien in Form von Zusatzpräparaten sorgen (Näheres dazu siehe Kapitel 6).

Sie mögen sich nun nach der wissenschaftlichen Grundlage für das Festlegen einer solchen Belastungsgrenze fragen. Nach den Befunden der Studie, die DR. R. S. PAFFENBARGER mit Harvard-Absolventen durchführte, sind jene, die bei ihrem Training über 50 Fitneßpunkte pro Woche nicht hinausgehen, hervorragend gegen Krankheiten geschützt. Die von DR. BLAIR 1989 am Cooper-Institut für Aerobic-Forschung angestellte Untersuchung bestätigte dieses Ergebnis.

Im Januar 1993 berichtete *Age and Aging* von einer Langzeitstudie über die sportlichen Aktivitäten von 15 Männern. Neun von ihnen wiesen im Alter von durchschnittlich 70 Jahren verletzungs- oder krankheitsbedingte »pathologische Zustände unterschiedlicher Art« auf. Diese neun Männer, die 25 Jahre lang beobachtet wurden, mußten aufgrund einer Vielzahl von Beschwerden – darunter Kniegelenksschäden, Lymphom (eine Form von bösartigem oder noch nicht bösartigem Tumor) und Atherosklerose, die in einem Fall eine Bypass-Operation erforderlich machte – ihre sportlichen Aktivitäten aufgeben.

Hier stellt sich nun die Frage nach der Trainingsintensität dieser kranken Versuchspersonen. Sie alle waren bei ihrem Training auf wöchentlich 72 bis 97 Fitneßpunkte gekommen – ein Kontostand, der weit über dem empfohlenen Maximum von 50 Punkten lag.

**3.** Halten Sie sich an die Hinweise in den Trainingsprogrammen am Ende dieses Kapitels. Falls Sie sich für eine der klassischen Ausdauersportarten wie Gehen, Joggen, Radfahren oder Schwimmen entscheiden, brauchen Sie sich nur ein für Sie geeignetes Aufbauprogramm auszusuchen.

Zuvor aber wenden wir uns noch einem wichtigen Thema zu – der Einnahme von antioxidativen Ergänzungspräparaten in einer auf die jeweilige Trainingsintensität ausgerichteten Dosierung.

## Sportlich aktiv mit Antioxidantien

Für alle jene, die ein systematisches Training anstreben, habe ich Empfehlungen für die Einnahme von relativ hohen Dosen von antioxidativen Zusatzpräparaten in die Trainingsprogramme eingebaut. Besonders wichtig ist die reichliche Zufuhr von Antioxidantien für diejenigen, die aufgrund einer Belastungsintensität nahe oder jenseits der im vorangegangenen Abschnitt erwähnten Obergrenzen eines ausreichenden Schutzes bedürfen.

Als Leistungssportler oder -sportlerin gleich welchen Alters werden Sie zweifellos über 50 Fitneßpunkte pro Woche hinauskommen. Es ist auch anzunehmen, daß Ihre Herzfrequenz während des Trainings auf über 80 Prozent Ihrer voraussichtlichen maximalen Pulszahl steigt. Durch Trainingsbelastungen oberhalb dieser Grenzwerte kann sich – wie Sie mittlerweile ja wissen – das Risiko von Gewebeschäden durch ein Übermaß an freien Radikalen merklich erhöhen. In solchen Situationen bieten antioxidative Präparate einen wirksamen Schutz gegen drohende Gefahren.

Der erhöhte Sauerstoffbedarf des Organismus während körperlicher Aktivität scheint mit der Bildung von freien Radikalen einherzugehen, durch die die Fette in den Muskelzellmembranen oxidieren können. Dieser als Lipidperoxidation bezeichnete Vorgang läßt die Zellen unter Umständen schneller altern und macht sie anfälliger für Schädigungen.

Antioxidantien können freie Radikale unschädlich machen. Deshalb sollten sich sportlich aktive Menschen durch die Einnahme der richtigen Zusatzpräparate schützen. Glaubwürdigkeit erlangte diese Theorie durch Forschungsergebnisse der School of Medicine der Universität von Washington in St. Louis. Im Rahmen dieses Experiments verabreichte man elf jungen Männern sechs Monate lang täglich 600 I.E. Vitamin E, 1000 mg Vitamin C und 30 mg (50 000 I.E.) Beta-Carotin. Eine neunköpfige Kontrollgruppe erhielt täglich Placebos, das heißt wirkstofffreie Präparate.

Zu Beginn der Studie liefen alle Probanden 35 Minuten lang auf einem Laufband; anschließend wurde die Menge der dabei entstandenen freien Radikale ermittelt. Ein weiterer Test nach sechs Monaten ergab, daß die Produktion von freien Radikalen bei den Versuchspersonen, die Antioxidantien genommen hatten, im Vergleich zur Placebo-Kontrollgruppe um 17 bis 36 Prozent niedriger lag. (Siehe *Nutrition Action Health Letter*, September 1993 und *Journal of Applied Physiology*, 1993, Vol. 74, S. 965.) Die Resultate dieser Studie sprechen eindeutig für die Einnahme von antioxidativen Präparaten. Zu den von aktiven Sportlern am häufigsten zugeführten Antioxidantien zählen die Vitamine E, C und Beta-Carotin, das Spurenelement Selen und das Coenzym Q10. Wissenschaftler und Kliniker registrierten den günstigen Einfluß einer ergänzenden Antioxidantien-Medikation bei Patienten, deren Krankheitsbild mit der Überproduktion von freien Radikalen verknüpft war, beispielsweise Hypoxie (Sauerstoffmangel in Körpergeweben), Ischämie (Minder- oder Mangeldurchblutung von Geweben) und Reperfusionsschäden (plötzliche Wiederdurchblutung von vorübergehend unterversorgten Geweben, beispielsweise des Herzens).

Die meisten bisherigen Studien über Schädigungen durch freie Radikale haben sich auf die Vitamine E und C sowie auf das Spurenelement Selen konzentriert. So stellte man beispielsweise fest, daß das im Organismus entstehende Antioxidans Glutathion-Sulfhydryl (GSH) bei Selenmangel an Wirkung verliert oder vermindert gebildet wird. Meiner Ansicht nach ist die tägliche Einnahme von 50 bis 100 μg (= Mikrogramm) Selen wünschenswert, aber nicht zwingend erforderlich. Der Grund für meine Zurückhaltung in puncto Selen ist die Tatsache, daß eine merkliche Stärkung der selenabhängigen Abwehrmechanismen im Organismus durch zusätzliche Gaben dieses Mineralstoffs wissenschaftlich bisher noch nicht eindeutig belegt ist. Überdosierung kann zudem Haarausfall und andere toxische Effekte hervorrufen. Dennoch empfehle ich wegen des möglichen positiven Einflusses von Selen auf die Bildung und Wirksamkeit von GSH auch weiterhin – wenn auch etwas zurückhaltend – die zusätzliche Einnahme dieses Spurenelements in geringfügigen Dosen, überlasse dies aber dem eigenen Ermessen. Weshalb ist GSH so wichtig? Als Teil der körpereigenen Antioxidantien-»Polizeitruppe« wirkt GSH den schädlichen Einflüssen von Wasserstoffperoxid entgegen. Überdies trägt GSH dazu bei, die Lipidperoxidation und damit die Oxidation von Partikeln des »schlechten« LDL-Cholesterins in Grenzen zu halten. Wie Sie sich gewiß erinnern, ist oxidiertes LDL an der Bildung von Schaumzellen beteiligt, die sich ihrerseits zu Plaques zusammenballen – ein Prozeß, der im weiteren Verlauf zur Verengung von Arterien und schließlich zum Herzinfarkt führt.

Fundiertere wissenschaftliche Beweise gibt es für die Vorzüge einer Zufuhr der Vitamine C und E über die Nahrung oder in Form von Präparaten. Bedenken Sie, daß Vitamin E im LDL-Cholesterin vorkommt und eine wichtige Funktion in der Bekämpfung freier Radikale ausübt, die LDL-Partikel in Schaumzellen umzuwandeln drohen. Außerdem verstärkt Vitamin C die antioxidative Wirkung von Vitamin E.

In einem Laborversuch wiesen meine Berater DR. SCOTT GRUNDY und DR. ISHWARLAL JIALAL, vom Southwestern Medical Center der Universität von Texas in Dallas nach, daß die Vitamine C und E die Oxidation von LDL verhindern und damit zur Vorbeugung von Atherosklerose beitragen können. Überdies ergab sich aus zahlreichen tierexperimentellen Studien, daß an Vitamin-E-Mangel leidende Tiere bis zu sechsmal höhere (als Nachweis für freie Radikale dienende) Pentan-Konzentrationen in der Ausatemluft aufweisen als Tiere mit ausreichenden Vitamin-E-Depots.

Beim Menschen sprechen die meisten wissenschaftlichen Erkenntnisse für die Annahme, daß Vitamin-E-Präparate den Organismus vor trainingsbedingten oxidativen Schäden bewahren. 1987 beobachteten der Wissenschaftler PINCEMAIL und Kollegen nach der Verabreichung von zusätzlichem Vitamin E ein dramatisches Absinken der Pentan-Werte in der Ausatemluft.

Einem Bericht in *Medicine and Science in Sports* aus dem Jahre 1993 zufolge registrierte man 20 Minuten nach Beendigung eines fünfminütigen Trainings bei 100 Prozent der maximalen Sauerstoffaufnahmefähigkeit einen markanten Anstieg der Pentan-Konzentrationen in der Ausatemluft. Nach einer Gabe von täglich 200 mg Vitamin E über drei Wochen ging die Pentan-Produktion während dieses extremen Hochleistungstrainings um 75 Prozent zurück.

Und aus einer weiteren, 1978 von C. J. DILLARD und Kollegen durchgeführten und im *Journal of Applied Physiology* veröffentlichten Untersuchung geht hervor, daß synthetisches Vitamin E (DL-α-Tocopherol), in einer Dosierung von dreimal täglich 600 mg und über einen Zeitraum von zwei Wochen verabreicht, die Pentan-Bildung während sportlicher Aktivität hemmte. Im Rahmen dieser Studie trainierten die Versuchspersonen bei 75 Prozent ihrer maximalen Sauerstoffkapazität.

Achten Sie auf die Kennzeichnung von Vitamin E: Synthetisches Vitamin E hat nach dem D noch ein L – also DL-α-Tocopherol; beim natürlichen Vitamin E fehlt dieses L, Sie erkennen es an der Bezeichnung D-α-Tocopherol.

Und hier nochmals eine kleine Gedächtnisstütze: Wann immer von einem Anstieg der Pentan-Konzentrationen in der Ausatemluft oder der TBARS-Spiegeln im Blut die Rede ist, bedeutet dies einen Hinweis auf das üble Treiben von freien Radikalen.

Wir sehen also, daß Antioxidantien-Zusatzpräparate den Schädigungen, die durch trainingsbedingte freie Radikale hervorgerufen werden, unmittelbar entgegenwirken. Gehen sie aber in ihrer Wirkung noch weiter? Oder anders gefragt: Können sie auch die sportliche Leistung verbessern?

# Steigern Antioxidantien die sportliche Leistung?

Aus einer 1988 von den Wissenschaftlern I. SIMON-SCHNASS und H. PABST angestellten Untersuchung mit Bergsteigern geht hervor, daß zumindest diesen Sportlern die Einnahme von Vitamin E leistungsmäßig Vorteile brachte. Unterstützt von einer Tagesdosis von zweimal 200 I.E. zeigten sie während eines harten Trainings einen weniger ausgeprägten Leistungsabfall als eine Kontrollgruppe ohne diese Vitaminzufuhr. Nach ihrem Bericht im *International Journal of Vitamin and Nutrition Research* be-

obachteten die Wissenschaftler bei diesen Bergsteigern auch einen geringeren Anstieg der Pentan-Konzentrationen in der Ausatemluft.

In andern Fällen wirkten sich Antioxidantien offenbar nicht leistungssteigernd aus. 1989 beispielsweise stellte der Forscher S. SUMIDA eine Untersuchung mit Personen an, die sich beim Training bis zur Erschöpfung verausgabten, und zwar zunächst vor und dann nach der Einnahme von Vitamin-E-Präparaten. Doch die Vitaminzufuhr brachte keine Leistungssteigerung – weder bei der Sauerstoffaufnahme noch bei den Trainingszeiten. Ähnliche Resultate ergaben sich bei Schwimmern. Diejenigen, die Vitamin E eingenommen hatten, schnitten um kein Jota besser ab als die Placebo-Kontrollgruppe.

Derzeit gibt es auch keinerlei Hinweise auf eine leistungssteigernde Wirkung anderer Antioxidantien wie Vitamin C, Beta-Carotin, Selen und Coenzym Q10. Insgesamt betrachtet verhelfen Zusatzpräparate, allen voran Vitamin E, dem einen oder anderen Sportler vielleicht zu einer etwas besseren Leistung. Aber selbst wenn Ihnen solche Präparate in puncto Tempo oder Ausdauer nichts bringen, sind sie hilfreich in der Vorbeugung gegen oxidative Schädigungen. Welche Antioxidantien sportlich sehr aktive Menschen einnehmen sollten und in welcher Dosierung, erläutert der folgende Abschnitt.

# Wieviel Antioxidantien für sportlich Aktive?

Wie bereits erwähnt, verstärkt Vitamin C die Wirkung von Vitamin E. Und Beta-Carotin wird mit einem geringeren Risiko für Lungenkrebs und andere durch oxidativen Streß bedingte Erkrankungen in Zusammenhang gebracht. Mittlerweile weiß man, daß sportliches Training die Entstehung freier Radikale begünstigt. Deshalb ist die Unterstützung durch antioxidative Präparate ein *Muß* für jeden sporttreibenden Erwachsenen – einerlei, ob es sich um ein moderates Gesundheitstraining handelt oder um ein anspruchsvolleres Leistungstraining mit 50 oder mehr Fitneßpunkten pro Woche. Soweit Sie sich auf dem niedrigeren Intensitätsniveau eines Gesundheitstrainings bewegen, sollten Sie sich bei der Zufuhr von Antioxidantien an die Empfehlung Nr. 1 halten. Empfehlung Nr. 2 gilt für alle, die anspruchsvollere, intensivere Trainingsarbeit leisten. Für die Einnahme empfehlen sich folgende Dosierungen:

## Empfehlung Nr. 1: Für Gesundheit und ein langes Leben

Tägliche Zufuhr von Antioxidantien für Personen (im Gesundheits- und Breitensport), die im Rahmen sportlicher Aktivität mit dem Belastungsniveau unter 80 Prozent ihrer voraussichtlichen maximalen Pulszahl bleiben oder weniger als 50 Fitneßpunkte pro Woche erreichen:

**Natürliches Vitamin E**
(D-$\alpha$-Tocopherol):
22–50 Jahre:    400 I.E.
Über 50 Jahre: 600 I.E.

**Vitamin C** (Ascorbinsäure):
Frauen: 1000 mg (zweimal pro Tag 500 mg)
Männer: 22–50 Jahre: 1500 mg (zweimal pro Tag 750 mg)
Über 50 Jahre: 2000 mg (zweimal pro Tag 1000 mg)

**Beta-Carotin:**
22–50 Jahre:    25 000 I.E.
Über 50 Jahre: 50 000 I.E.

*Anmerkung:* Diese Empfehlungen gelten auch für sportlich nicht aktive Personen (siehe Kapitel 6).

## Empfehlung Nr. 2: Für die Fitneß des Athleten

Tägliche Zufuhr von Antioxidantien für Personen (im Leistungs- und Hochleistungssport), die im Rahmen sportlicher Aktivität ein Belastungsniveau über 80 Prozent ihrer voraussichtlichen maximalen Pulszahl oder 50 Fitneß-Punkte und mehr pro Woche erreichen:

**Natürliches Vitamin E**
(D-$\alpha$-Tocopherol):
1200 I.E.

**Vitamin C** (Ascorbinsäure):
Frauen:   2000 mg
Männer:  4000 mg
   (aufgeteilt in zwei bis drei Dosen pro Tag)

**Beta-Carotin:**
50 000 I.E.

*Anmerkung:* Diese Empfehlungen gelten auch für Personen mit einem Körpergewicht über 90 kg (siehe Kapitel 6).

**Selen:** Die Einnahme von Selen liegt in Ihrem eigenen Ermessen. Hinweise, die für eine regelmäßige Zufuhr sprechen, sind spärlich. Vertretbar ist – soweit Sie nicht gänzlich darauf verzichten möchten – eine Tagesdosis von 50 bis 100 μg. Toxische Erscheinungen einer Überdosierung sind in diesem Falle nicht zu befürchten.

**Coenzym Q10:** Als mögliches Antioxidans im Gespräch ist neuerdings das Coenzym Q10. Es existieren nur wenige Studien, deren Ergebnisse darauf schließen lassen, daß dieses Enzym trainingsbedingtem oxidativem Streß entgegenwirkt, und was an Befunden erhoben wurde, fällt im Vergleich zu unseren Erkenntnissen über Vitamin E weit weniger ins Gewicht. Forscher, die sich mit dem Wirkmechanismus von Q10 befassen, sind sich darin einig, daß dieses Coenzym Vitamin E in seiner Funktion als Zellschutzfaktor möglicherweise ähnlich unterstützt wie Vitamin C. Aufgrund der bislang dürftigen wissenschaftlichen Erkenntnisse über den Nutzen von Q10 sehe ich allerdings davon ab, meinen Patienten die Einnahme dieses Coenzyms zu empfehlen.

Gerüstet mit den Kenntnissen über die Bedeutung eines Gesundheitstrainings (= Training mit geringer Intensität) und mit Empfehlungen zur Einnahme von antioxidativ wirkenden Zusatzpräparaten bei sportlicher Aktivität, können Sie Ihr Augenmerk nun auf die Programme für verschiedene Formen des Ausdauersports richten. Es folgen – ergänzt durch Erläuterungen – Programme und Tabellen:

❏ Trainingsprogramm »Schnellgehen«
❏ Punktetabelle »Schnellgehen«
❏ Trainingssprogramm »Gehen auf dem Laufband«
❏ 5 Musterprogramme für Gesundheit und ein langes Leben: Gehen, Schnellgehen, Gehen/Laufen, Radfahren und Schwimmen
❏ 5 Musterprogramme für die Fitneß des Athleten: Gehen, Schnellgehen, Gehen/Laufen, Radfahren und Schwimmen

**Achtung:** Vor Aufnahme eines Trainings gleich welcher Art ist es ratsam, sich von einem Arzt gründlich untersuchen zu lassen. Bei gesundheitlichen Problemen, insbesondere bei Herzerkrankungen, ist eine solche Untersuchung zwingend erforderlich.

Und nun suchen Sie sich das Programm aus, das Ihnen am besten zusagt. Es verhilft Ihnen zu Fitneß und Wohlbefinden – Ihren zuverlässigsten Verbündeten im Kampf gegen freie Radikale. Den Anfang macht, mit detaillierten Erläuterungen versehen, mein neues, eigens für dieses Buch entwickelte Programm »Schnellgehen«.

# Trainingsprogramm »Schnellgehen«

Schnellgehen (»speed walking«) gewinnt zunehmend an Popularität. Diese Sportart bringt bei einem Minimum an Verletzungsrisiken einen enormen Zuwachs an Ausdauer. Aus Vergleichsstudien über den Energieverbrauch beim Schnellgehen und Laufen ergaben sich folgende Werte:

| Gehen | | Laufen |
|---|---|---|
| 11 : 00 Min./Meile | = | 8 : 00 Min./Meile |
| 12 : 00 Min./Meile | = | 9 : 00 Min./Meile |
| 13 : 00 Min./Meile | = | 10 : 00 Min./Meile |

*Anmerkung:* 1 Meile = 1,6 Kilometer.

Schnellgeher verbrennen mehr Kalorien als Läufer. Grund hierfür sind ihre kleineren Schritte, die größere Schrittzahl für dieselbe Distanz sowie ihre kraftvollen Armbewegungen. Bei einem Tempo von 12 Minuten/Meile verbrennt der Schnellgeher pro Stunde 530 Kalorien, der Läufer hingegen nur 480 Kalorien. Anders gesagt, es bedarf einer größeren Anstrengung, in einem Tempo von 12 Minuten/Meile zu gehen als mit derselben Geschwindigkeit zu laufen. Kommt Ihnen dies merkwürdig vor, probieren Sie es einfach einmal aus!

Ein wesentlicher Vorteil des Schnellgehens liegt in dem geringeren Risiko für körperliche Verschleißerscheinungen. Zweckmäßiges Schuhwerk fängt beim Gehen jeden Stoß ab, während beim Laufen Fersen, Knie und Rücken stark beansprucht werden und damit die Verletzungsgefahr zunimmt.

Auf höhere Geschwindigkeiten beim Gehen müssen Sie sich aber systematisch vorbereiten. Wie im Zusammenhang mit der zuvor zitierten Duncan-Studie über Geherinnen bereits erwähnt wurde, dauert es sechs bis acht Wochen, bis Sie die Technik des Schnellgehens beherrschen und imstande sind, bei einem Tempo von 12 Minuten/Meile zwei bis drei Meilen an einem Stück zurückzulegen.

Wichtig ist es, sich vor dem Start – wie bei jeder anderen Sportart auch – drei bis fünf Minuten lang aufzuwärmen und einige Stretch-Übungen zu absolvieren. Am besten gehen Sie zu diesem Zweck eine kurze Strecke in gemäßigtem Tempo und streuen hin und wieder eine Stretch-Übung zum Dehnen der größeren Muskelgruppen ein. Ratsam ist hier vor allem das vorsichtige Dehnen der rückwärtigen Oberschenkelmuskeln und der Achillessehnen sowie das Seitbeugen. (Anleitungen für Stretch-Übungen finden Sie im Abschnitt »Beweglichkeitsübungen« in Kapitel 5.)

Nach dem Aufwärmen beginnen Sie Ihr Training mit einem Tempo von 20 Minuten/Meile – eine Zeitvorgabe, die auf etwa 90 Schritte pro Minute hinausläuft. Und machen Sie sich für das Gehen eine korrekte Technik zu eigen, die im einzelnen so aussieht:

❑ Halten Sie den Rücken gerade und den Kopf aufrecht; das Kinn gerade ausgerichtet wie die Schultern.

❑ Beugen Sie die Arme im rechten Winkel, und lassen Sie sie parallel oder etwas schräg vor dem Körper mitschwingen.

❑ Arm- und Beinbewegungen sollten im selben Rhythmus ablaufen; damit können Sie an Tempo gewinnen. Kräftiges Ausholen der Arme verleiht Ihnen Schubkraft. Bleiben Sie aber in den Armen locker und meiden Sie überzogene Bewegungen.

❑ Setzen Sie die Ferse des vorderen Fußes auf den Boden auf, bevor Sie die Zehen des rückwärtigen Fußes vom Boden abheben. Im Klartext – ein Fuß muß immer Bodenkontakt haben. Geschieht dies nicht, joggen oder laufen Sie bereits.

❑ Beim Schrittwechsel sollte das Knie des vorderen Beines gestreckt bleiben. Das damit oftmals verbundene starke Schwenken der Hüften ist bei Gehern im Hochleistungsbereich ein vertrauter Anblick. Aber bei einem Tempo von mehr als 12 Minuten/Meile sind extreme Hüftbewegungen nicht nötig.

❑ Beim Gehen in hügeligem oder bergigem Gelände mit demselben Start- und Zielpunkt sind Energieverbrauch und Trainingsleistung in etwa genauso hoch wie beim Gehen in flachem Gelände. Die beim Bergaufgehen zusätzlich verbrannten Kalorien werden durch die Energieeinsparung beim Bergabgehen wieder wettgemacht.

Halten Sie nach Beendigung des Trainings nicht plötzlich inne, und setzen Sie sich auch nicht hin, sondern kühlen Sie sich etwa fünf Minuten ab. In dieser Abkühlphase gehen Sie einfach langsam weiter und schieben dann und wann eine leichte Stretch-Übung ein.

*Anmerkung:* Aufgrund der Armarbeit beim Schnellgehen wird der Oberkörper bei dieser Variante des Ausdauersports stärker beansprucht als beim Joggen. Um den Trainingseffekt noch zu steigern, nehmen manche Leute beim Gehen noch 1 bis 1½ kg Gewichte in die Hand. Von schweren Gewichten rate ich allerdings wegen des Verletzungsrisikos für Ellenbogen, Schultern oder Rücken ab.

## Erläuterung zu den Tabellen »Schnellgehen«

Die Tabellen auf den Seiten 72 und 73 sind in fünf Spalten aufgeteilt. In der Spalte »Woche« sind die fortlaufenden Trainingswochen eingetragen. In der Doppelspalte »Tempo« sind unter »Meilen/Stunde« die pro Stunde vorgegebene Anzahl von Meilen und unter »Minuten/Meile« der Zeitaufwand in Minuten für 1 Meile. »Pro Trainingseinheit: Minuten und Meilen« ist eine Doppelspalte; in der ersten Zahlenreihe ist die jeweilige Trainingsdauer angeführt und in der zweiten die in dieser Zeit zurückgelegte Distanz. Unter »Trainingseinheiten/Woche« – ebenfalls eine Doppelspalte – finden Sie in der ersten Spalte die für die Fitneß des Athleten und in der zweiten Spalte die für Gesundheit und ein langes Leben erforderliche Anzahl von Wiederholungen pro Woche. Und die Angaben in der letzten Spalte schließlich dienen als Orientierungshilfe für die Einnahme von Antioxidantien zum Schutz vor trainingsbedingtem oxidativem Streß. Halten Sie sich je nach Trainingsintensität an die vorausgegan-

## Trainingsprogramm »Schnellgehen«: unter 50 Jahre alt
(1 Meile = 1,6 Kilometer)

| Woche | Tempo | | Pro Trainings-einheit | | Trainigseinheiten/ Woche | | Antioxi-dantien Zusatz-präparate |
|---|---|---|---|---|---|---|---|
| | Meilen/ Stunde | Minuten/ Meile | Minuten | Meilen | Fitneß des Athleten | Gesund-heit und ein langes Leben | |
| 1 | 3,00 | 20:00 | 20:00 | 1,00 | 4–5mal | 3mal | Empfeh-lung Nr. 1 |
| 2 | 3,25 | 18:45 | 22:30 | 1,25 | 4–5mal | 3mal | |
| 3 | 3,50 | 17:30 | 25:00 | 1,50 | 4–5mal | 3mal | |
| 4 | 3,75 | 16:15 | 27:30 | 1,75 | 4–5mal | 3mal | |
| 5 | 4,00 | 15:00 | 30:00 | 2,00 | 4–5mal | 3mal | |
| 6 | 4,25 | 14:15 | 28:30 | 2,00 | 4–5mal | | |
| 7 | 4,50 | 13:30 | 27:00 | 2,00 | 4–5mal | | |
| 8 | 4,75 | 12:45 | 25:30 | 2,00 | 4–5mal | | |
| 9 | 5,00 | 12:00 | 24:00 | 2,00 | 3–4mal | | |
| 10 | 5.00 | 12:00 | 27:00 | 2.25 | 3–4mal | | Empfeh-lung Nr. 2 |
| 11 | 5.00 | 12:00 | 30:00 | 2.50 | 3–4mal | | |
| 12 | 5.00 | 12:00 | 33:00 | 2.75 | 3–4mal | | |
| 13 | 5.00 | 12:00 | 36:00 | 3.00 | 3–4mal | | |

Für das Training, mit dem nur die Fitneß für Gesundheit und ein langes Leben angestrebt wird, reicht das Leistungsniveau der 5. Woche aus.

genen und im Detail angeführten Empfehlungen Nr. 1 beziehungsweise Nr. 2 auf Seite 68.

Soweit die in den Tabellen angegebenen Tempo- und Zeitvorgaben beachtet werden, eignet sich dieses Programm auch für das Gehen auf einem elektrisch angetriebenen Laufband. Ebensogut können Sie aber auch auf einem Übungspfad mit exakten Entfernungsangaben trainieren. Und natürlich brauchen Sie zur Kontrolle Ihrer Zeiten eine zuverlässige Uhr, möglichst mit Sekundenzeiger. Trainingsziel ist die Bewältigung des vorgegebenen Pensums zum Ende jeder Woche. Streben Sie das Fit-neßniveau für Gesundheit und ein langes Leben an, brauchen Sie – Ihrem Alter entsprechend – über das Leistungsniveau der 5. Woche (unter 50 Jahre alt) beziehungsweise der 11. Woche (50 Jahre und alter) nicht hinauszugehen.

## »Gehen« nach individuellem Trainingsplan: Erläuterung zur Punktetabelle »Schnellgehen«

Beim Zusammenstellen eines individuellen Trainingsprogramms kann Ihnen die Punktetabelle auf den Seiten 74 bis 77 von Nutzen sein. Vielleicht nehmen

## Trainingsprogramm »Schnellgehen«: 50 Jahre und älter
(1 Meile = 1,6 Kilometer)

| Woche | Tempo | | Pro Trainingseinheit | | Trainigseinheiten/Woche | | Antioxidantien Zusatzpräparate |
|---|---|---|---|---|---|---|---|
| | Meilen/Stunde | Minuten/Meile | Minuten | Meilen | Fitneß des Athleten | Gesundheit und ein langes Leben | |
| 1 | 2,50 | 25:00 | 25:00 | 1,00 | 4–5mal | 3mal | Empfehlung Nr. 1 |
| 2 | 2,75 | 22:30 | 22:30 | 1,00 | 4–5mal | 3mal | |
| 3 | 3,00 | 20:00 | 20:00 | 1,00 | 4–5mal | 3mal | |
| 4 | 3,00 | 20:00 | 20:00 | 1,00 | 4–5mal | 3mal | |
| 5 | 3,25 | 18:45 | 22:30 | 1,25 | 4–5mal | 3mal | |
| 6 | 3,25 | 18:45 | 22:30 | 1,25 | 4–5mal | 3mal | |
| 7 | 3,50 | 17:30 | 25:00 | 1,50 | 4–5mal | 3mal | |
| 8 | 3,50 | 17:30 | 25:30 | 1,50 | 4–5mal | 3mal | |
| 9 | 3,75 | 16:15 | 27:30 | 1,75 | 4–5mal | 3mal | |
| 10 | 3.75 | 16:15 | 27:30 | 1,75 | 4–5mal | 3mal | |
| 11 | 4,00 | 15:00 | 30:00 | 2,00 | 4–5mal | 3mal | |
| 12 | 4.00 | 15:00 | 37:30 | 2.50 | 4–5mal | | Empfehlung Nr. 2 |
| 13 | 4.25 | 14:15 | 28:30 | 2.00 | 4–5mal | | |
| 14 | 4.25 | 14:15 | 35:30 | 2.50 | 4–5mal | | |
| 15 | 4.50 | 13:30 | 27:00 | 2.00 | 4–5mal | | |
| 16 | 4.50 | 13:30 | 33:45 | 2.50 | 4–5mal | | |

Für das Training, mit dem nur die Fitneß für Gesundheit und ein langes Leben angestrebt wird, reicht das Leistungsniveau der 11. Woche aus.

Sie sich für einen Tag eine relativ lange Distanz vor und möchten dafür an anderen Tagen etwas kürzertreten. Dennoch – setzen Sie alles daran, mindestens dreimal wöchentlich zu trainieren und Ihren Zuwachs an Fitneßpunkten so gleichmäßig wie möglich über die Woche zu verteilen. Der Versuch, einen Großteil des Wochenpensums in einen einzigen Tag »hineinzupacken«, kann sich auf Ihre Gesundheit extrem schädlich auswirken und zu einem merklichen Anstieg von freien Radikalen führen.

Behalten Sie immer Ihr Ziel im Auge. Zur Fitneßsteigerung für Gesundheit und ein langes Leben müssen Sie allwöchentlich mindestens 15 Fitneßpunkte sammeln. Und wer sich in höhere Fitneß-Kategorien hinaufarbeiten möchte, muß ein Minimum von 35 Punkten pro Woche zusammenbringen. Solange Sie jedoch keine Wettkampfambitionen hegen, brauchen Sie über 50 Fitneßpunkte pro Woche nicht hinauszugehen.

Die Tabelle umfaßt vorgegebene Zeiten und Punkte für einen Entfernungsbereich zwischen einer und zehn Meilen. In der ersten Spalte ist der Zeitaufwand für die einzelnen Distanzen in Minuten und Sekunden (ab 4 Meilen in Stunden, Minuten und Sekunden) angegeben. Die zweite Spalte zeigt die Punktezahl an, die Sie sich für Ihre Leistung gutschreiben dürfen. Und aus der dritten Spalte ersehen Sie, an welche der beiden Empfehlungen zur Einnahme von Antioxidantien Sie sich halten sollten.

Selbstverständlich gilt auch beim Schnellgehen nach Punkten alles, was zuvor über korrekte Technik, Aufwärmen und Abkühlen sowie über eine vorsorgliche ärztliche Untersuchung gesagt wurde.

## Punktetabelle »Schnellgehen«

| Zeit in Minuten und Sekunden | Punkte | Antioxidative Zusatzpräparate |
|---|---|---|
| **1 Meile** (= 1,6 Kilometer) | | |
| über 20:00 | 0 | Empfehlung Nr. 1 |
| 20:00 – 15:01 | 1,0 | |
| 15:00 – 14:16 | 2,0 | |
| 14:15 – 13:31 | 2,75 | |
| 13:30 – 12:46 | 3,5 | |
| 12:45 – 12:01 | 4,25 | |
| 12:00 – 11:16 | 5,0 | Empfehlung Nr. 2 |
| 11:15 – 10:31 | 5,75 | |
| 10:30 oder darunter | 6,50 | |
| **1,5 Meilen** (= 2,4 Kilometer) | | |
| über 30:00 | 0,5 | Empfehlung Nr. 1 |
| 30:00 – 22:31 | 2,0 | |
| 22:30 – 21:26 | 3,5 | |
| 21:25 – 20:16 | 4,60 | |
| 20:15 – 18:56 | 5,75 | |
| 18:55 – 18:01 | 6,90 | |
| 18:00 – 16:56 | 8,0 | Empfehlung Nr. 2 |
| 16:55 – 15:46 | 9,0 | |
| 15:45 oder darunter | 10,25 | |

## Punktetabelle »Schnellgehen«

| Zeit in Minuten und Sekunden | Punkte | Antioxidative Zusatzpräparate |
|---|---|---|
| **2 Meilen** (= 3,2 Kilometer) | | |
| über 40:00 | 1,0 | Empfehlung Nr. 1 |
| 40:00 – 30:01 | 3,0 | |
| 30:00 – 28:31 | 5,0 | |
| 28:30 – 27:01 | 6,5 | |
| 27:00 – 25:31 | 8,0 | |
| 25:30 – 24:01 | 9,5 | |
| 24:00 – 22:31 | 11,0 | Empfehlung Nr. 2 |
| 22:30 – 21:01 | 12,5 | |
| 21:00 oder darunter | 14,0 | |
| **2,5 Meilen** (= 4 Kilometer) | | |
| über 50:00 | 1,5 | Empfehlung Nr. 1 |
| 50:00 – 37:31 | 4,5 | |
| 37:30 – 35:36 | 6,5 | |
| 35:35 – 33:46 | 8,40 | |
| 33:45 – 31:51 | 10,0 | |
| 31:50 – 30:01 | 12,0 | |
| 30:00 – 28:11 | 14,0 | Empfehlung Nr. 2 |
| 28:10 – 26:16 | 16,0 | |
| 26:15 oder darunter | 18,0 | |
| **3 Meilen** (= 4,8 Kilometer) | | |
| über 60:00 | 2,0 | Empfehlung Nr. 1 |
| 60:00 – 45:01 | 5,0 | |
| 45:00 – 42:46 | 8,0 | |
| 42:45 – 40:31 | 10,25 | |
| 40:30 – 38:16 | 12,5 | |
| 38:15 – 36:01 | 14,75 | Empfehlung Nr. 2 |
| 36:00 – 33:46 | 17,0 | |
| 33:45 – 31:31 | 19,25 | |
| 31:30 oder darunter | 21,5 | |

## Punktetabelle »Schnellgehen«

| Zeit in Stunden, Minuten und Sekunden | Punkte | Antioxidative Zusatzpräparate |
|---|---|---|
| **4 Meilen** (= 6,4 Kilometer) | | |
| über 1:20:00 | 3,0 | Empfehlung Nr. 1 |
| 1:20:00 – 60:01 | 7,0 | |
| 60:00 – 56:46 | 11,0 | |
| 56:45 – 54:01 | 14,0 | |
| 54:00 – 51:01 | 17,0 | Empfehlung Nr. 2 |
| 51:00 – 48:01 | 20,0 | |
| 48:00 – 45:01 | 23,0 | |
| 45:00 – 42:01 | 26,0 | |
| 42:00 oder darunter | 29,0 | |
| **5 Meilen** (= 8 Kilometer) | | |
| über 1:40:00 | 4,0 | Empfehlung Nr. 1 |
| 1:40:00 – 1:15:01 | 9,0 | |
| 1:15:00 – 1:10:16 | 14,0 | |
| 1:10:15 – 1:07:31 | 17,75 | Empfehlung Nr. 2 |
| 1:07:30 – 1:03:46 | 21,50 | |
| 1:03:45 – 60:01 | 25,25 | |
| 60:00 – 56:16 | 29,0 | |
| 56:15 – 52:31 | 32,75 | |
| 52:30 oder darunter | 36,5 | |
| **6 Meilen** (= 9,6 Kilometer) | | |
| über 2:00:00 | 5,0 | Empfehlung Nr. 1 |
| 2:00:00 – 1:30:01 | 11,0 | |
| 1:30:00 – 1:25:31 | 12,0 | Empfehlung Nr. 2 |
| 1:25:30 – 1:21:01 | 21,5 | |
| 1:21:00 – 1:16:31 | 26,0 | |
| 1:16:30 – 1:12:01 | 30,5 | |
| 1:12:00 – 1:07:31 | 35,0 | |
| 1:07:30 – 1:03:01 | 39,5 | |
| 1:03:00 oder darunter | 44,0 | |

## Punktetabelle »Schnellgehen«

| Zeit in Stunden, Minuten und Sekunden | Punkte | Antioxidative Zusatzpräparate |
|---|---|---|
| **7 Meilen** (= 11,2 Kilometer) | | |
| über 2:20:00 | 6,0 | Empfehlung Nr. 1 |
| 2:20:00 – 1:45:01 | 13,0 | Empfehlung Nr. 2 |
| 1:45:00 – 1:39:46 | 20,0 | |
| 1:39:45 – 1:34:31 | 25,25 | |
| 1:34:30 – 1:29:16 | 30,50 | |
| 1:29:15 – 1:24:01 | 35,75 | |
| 1:24:00 – 1:18:46 | 41,0 | |
| 1:18:45 – 1:13:31 | 46,25 | |
| 1:13:30 oder darunter | 51,5 | |
| **8 Meilen** (= 12,8 Kilometer) | | |
| über 2:40:00 | 7,0 | Empfehlung Nr. 2 |
| 2:40:00 – 2:00:01 | 15,0 | |
| 2:00:00 – 1:54:01 | 23,0 | |
| 1:54:00 – 1:48:01 | 29,0 | |
| 1:48:00 – 1:42:01 | 35,0 | |
| 1:42:00 – 1:36:01 | 41,0 | |
| 1:36:00 – 1:30:01 | 47,0 | |
| 1:30:00 – 1:24:01 | 53,0 | |
| 1:24:00 oder darunter | 59,0 | |
| **9 Meilen** (= 14,4 Kilometer) | | |
| über 3:00:00 | 8,0 | Empfehlung Nr. 2 |
| 3:00:00 – 2:15:01 | 17,0 | |
| 2:15:00 – 2:08:16 | 26,0 | |
| 2:08:15 – 2:01:31 | 32,75 | |
| 2:01:30 – 1:54:46 | 39,15 | |
| 1:54:45 – 1:48:01 | 46,25 | |
| 1:48:00   1:41:16 | 53,0 | |
| 1:41:15 – 1:34:31 | 59,75 | |
| 1:34:30 oder darunter | 66,5 | |
| **10 Meilen** (= 16 Kilometer) | | |
| über 3:20:00 | 9,0 | Empfehlung Nr. 2 |
| 3:20:00 – 2:30:01 | 19,0 | |
| 2:30:00 – 2:22:31 | 29,0 | |
| 2:22:30 – 2:15:01 | 36,5 | |
| 2:15:00 – 2:07:31 | 44,0 | |
| 2:07:30 – 2:00:01 | 51,5 | |
| 2:00:00 – 1:52:31 | 59,0 | |
| 1:52:30 – 1:45:01 | 66,5 | |
| 1:45:00 oder darunter | 74,0 | |

# Trainingsprogramm »Gehen auf dem Laufband«

Das folgende Programm wurde speziell für das Training auf einem Laufband zusammengestellt und ist – was die allmähliche Steigerung der Trainingsintensität angeht – auf das Alter von 50 Jahren und darüber ausgelegt. Personen dieser Altersgruppe sollten mit Woche 1 beginnen. Jüngere Leute, die glauben, in Form zu sein, und sich eine höhere Belastung zutrauen, können bei einer späteren Woche »einsteigen«. Ungeachtet Ihres Alters sollten Sie bei diesem Training aber ausschließlich gehen und nicht joggen oder laufen.

Auch in diesem Fall ist es ratsam, sich vor Aufnahme des Trainings einer ärztlichen Untersuchung zu unterziehen, insbesondere, wenn Sie über die 4. Woche hinaus dabeibleiben wollen. Bei gesundheitlichen Problemen gleich welcher Art, vor allem bei Herzbeschwerden, ist der Gang zum Arzt unbedingt erforderlich.

Im Rahmen eines Trainings, mit dem die Fitneß für Gesundheit und ein langes Leben erreicht werden soll, brauchen Sie über die 12. Woche nicht hinauszugehen. Streben Sie hingegen die Fitneß eines Athleten an, machen Sie einfach bis zur 16. Woche weiter und halten sich auf diesem Niveau weiter in Form.

In der Spalte »Woche« sind die Trainingswochen durchnumeriert. Sie sollten versuchen, das für die jeweilige Woche vorgegebene Tempo und Trainingspensum zu bewältigen. Die Spalte »Tempo – Meilen/Stunde« zeigt die Geschwindigkeit an, in der Sie gehen. Unter »Steigung« ist die Geländebeschaffenheit (flach oder Steigung in Prozent) und unter »Zeit« die vorgegebene Trainingsdauer in Minuten und Sekunden angegeben.

»Trainingseinheiten/Woche« ist eine Doppelspalte und enthält die für Gesundheits- und Athleten-Fitneß erforderliche Anzahl von Wiederholungen pro Woche. Und aus der letzten Spalte »Antioxidantien« ersehen Sie, an welche der beiden Empfehlungen Sie sich bei der Einnahme von antioxidativen Vitaminen halten sollten.

## Laufbandtraining »Gehen«

| Woche | Tempo Meilen/ Stunde | Steigung | Trainings-dauer Minuten/ Sekunden | Trainigseinheiten/ Woche | | Antioxidative Zusatz-präparate |
|---|---|---|---|---|---|---|
| | | | | Athleten | Langes Leben | |
| **Für alle Altersstufen** | | | | | | |
| 1 | 2,5–3,0 | Flach | 20:00 | 5mal | 3mal | Empfehlung Nr. 1 |
| 2 | 2,5–3,0 | Flach | 20:00 | 5mal | 3mal | Empfehlung Nr. 1 |
| 3 | 3,0 | Flach | 22:30 | 5mal | 3mal | Empfehlung Nr. 1 |
| 4 | 3,0 | Flach | 25:00 | 5mal | 3mal | Empfehlung Nr. 1 |
| 5 | 3,25 | Flach | 22:30 | 5mal | 3mal | Empfehlung Nr. 1 |
| 6 | 3,25 | Flach | 25:00 | 5mal | 3mal | Empfehlung Nr. 1 |
| 7 | 3,50 | Flach | 22:30 | 5mal | 3mal | Empfehlung Nr. 1 |
| 8 | 3,50 | Flach | 25:00 | 5mal | 3mal | Empfehlung Nr. 1 |
| 9 | 3,75 | Flach | 25:00 | 5mal | 3mal | Empfehlung Nr. 1 |
| 10 | 3,75 | Flach | 27:30 | 5mal | 3mal | Empfehlung Nr. 1 |
| 11 | 4,0 | Flach | 27:30 | 5mal | 3mal | Empfehlung Nr. 1 |
| 12 | 4,0 | Flach | 30:00 | 5mal | 3mal | Empfehlung Nr. 1 |
| **Unter 50 Jahre alt** | | | | | | |
| 13 | 4,0 oder | Flach | 30:00 | 5mal | | Empfehlung Nr. 2 |
| | 4,0 | 2,5% | 30:00 | 4mal | | |
| 14 | 4,0 oder | Flach | 35:00 | 5mal | | Empfehlung Nr. 2 |
| | 4,0 | 2,5% | 35:00 | 4mal | | |
| 15 | 4,0 oder | Flach | 40:00 | 5mal | | Empfehlung Nr. 2 |
| | 4,0 | 5,0% | 40:00 | 4mal | | |
| 16 | 4,0 oder | Flach | 45:00 | 5mal | | Empfehlung Nr. 2 |
| | 4,0 | 5,0% | 45:00 | 4mal | | |

Als Training für Gesundheit und ein langes Leben reicht das Leistungsniveau der 12. Woche aus.

# 5 Musterprogramme für Gesundheit und ein langes Leben

Zusammengestellt wurden die folgenden fünf Programme – »Gehen«, »Schnellgehen«, »Gehen/Laufen«, »Radfahren« und »Schwimmen« – für alle, die sich fit halten und damit für die Bewahrung von Gesundheit und Wohlbefinden bis ins hohe Alter vorsorgen möchten. Jede Trainingsvariante bringt mindestens 15 Fitneßpunkte ein – das Minimum, um in Form zu bleiben.

Die Zusammenstellung der Programme geht davon aus, daß Sie bereits über eine Kondition verfügen, die Ihnen erlaubt, das pro Woche vorgegebene Pensum an Trainingszeiten und -einheiten zu bewältigen. Falls Sie bisher völlig inaktiv waren oder sich aus irgendeinem anderen Grund den Anforderungen dieser Programme nicht gewachsen fühlen, sollten Sie zunächst auf einen der Trainingspläne auf den vorhergehenden Seiten zurückgreifen und sich in Form bringen.

Normalerweise empfehle ich, mindestens dreimal pro Woche zu trainieren. 15 Fitneßpunkte und damit einen Zuwachs an Kondition können Sie sich aber auch mit zwei wöchentlichen Trainingseinheiten von längerer Dauer oder höherer Belastungsintensität erarbeiten. Auch bei diesen Programmen tun Sie besser daran, sich vor Aufnahme des Trainings einer gründlichen ärztlichen Untersuchung zu unterziehen.

*Anmerkung:* 1 Meile = 1,6 km.

## Musterprogramm »Gehen« für Gesundheit und ein langes Leben

2,0 Meilen unter 40:00 Minuten,
  5mal wöchentlich = 15,0 Punkte
2,0 Meilen unter 35:00 Minuten,
  4mal wöchentlich = 16,0 Punkte
2,0 Meilen unter 30:00 Minuten,
  3mal wöchentlich = 15,0 Punkte
3,0 Meilen unter 45:00 Minuten,
  2mal wöchentlich = 16,0 Punkte

## Musterprogramm »Schnellgehen« für Gesundheit und ein langes Leben

1,5 Meilen unter 20:15 Minuten,
  3mal wöchentlich = 17,25 Punkte
2,0 Meilen unter 28:30 Minuten,
  3mal wöchentlich = 19,5 Punkte
2,0 Meilen unter 27:00 Minuten,
  2mal wöchentlich = 16,0 Punkte
2,5 Meilen unter 35:35 Minuten,
  2mal wöchentlich = 16,8 Punkte

## Musterprogramm »Gehen/Laufen« für Gesundheit und ein langes Leben

1,5 Meilen unter 18:00 Minuten,
  3mal wöchentlich = 15,0 Punkte
2,0 Meilen unter 20:00 Minuten,
  2mal wöchentlich = 18,0 Punkte
2,5 Meilen unter 30:00 Minuten,
  2mal wöchentlich = 18,0 Punkte

## Musterprogramm »Radfahren« für Gesundheit und ein langes Leben

5,0 Meilen unter 30:00 Minuten,
  5mal wöchentlich = 17,5 Punkte
5,0 Meilen unter 20:00 Minuten,
  3mal wöchentlich = 18,0 Punkte
6,0 Meilen unter 36:00 Minuten,
  4mal wöchentlich = 18,0 Punkte
7,0 Meilen unter 42:00 Minuten,
  3mal wöchentlich = 16,5 Punkte

## Musterprogramm »Schwimmen« für Gesundheit und ein langes Leben

500 Yards unter 16:40 Minuten,
  5mal wöchentlich = 15,6 Punkte
500 Yards unter 12:30 Minuten,
  4mal wöchentlich = 16,7 Punkte
600 Yards unter 15:00 Minuten,
  3mal wöchentlich = 15,0 Punkte
800 Yards unter 20:00 Minuten,
  2mal wöchentlich = 15,3 Punkte

*Anmerkung:* 1 Meile = 1,6 km;
  1 Yard = 0,914 m.

# 5 Musterprogramme für die Fitneß des Athleten

Die hier vorgestellten fünf Programme für »Gehen«, »Schnellgehen«, »Gehen/Laufen«, »Radfahren« und »Schwimmen« eignen sich für Personen, die ihr Fitneßniveau bewahren und bis zur Fitneß des Athleten steigern wollen – und sich an dem körperlichen Wohlbefinden und anderen Vorteilen erfreuen, die aus der wachsenden Kondition resultieren. Jeder Trainingsplan bringt mindestens 35 Fitneßpunkte pro Woche – das Minimum für eine Konditionssteigerung in diesem Leistungsbereich. Sie werden feststellen, daß das Wochenpensum 50 Punkte niemals überschreitet. Jenseits dieser Obergrenze beginnt nämlich der Bereich, in dem die Bildung von freien Radikalen durch sportliche Aktivität merklich zunimmt.

Die Zusammenstellung der Programme geht davon aus, daß Sie bereits über eine Kondition verfügen, die Ihnen erlaubt, das pro Woche vorgegebene Pensum an Trainingszeiten und -einheiten zu bewältigen. Falls Sie bisher völlig inaktiv waren oder sich aus irgendeinem anderen Grunde den Anforderungen dieser Programme nicht gewachsen fühlen, sollten Sie zunächst auf einen der Trainingspläne auf den vorhergehenden Seiten zurückgreifen und sich entsprechend in Form bringen.

Normalerweise empfehle ich, mindestens viermal pro Woche zu trainieren. 35 Fitneßpunkte und damit einen Zuwachs an Kondition in diesem Leistungsbereich können Sie sich aber auch mit drei wöchentlichen Trainingseinheiten von längerer Dauer oder höherer Belastungsintensität erarbeiten. Und auch bei diesen Programmen tun Sie besser daran, sich vor Aufnahme des Trainings einer gründlichen ärztlichen Untersuchung zu unterziehen.

## Musterprogramm »Gehen« für die Fitneß des Athleten

3,0 Meilen unter 45:00 Minuten,
5mal wöchentlich = 40,0 Punkte
3,5 Meilen unter 52:30 Minuten,
4mal wöchentlich = 38,0 Punkte
4,0 Meilen unter 60:00 Minuten,
4mal wöchentlich = 44,0 Punkte
5,0 Meilen unter 75:00 Minuten,
3mal wöchentlich = 42,0 Punkte

## Musterprogramm »Schnellgehen« für die Fitneß des Athleten

2,0 Meilen unter 27:00 Minuten,
5mal wöchentlich = 40,0 Punkte
2,0 Meilen unter 25:30 Minuten,
4mal wöchentlich = 38,0 Punkte
2,5 Meilen unter 35:35 Minuten,
4mal wöchentlich = 34,0 Punkte
3,0 Meilen unter 40:30 Minuten,
3mal wöchentlich = 37,5 Punkte
4,0 Meilen unter 56:45 Minuten,
3mal wöchentlich = 42,0 Punkte

## Musterprogramm »Gehen/Laufen« für die Fitneß des Athleten

2,0 Meilen unter 24:00 Minuten,
5mal wöchentlich = 35,0 Punkte
2,0 Meilen unter 20:00 Minuten,
4mal wöchentlich = 36,0 Punkte

2,5 Meilen unter 30:00 Minuten,
4mal wöchentlich = 36,0 Punkte
2,5 Meilen unter 25:00 Minuten,
3mal wöchentlich = 34,5 Punkte
3,0 Meilen unter 30:00 Minuten,
3mal wöchentlich = 42,0 Punkte

## Musterprogramm »Radfahren« für die Fitneß des Athleten

5,0 Meilen unter 20:00 Minuten,
6mal wöchentlich = 36,0 Punkte
6,0 Meilen unter 24:00 Minuten,
5mal wöchentlich = 37,5 Punkte
7,0 Meilen unter 28:00 Minuten,
4mal wöchentlich = 36,0 Punkte
8,0 Meilen unter 32:00 Minuten,
4mal wöchentlich = 42,0 Punkte
10,0 Meilen unter 40:00 Minuten,
3mal wöchentlich = 40,5 Punkte

## Musterprogramm »Schwimmen« für die Fitneß des Athleten

750 Yards unter 18:45 Minuten,
5mal wöchentlich = 35,0 Punkte
800 Yards unter 20:00 Minuten,
5mal wöchentlich = 38,3 Punkte
900 Yards unter 22:30 Minuten,
4mal wöchentlich = 36,0 Punkte
1000 Yards unter 33:20 Minuten,
4mal wöchentlich = 33,0 Punkte
1200 Yards unter 30:00 Minuten,
3mal wöchentlich = 39,0 Punkte

*Anmerkung:* 1 Meile = 1,6 km;
1 Yard = 0,914 m.

# 5
# Das Krafttraining-
# Programm

Im Laufe eines einzigen Arbeitstages
hörte ich von Patienten und Freunden
folgende Klagen:

❑ Eine 58jährige Ernährungsexpertin
klagte nach einem Ausflug ins Ge-
birge, wo sie viel bergab gegangen
war, über Schmerzen im vorderen
Beinbereich und in den Füßen.

❑ Nach einem Sprint während des In-
tervalltrainings (bei dem Laufen in
gemäßigtem Ausdauertempo und
Sprints einander abwechseln) verspürte ein 34jähriger Geschäftsmann
wenige Tage später Spannungsge-
fühl und Schmerzen in den Ober-
schenkeln und im Bereich von Leiste und Gesäß.

❑ Ein Industriemanager von 45 Jahren
schaffte es kaum mehr, im Anschluß
an die ersten Liegestütze seit seiner
College-Zeit seine Arme über den
Kopf zu strecken.

❑ Einen Tag, nachdem sie in ihrer
Wohnung eine Stunde lang Möbel
umhergeschoben hatte, wurde eine
68jährige Großmutter von quälen-
den Muskelschmerzen geplagt.

❑ Und eine Anwältin, 29 Jahre alt und
gerade am Anfang eines Krafttrainings, »spürte« sämtliche Muskeln
und Knochen derartig, daß sie am
Nutzen eines solchen Trainings für
ihre Gesundheit zu zweifeln begann.

Tatsächlich kann sich ungewohnte, anstrengende Muskelarbeit für Ihre Gesundheit als unzuträglich erweisen, insbesondere wenn der Körper auf massive Belastungen nicht vorbereitet ist.
Ähnliche Schwierigkeiten zeigen sich
bei extremem Ausdauertraining im
Hochleistungsbereich. Kurze, explosi-
onsartige Belastungen oder Bewegungs-
abläufe, die Muskeln und Gelenke über
das normale Maß hinaus beanspruchen,
können vielerlei Probleme hervorrufen,
unter anderem auch die Freisetzung von
freien Radikalen. Und diese aus der

83

Überforderung von Muskeln entstehenden freien Radikale wachsen sich unter Umständen zu einem zusätzlichen Risiko für eine Fülle von Erkrankungen aus.

## Oxidativer Streß durch Krafttraining – stimmt das?

Im Mittelpunkt der bisherigen Untersuchungen über den Zusammenhang zwischen dem schädigenden Einfluß von freien Radikalen, Antioxidantien und Sport stand bisher zumeist der Ausdauersport im Hochleistungsbereich. Mittlerweile gibt es auch eine Reihe von aufschlußreichen Befunden und Beobachtungen zum Thema exzessives Krafttraining und oxidativer Streß.

Im Symposiumsbericht des American Institute of Nutrition aus dem Jahre 1992 äußerte sich der Wissenschaftler VISHWA N. SINGH zu dieser Problematik:

> Wissenschaftlich gesehen spricht manches dafür, daß Krafttraining möglicherweise zu einer Überproduktion von freien Radikalen führt … Es gibt Hinweise darauf, daß neben anderen Faktoren auch die durch freie Radikale hervorgerufenen Schädigungen an der Entstehung chronischer Krankheiten wie Krebs, koronarer Herzkrankheit, Katarakt usw. beteiligt sind.

Eine britische Studie, in die 25- bis 78jährige an rheumatoider Arthritis und Kniegelenksschäden leidende Patienten einbezogen waren, stützt diese Aussage.

Die Versuchspersonen – zumeist Frauen – absolvierten eine zweiminütige isometrische Übung zur Kräftigung des Quadrizeps; das heißt, sie spannten zwei Minuten lang ihre Oberschenkelmuskeln mit aller Kraft an. Anschließend wurde die Kniegelenksflüssigkeit auf Anzeichen von TBARS untersucht, auf die von freien Radikalen hinterlassenen Rückstände.

1991 berichteten der Wissenschaftler PETER MERRY und Kollegen vom London Hospital Medical College im *American Journal of Clinical Nutrition* über die Resultate: »Die Studie zeigt, daß es – im Vergleich zu den Werten vor dem Training – durch isometrische Übungen im Bereich von Oberschenkel und entzündetem Kniegelenk zu einem merklichen Anstieg der TBARS-Konzentrationen in der Gelenkflüssigkeit kommt.«

Demnach führt allein schon vermehrter Druck auf Gelenke und Muskulatur während sportlicher Aktivität zu oxidativer Schädigung. Überdies könnte auch das im vorangegangenen Kapitel angesprochene Phänomen der ischämischen Reperfusion mit im Spiel sein; das heißt, die intensive Beanspruchung einer Muskelgruppe führt unter Umständen in den benachbarten Gelenken und Geweben zu einer vorübergehenden Ischämie oder Minderdurchblutung. Mit dem Nachlassen der Belastung strömt das Blut dann wieder zurück in die mangelhaft versorgten Gebiete (Reperfusion). Dieser Vorgang löst die Freisetzung von freien Radikalen aus und erhöht die Gefahr einer Zellschädigung.

Zu ischämischer Reperfusion kann es während extremer sportlicher Aktivität mit hohem Krafteinsatz kommen; beispielsweise beim Rennrudern, wo Schultern, Arme, Rücken und Beine derart gefordert sind, daß der Sauerstoffverbrauch höher ist als die Sauerstoffaufnahme. Anläßlich des Symposiums »Antioxidantien und der Elite-Sportler« des American College of Sports Medicine in Dallas im Mai 1992 warnte MITCHELL KANTER vor der Belastung, die extreme Beanspruchung für den Körper darstellt, wie beispielsweise solche Ruderarbeit. Nach seinen Worten kann »exzessives Hochleistungstraining möglicherweise eine vorübergehende ischämische Reperfusions-Situation hervorrufen, die in anderen Fällen bekanntermaßen mit einem enormen Anstieg von freien Radikalen einhergeht.«

Nach KANTERS Meinung ist es durchaus denkbar, daß bei dieser Art von Training ein verstärkter Antioxidantien-Schutz vonnöten ist. Und dies ist genau der Aspekt, nach dem andere Wissenschaftler forschten, als sie das Ausmaß einer eventuell durch kraftbetonte Sportarten hervorgerufenen Schädigung des Körpers ermittelten.

Am Australian Institute of Sport in Canberra befaßte sich beispielsweise DR. IAN GILLIAM in einer Studie mit mehreren Gruppen von Spitzensportlern, darunter auch Skilangläufern und Triathleten, die allesamt über ein hohes Maß an Muskelkraft und Ausdauervermögen verfügten. Einer Gruppe verabreichte er ein Placebo, die übrigen erhielten täglich antioxidative Ergänzungspräparate in Form von 1000 I.E. Vitamin E und 1000 mg Vitamin C. In dieser Gruppe gingen die Gewebeschäden um 25 Prozent zurück. Ermittelt wurde dieser Wert anhand der Abnahme von bestimmten Enzymen, die für ein Übertraining ganz charakteristisch sind.

GILLIAM und seine Kollegen merkten an: »Dieser Befund läßt darauf schließen, daß bei den Athleten, die Zusatzpräparate erhalten hatten, die Muskelzellmembranen einschließlich jener des Herzmuskels von oxidativem Streß weniger in Mitleidenschaft gezogen wurden. Und die Abnahme der Laktatdehydrogenase (ein für Übertraining typisches Enzym) deutet darauf hin, daß auch die roten Blutzellen weniger geschädigt werden.«

In einer ähnlichen Studie untersuchten GILLIAM und seine Gruppe den Einfluß von Hochleistungstraining auf die Testosteronspiegel der Athleten, die unter extremer Belastung normalerweise merklich absinken. Im Vergleich zur Placebo-Gruppe registrierte er bei den mit Antioxidantien versorgten Sportlern weit höhere Testosteronwerte. »Ein höchst interessanter Befund«, meinte GILLIAM. »Das bedeutet, daß mit Antioxidantien versorgte Muskeln sich nach der Beanspruchung rascher erholen und regenerieren können.«

Bergsteiger – in mancherlei Hinsicht die Kraftsportler par excellence – brauchen für die Ausübung ihres Sports eine durch und durch robuste Muskulatur. Eine 1988 im *International Journal of Vitamin and Nutrition Research* veröffentlichte Untersuchung von I. SIMON-SCHNASS und H. PABST erbrachte den Nachweis, daß dieser anspruchsvolle Sport in großen Höhen zu einem Anstieg der Pentan-Konzentrationen in der

Ausatemluft führt. Nach vierwöchiger Einnahme von täglich 200 mg synthetischem Vitamin E registrierte man bei den Bergsteigern einen Rückgang der Pentan-Produktion sowie einen Zuwachs an Leistungsfähigkeit.

Wissenschaftler vom Department of Agriculture's Human Nutrition Research Center on Aging der Tufts-Universität in Boston fanden gleichfalls heraus, daß Vitamin-E-Gaben Schädigungen durch Leistungstraining weitgehend verhindern konnten. Die Hälfte der Versuchspersonen erhielt sieben Tage lang 800 I.E. Vitamin E, die übrigen ein Placebo. Sämtliche Probanden mußten dann auf einem Laufband 45 Minuten bergab gehen. Bei einer derartigen Belastung der Beinmuskulatur bleiben Muskelschmerzen in der Regel nicht aus, zumal die meisten Menschen längeres Bergabgehen nicht gewohnt sind.

Nach den im Oktober 1992 veröffentlichten Ergebnissen wurden die Angehörigen der Placebo-Gruppe nach dem Training von heftigem Muskelkater geplagt. Die Teilnehmer, die Vitamin E genommen hatten, verspürten wesentlich geringere Muskelschmerzen und wiesen auch niedrigere Konzentrationen an Labor-Parametern auf, die bei Überbeanspruchung und entzündlichen Prozessen der Muskulatur entstehen.

Läßt sich auf irgendeine Weise abschätzen, ob man beim Training des Guten zuviel tut? Gibt es Warnzeichen, die die Notwendigkeit signalisieren, Umstellungen oder Abstriche am Training vorzunehmen? Die folgenden Hinweise können helfen, ein sogenanntes Überforderungs-Syndrom zu vermeiden.

# Vermeiden eines Übertraining-Syndroms

Der medizinische Aspekt eines Übertrainings wurde in einer Rahmendiskussion anläßlich der 39. Jahreskonferenz des American College of Sports Medicine in Dallas am 27. Mai 1992 deutlich. IAN GILLIAM vom australischen Phillip Institute of Technology stellte damals fest:

> Charakteristisch für das Überforderungssyndrom ist eine Vielfalt von klinischen Anzeichen. Zu den auffälligsten zählen: Herabsetzung der Testosteronspiegel; Anstieg der Kortisolspiegel (eines Steroidhormons der Nebennierenrinde); Verringerung des Testosteron/Kortisol-Quotienten; Hämolyse (Auflösung der roten Blutkörperchen); hämolytische Sportleranämie; Leistungsabfall; erhöhte Spiegel von Zytoplasma-Enzymen (in Zytoplasma gelöste Enzyme); und bei Frauen Amenorrhö (Ausbleiben der Regelblutung).

In der Praxis heißt dies, auf eine Reihe von Anzeichen zu achten, die einen – vermutlich mit einem hohen Anteil an freien Radikalen verknüpften – Zustand der Überforderung signalisieren. Zusammengestellt wurde die folgende Übersicht von DR. NEIL F. GORDON vom Cooper-Institut für Aerobic-Forschung:

❑ Veränderungen der Schlafgewohnheiten, insbesondere Schlaflosigkeit.

❑ Längere Heilphasen bei Bagatellverletzungen wie Schnittwunden und Kratzer.

- ❏ Blutdruckabfall und Schwindelgefühl beim Aufrichten aus gebeugter Körperhaltung oder Aufstehen aus sitzender Position.
- ❏ Magen-Darm-Störungen, insbesondere Durchfall.
- ❏ Allmähliche Gewichtsabnahme, die weder einer Schlankheitsdiät noch vermehrter körperlicher Aktivität zuzuschreiben ist.
- ❏ Eine über das gewohnte Maß hinausgehende Steigerung der Herzfrequenz während eines normalen Trainings.
- ❏ Bleiernes oder Trägheitsgefühl in den Beinen während sportlicher Betätigung.
- ❏ Zerstreutheit, Leistungsabfall oder Konzentrationsschwäche.
- ❏ Unfähigkeit, ein gewohntes, bisher problemlos zu bewältigendes Training bis zum Ende durchzuziehen.
- ❏ Anstieg der Ruhepulsfrequenz (vom frühen Morgen) um mehr als zehn Herzschläge pro Minute.
- ❏ Übermäßiger Durst und Flüssigkeitskonsum am Abend.
- ❏ Erhöhte Anfälligkeit für Infektionskrankheiten, Allergien, Kopfschmerzen und Verletzungen.
- ❏ Lethargie, Lustlosigkeit und »Abgeschlafftheit«.
- ❏ Appetitlosigkeit.
- ❏ Allgemeine Antriebs- und Motivationsschwäche (bei Sportlern und anderen Leuten, denen Sport normalerweise Auftrieb gibt, dehnt sich dieses Desinteresse auch auf die sportlichen Aktivitäten aus).
- ❏ Verlust der Libido oder Desinteresse an Sex.

- ❏ Muskel- und Gelenkschmerzen.
- ❏ Trägheit, die länger als 24 Stunden nach Trainingsende anhält.
- ❏ Lymphknotenschwellung.
- ❏ Bei Frauen unregelmäßige oder gänzlich ausbleibende Regelblutungen.

Alle diese Anzeichen signalisieren eine mögliche Überforderung. Machen sich eines oder mehrere davon bemerkbar, und vermuten Sie als Ursache ein Zuviel an sportlicher Betätigung, treten Sie beim Training einfach etwas kürzer und warten ab. Gibt sich das Problem, dann haben Sie mit diesen Abstrichen nicht nur Ihr Wohlbefinden wieder hergestellt, sondern auch den zerstörerischen freien Radikalen ein Stück Boden entzogen.

# Krafttraining – ein Dilemma

Immer mehr Warnzeichen veranlassen dazu, die Muskulatur nicht über Gebühr zu beanspruchen, um die Bildung von gesundheitsschädlichen freien Radikalen nicht zu begünstigen. Andererseits ist durch wissenschaftliche Erkenntnisse eindeutig erwiesen, daß Krafttraining, insbesondere mit zunehmendem Alter, für die Gesunderhaltung des Körpers unentbehrlich ist.

Etwa ab dem 35. Lebensjahr beginnt der menschliche Körper, alljährlich etwa ein Prozent seiner Knochenmasse einzubüßen. Und bei Frauen, die das Klimakterium hinter sich haben, ist dieser Knochensubstanzabbau noch wesentlich gravierender. Als unentbehrliche Vorbeugungsmaßnahme gegen die als Osteoporose bezeichnete Knochenbrüchigkeit gilt regelmäßiges Krafttraining mit Gewichten, wie es im Verlauf dieses Kapitels noch vorgestellt wird.

Für Erwachsene ist es überdies ungemein wichtig – vom Osteoporose-Risiko einmal abgesehen –, sich durch konsequentes Krafttraining die Funktionsfähigkeit ihres Körpers so weit wie möglich zu bewahren. Eine tragische Entwicklung unserer Gesellschaft besteht darin, daß die Menschen zwar zunehmend älter werden, aber niemand sie lehrt, auf welche Weise sie für die Erhaltung ihrer physischen Unabhängigkeit vorsorgen können. Im Durchschnitt leidet jeder Mensch vor seinem Tode nahezu zehn Jahre lang in der einen oder anderen Form an mehr oder minder gravierenden Funktionsbeeinträchtigungen, die sich zum Großteil durch *regelmäßiges* Krafttraining vermeiden oder zumindest auf ein Minimum begrenzen ließen.

Und das ist das Dilemma: Durch intensives Krafttraining oder physische Beanspruchung, der die *unvorbereitete Muskulatur* nicht gewachsen ist, kommt es zu einer Überproduktion von freien Radikalen, die Ihre Gesundheit ernsthaft bedrohen. Tun Sie aber nichts zur Kräftigung der Muskulatur, müssen Sie mit zunehmendem Alter höchstwahrscheinlich mit einer wachsenden Beeinträchtigung Ihrer körperlichen Leistungsfähigkeit rechnen. Was also bleibt in dieser Situation zu tun?

Die Antwort liegt vielleicht in der Kombination aus drei Aspekten:

**1.** Kaufen Sie Nahrungsmittel mit einem hohen Anteil an den antioxidativen Vitaminen E, C und Beta-Carotin. In Kapitel 7 finden Sie detaillierte Hinweise dazu.

**2.** Sie sollten täglich einen individuell nach Ihren Bedürfnissen gemixten Antioxidantien-Cocktail zu sich nehmen (Siehe Kapitel 6). Aus den zuvor erwähnten Untersuchungen geht hervor, wie wichtig es ist, im Rahmen eines Krafttrainings zu Zusatzpräparaten zu greifen.

**3.** Nehmen Sie ein Beweglichkeits- und Krafttrainingsprogramm mit geringer Intensität auf, das Ihren Körper so in Form bringt, daß er den gewohnten und ungewohnten physischen Anforderungen des Alltags gewachsen ist. Die folgenden Programme sind auf einen Zuwachs an Kraft und Beweglichkeit ausgerichtet und stärken die Widerstandskraft der Muskeln, Gelenke und Knochen gegenüber den hohen Belastungen, denen sie tagtäglich ausgesetzt sind.

# Krafttraining im Rahmen der Antioxidantien-»Revolution«

Die folgenden Trainingsvorschläge bestehen aus drei Teilen – Beweglichkeitsübungen, Gymnastik und Training mit freien Gewichten und an Geräten. Sämtliche Übungen sind auf einen allmählichen Zuwachs an Beweglichkeit und Kraft ausgerichtet. Denken Sie daran, daß sehr anstrengendes, kraftraubendes Training bis hin zur Erschöpfung oder der Versuch, beim Heben von Gewichten voreilig bis an den Rand der Leistungsfähigkeit zu gehen, nicht nur dazu angetan sind, die Muskelkraft zu stärken, sondern bedauerlicherweise auch die freien Radikale dazu animieren, sich zu vermehren. Halten Sie sich also an die Empfehlungen dieses Buches, gehen Sie mit dem Belastungsniveau systematisch und langsam nach oben und widerstehen Sie der Versuchung »zu beweisen, wie stark Sie sind«. Zu allen Übungen, die aus vom Cooper-Institut für Aerobic-Forschung in Dallas erarbeiteten und veröffentlichten Trainingshandbüchern stammen, finden Sie Anleitungen zur korrekten Ausführung. Zuvor aber müssen Sie einen individuellen Trainingsplan aufstellen und folgende Hinweise beachten:

❒ Beweglichkeits- und Kraftübungen sollten Sie mindestens zwei- bis dreimal pro Woche absolvieren – vorzugsweise an Ihren »freien« Tagen, an denen kein Ausdauertraining auf dem Stundenplan steht. Zu empfehlen sind Trainingseinheiten von 20 bis 30 Minuten Dauer. Ein Drittel der Zeit sollten Sie für Beweglichkeitsübungen aufwenden, die restlichen beiden Drittel für Krafttraining.

❒ Halten Sie sich gewissenhaft an die Übungsanleitungen; nur so können Sie Ihre Kondition gleichmäßig und allmählich steigern. Allzu forsches Vorgehen geht auf Kosten der Muskulatur und birgt die Gefahr von Verletzungen in sich.

❒ Nehmen Sie sich im Rahmen einer Trainingseinheit möglichst jede der großen Muskelgruppen (beispielsweise Arme, Brustbereich, Bauch, Oberschenkel usw.) einzeln vor. Zu diesem Zweck brauchen Sie aber nicht jedesmal dieselbe Übung zu absolvieren. Variieren Sie getrost nach Lust und Laune; auf diese Weise legen Sie rundum an Kraft und Beweglichkeit zu, und es wird Ihnen niemals langweilig dabei. Manche Übungen ähneln einander oder enthalten gleichartige Elemente; solche Varianten bieten Abwechslung und sorgen letztendlich dafür, daß keine Körperpartie zu kurz kommt.

❒ Gymnastikübungen und das Training mit Gewichten lassen sich miteinander in eine Trainingseinheit einbauen, oder Sie absolvieren sie nacheinander. So könnten beispielsweise zur Kräftigung der Muskelgruppen im Brust- und Armbereich abwechselnd Liegestütze und Bankdrücken auf dem Trainingsplan stehen. Achten Sie beim Wechsel von einer Übungsart zur anderen darauf, daß Sie in puncto Wiederholungen, Serien (= aneinandergereihte Wiederholungen, auch »Sätze« genannt) und Belastungswiderstand die Übersicht behalten, damit der systematische Trainingsaufbau nicht durcheinandergerät. Die Hauptsache aber ist, Sie haben Spaß an einer abwechslungsreichen Variante sportlicher Aktivität, die ohne Überforderung und ohne oxidativen Streß Ihnen den gewünschten Erfolg bringt.

Mit diesen nützlichen Hinweisen für die Trainingsplanung bestens versorgt, können Sie sich nun für jede Muskelgruppe die Übungen herauspicken, die Ihnen am meisten zusagen.

# Beweglichkeits-übungen

Dehnübungen (Stretching) sind in dreifacher Hinsicht von Nutzen. Zum einen wärmen sie die Muskulatur als Vorbereitung für stärkere Beanspruchung auf und sollten deshalb vor dem eigentlichen Krafttraining absolviert werden. Zum zweiten fördern sie die Beweglichkeit; damit tun Sie sich bei den Bewegungsabläufen des Krafttrainings leichter. Und schließlich besteht für einen durch Stretching beweglich gehaltenen und gut aufgewärmten Körper eine geringere Verletzungsgefahr.

Beim Stretching unterscheidet man zwischen einer aktiven und einer statischen Phase. Die aktive oder Bewegungsphase führt bis zu dem Punkt, an dem eine leichte Dehnung zu verspüren ist. Versuchen Sie nicht, den Bewegungsablauf über diesen Punkt hinaus gewaltsam fortzuführen, das könnte eine Verletzung auslösen. Mit dem Erreichen der Dehnung setzt die statische Phase ein: Verharren Sie in Ihrer Stretchposition, und halten Sie die Dehnung 10 bis 20 Sekunden lang. Anschließend kehren Sie langsam in die Ausgangsposition zurück.

Stretchübungen werden behutsam und kontrolliert ausgeführt. Gehen Sie mit der Dehnung niemals bis zur Schmerzgrenze, vermeiden Sie ruckartige Bewegungen; sie könnten Ihnen eine Verletzung eintragen.

Wichtig ist die korrekte Atemtechnik. Atmen Sie vor dem Dehnen ein und während der aktiven Phase aus.

*Anmerkung:* Sämtliche Stretchübungen auf den folgenden Seiten lassen sich in die Aufwärmphase vor einem Ausdauer- oder Krafttraining einbauen.

### Nr. 1: Brustkorb dehnen

*Stellen Sie sich mit Blick auf die Türöffnung vor einen Türrahmen. Legen Sie die Hände in Schulterhöhe an die Türpfosten und gehen Sie so weit durch die Tür, bis Sie quer über der Brust ein leichtes Spannen spüren. Die Dehnung 20 Sekunden halten.*

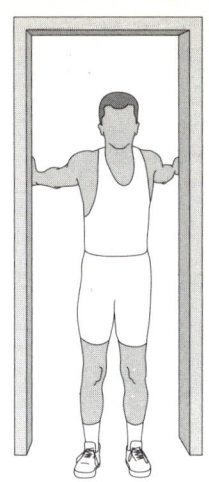

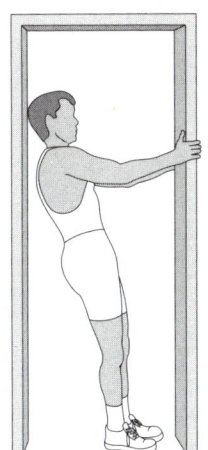

### Nr. 2: Dehnen der oberen Rückenmuskeln

*Stellen Sie sich vor einen Tür- oder einen anderen stabilen Pfosten und halten sich ungefähr auf Schulterhöhe mit beiden Händen fest. Zurücklehnen und die Schultern leicht nach vorn wölben, bis sich die oberen Muskelpartien im Rücken spürbar auseinanderdehnen. Die Dehnung 20 Sekunden halten.*

### Nr. 3: Seitbeugen

*Stellen Sie sich aufrecht hin, die Beine schulterbreit auseinander. Strecken Sie den rechten Arm hoch über den Kopf, legen Sie die linke Hand auf die linke Hüfte und beugen Sie sich nach links. Die Dehnung sollte auf der rechten Körperseite spürbar sein. 10 bis 30 Sekunden in dieser Stellung verharren und die Übung gegengleich wiederholen.*

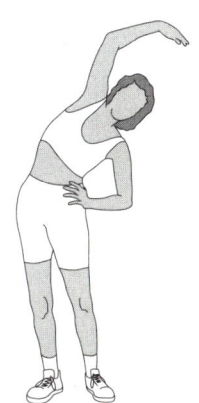

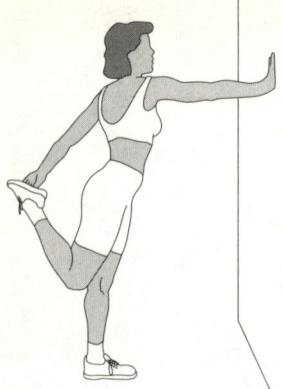

### Nr. 4: Dehnen der vorderen Oberschenkelmuskeln im Stand

*Stellen Sie sich vor eine Wand, und stützen Sie sich in Armlängenabstand mit der rechten Hand gegen die Wand ab. Das rechte Bein nach hinten abwinkeln, den Fuß mit der linken Hand am Rist oder Gelenk fassen und sachte in Richtung Gesäß ziehen, bis die Dehnung an der rechten Oberschenkelvorderseite (nicht am rechten Knie) zu spüren ist. Die Dehnung 10 bis 20 Sekunden halten und die Übung mit dem linken Bein wiederholen.*

### Nr. 5: Dehnen der Achillessehne und der Wadenmuskulatur

*Stellen Sie sich in Schrittstellung vor eine Wand, den rechten Fuß vor dem linken und in einem Abstand von 30 bis 50 cm zwischen rechter Ferse und linker Fußspitze. Nach vorn neigen und mit beiden Handflächen gegen die Wand abstützen; das rechte Knie ist dabei etwas angewinkelt, das linke fast gestreckt. Mit den Hüften langsam nach vorn gehen, bis Sie in der linken Wade eine Dehnung verspüren; die Füße bleiben flach auf dem Boden. 15 bis 30 Sekunden in dieser Stellung verharren und anschließend durch leichtes Anwinkeln des linken Knies die Dehnung zur Achillessehne weiterführen; den linken Fuß flach auf dem Boden lassen. Die Übung gegengleich wiederholen.*

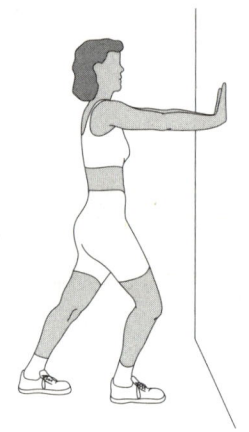

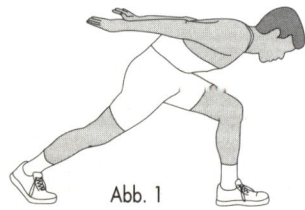

Abb. 1

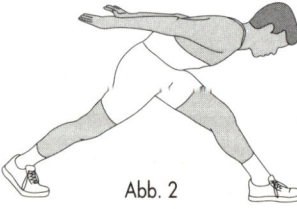

Abb. 2

### Nr. 6: Dehnen der rückwärtigen Oberschenkelmuskeln im Stand

*Stellen Sie sich in weiter Schrittstellung hin, die Fußspitzen nach vorn. Den linken Fuß nach außen drehen, das linke Knie abwinkeln und das Gewicht auf das linke Bein verlagern. Den Oberkörper nach vorn beugen, parallel zum Boden ausrichten und die Arme nach hinten strecken; das rechte Bein bleibt gestreckt (Abb. 1). Bei weiterhin parallel zum Boden ausgerichtetem Oberkörper das linke Bein langsam strecken (Abb. 2), 15 bis 30 Sekunden in dieser Stellung verharren und die Übung mit dem rechten Bein wiederholen. Die Dehnung sollte im rückwärtigen Oberschenkel zu spüren sein.*

## Nr. 7: Dehnen der rückwärtigen Oberschenkelmuskeln mit gestrecktem Bein (nach Belieben)

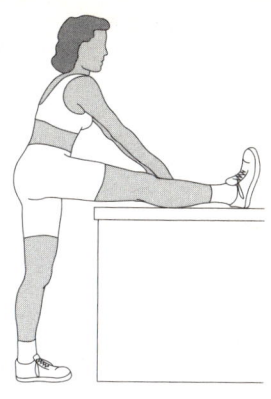

*Stellen Sie sich vor eine etwa hüfthohe Auflage (Tisch, Kommode o. ä.), heben Sie das rechte Bein hoch und legen es mit der Ferse auf. Nun den Oberkörper aus der Hüfte heraus nach vorn zum gestreckt aufgelegten Bein beugen. 15 bis 30 Sekunden in dieser Stellung verharren und die Übung mit dem linken Bein wiederholen. Die Dehnung sollten Sie im Bereich der rückwärtigen Oberschenkelmuskeln und der Lendenwirbelsäule spüren.*

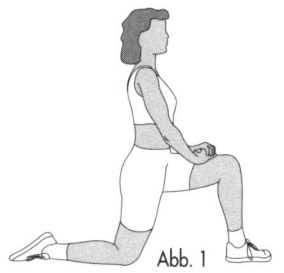

Abb. 1

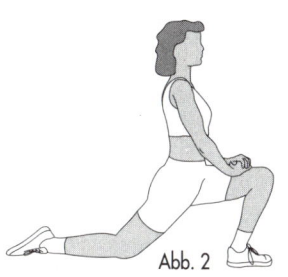

Abb. 2

## Nr. 8: Hüftdehnen

*Gehen Sie in den Kniestand, das rechte Knie auf dem Boden hinter dem flach aufgesetzten linken Fuß. Schieben Sie die linke Fußspitze so weit schräg nach vorn, bis sich die Ferse knapp vor dem Knie befindet (Abb. 1). Ohne die Stellung des rechten Knies oder des linken Fußes zu verändern, nun mit den Hüften nach vorn unten gehen (Abb. 2). Die Dehnung sollte im vorderen rechten Hüftbereich, in der Leiste und an der Oberschenkelrückseite zu spüren sein. 15 bis 30 Sekunden in dieser Stellung verharren und die Übung gegengleich wiederholen.*

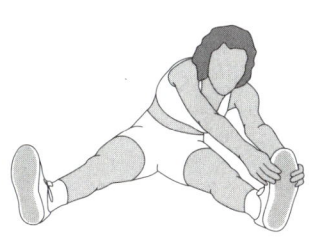

## Nr. 9: Dehnen der rückwärtigen Oberschenkelmuskeln im Sitzen (nach Belieben)

*Setzen Sie sich mit weit gegrätschten, gestreckten Beinen auf den Boden; die Füße sind etwa 1 m weit auseinander, die Zehen weisen nach oben. Den Oberkörper aus der Hüfte heraus nach vorn zum linken Bein beugen, das linke Fußgelenk mit beiden Händen umschließen und 15 bis 30 Sekunden in dieser Stellung verharren. Die Übung mit dem rechten Bein wiederholen. Die Dehnung sollte im Bereich des rückwärtigen Oberschenkels und der Lendenwirbelsäule wahrzunehmen sein.*

93

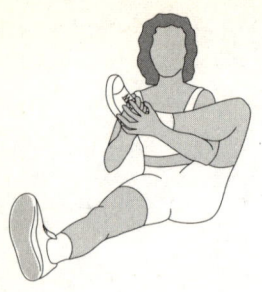

### Nr. 10: Dehnen der Gesäßmuskulatur

*Setzen Sie sich auf den Boden und spreizen Sie die gestreckten Beine etwa 1 m weit auseinander.*
*Mit beiden Händen das linke Fußgelenk umfassen und das Bein nach oben Richtung Brust ziehen.*
*Die Dehnung sollte an der Oberschenkelaußenseite und im Gesäßbereich zu spüren sein. 15 bis 30 Sekunden in dieser Stellung verharren und die Übung mit dem rechten Bein wiederholen.*

### Nr. 11: Leisten dehnen

*Setzen Sie sich auf den Boden und winkeln Sie die Beine so ab, daß sich die Fußsohlen berühren. Mit beiden Händen die Fußgelenke umfassen und die Fersen Richtung Leiste ziehen (Abb. 1). Den Oberkörper nach vorn beugen und mit den Oberarmen oder Ellbogen die Knie nach außen Richtung Boden drücken (Abb. 2). 15 bis 30 Sekunden in dieser Stellung verharren. Die Dehnung sollten Sie in der Leiste und im Bereich der Lendenwirbelsäule spüren.*

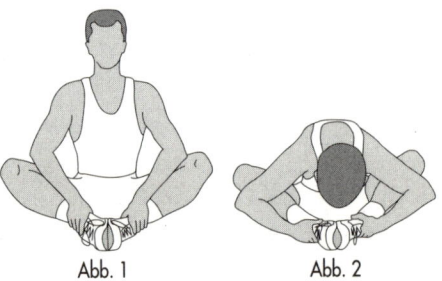

Abb. 1          Abb. 2

### Nr. 12: Dehnen der vorderen Oberschenkelmuskeln (Quadrizeps) im Liegen

*In Bauchlage das rechte Bein anwinkeln, mit der rechten Hand das Fußgelenk umfassen und den Fuß sachte Richtung Gesäß ziehen. Die Dehnung sollte im Quadrizeps (vierköpfiger Schenkelstrecker-Muskel an der Oberschenkelvorderseite) des rechten Beines spürbar sein, aber nicht im Knie. 15 bis 30 Sekunden in dieser Stellung verharren und die Übung mit dem linken Bein wiederholen.*

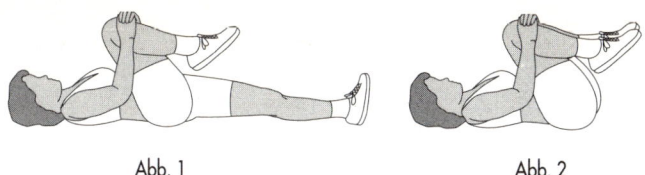

Abb. 1    Abb. 2

## Nr. 13: Lendenwirbelsäule dehnen im Liegen

*In Rückenlage das rechte Knie anwinkeln, mit beiden Händen umschließen und Richtung Brust ziehen (Abb. 1). Dabei mit der Lendenwirbelsäule gegen den Boden drücken und die Dehnung spüren. 20 bis 30 Sekunden in dieser Stellung verharren, die Übung mit dem anderen Bein wiederholen. Anschließend beide Beine gleichzeitig Richtung Brust ziehen (Abb. 2), die Dehnung spüren und 20 bis 30 Sekunden in dieser Stellung verharren.*

# Gymnastikübungen

Einen Zuwachs an Muskelkraft bringen auch Übungen, bei denen sich der Körper sein eigenes Gewicht und die Schwerkraft zunutze macht. Zur Stärkung einiger Muskelgruppen sind Gymnastikübungen optimal geeignet, beispielsweise Sit-ups und »Crunches« zur Festigung der Bauchmuskulatur.

Ein weiterer Vorteil von Gymnastik liegt darin, daß Sie ohne Geräte auskommen und die Übungen überall machen können – einerlei, ob zu Hause oder unterwegs. Deshalb sollten sie eigentlich in keinem Trainingsprogramm fehlen.

Wie oft Sie die einzelnen Übungen wiederholen, hängt letztlich vom gesamten Trainingskonzept ab. Mit zunehmender Kondition lassen sich die Übungen von der Belastung her so abwandeln, daß bestimmte Muskelgruppen stärker beansprucht werden. Unter »Wiederholung« versteht man den vollständigen Bewegungsablauf einer Übung. Und unter »Serie« oder »Satz« eine bestimmte Anzahl von aneinandergereihten Wiederholungen. Absolvieren Sie – wie dies bei einem Aufbauprogramm oftmals üblich ist – zwei oder mehr Serien, sollten Sie nach jeder Serie eine Pause von 20 bis 30 Sekunden einlegen. Hier ein Beispiel für das Üben von Liegestützen: Angenommen, Sie schaffen ein bis zwei Serien von je 8 bis 12 Liegestützen. Nach einigen Wochen fällt Ihnen dies so leicht, daß Sie eine dritte Serie mit 12 Wiederholungen anhängen. Ganz allgemein gilt, daß eine Übung, von der Sie maximal drei Serien mit je 8 bis 12 Wiederholungen schaffen, zur Konditionssteigerung gerade ausreicht.

Sobald Sie drei Serien mit je 12 Wiederholungen mühelos bewältigen, können Sie den Schwierigkeitsgrad erhöhen: Durch eine größere Zahl von Wiederholungen pro Serie, durch Anhängen einer vierten Serie oder – im Falle von Liegestützen – durch Auflegen der Füße auf eine erhöhte Unterlage, so daß die Arme ein größeres Gewicht hochstemmen.

Zur Kräftigung der Muskulatur müssen die einzelnen Muskelpartien ein wenig »überlastet«, das heißt durch zusätzliche Übungswiederholungen oder Serien etwas stärker beansprucht werden. Beachten Sie dabei aber immer den Grundsatz, den Körper nicht zu überfordern. Trainingsbedingte Erschöpfung oder Schmerzen sind Anzeichen dafür, daß Sie sich der Gefahr von Verletzungen einschließlich einer Schädigung durch freie Radikale aussetzen.

### Nr. 14: Liegestütz in 4 Varianten

*Zur Kräftigung der Brust- und Schultermuskulatur sowie des Trizeps (des rückwärtigen Oberarmmuskels).*
**1.** Abstoßen von der Wand (leichteste Variante): *Stellen Sie sich im Abstand von 1 m vor eine Wand, neigen Sie sich mit Ihrem ganzen Gewicht nach vorn und stützen sich mit den Handflächen ab. Die Ellbogen so weit abwinkeln, bis das Gesicht fast die Wand berührt, abstoßen und in die aufrechte Grundstellung zurückkehren. Anschließend den Körper wieder nach vorn neigen und das Gesicht bis dicht an die Wand bringen. Dies ist eine Wiederholung. Beachten Sie bei Einbeziehung dieser Übung in Ihr Training die Hinweise im Einführungstext dieses Abschnitts.*

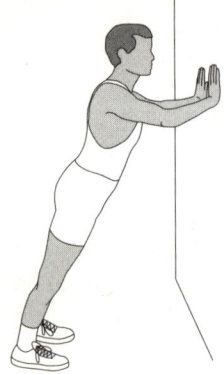

**2.** Liegestütz mit angewinkelten Knien (etwas schwieriger): *Knien Sie sich auf den Boden, legen Sie die Hande in schulterbreitem Abstand vor dem Körper flach auf den Boden auf. Die Arme sind gestreckt, das Gewicht ruht gleichmäßig verteilt auf Händen und Knien. Nun den Oberkörper so weit absenken, bis das Kinn gerade den Boden berührt, und wieder nach oben drücken, bis die Arme wieder vollkommen gestreckt sind. Dies ist eine Wiederholung. Beachten Sie bei Einbeziehung dieser Übung in Ihr Training die Hinweise im Einführungstext dieses Abschnitts.*

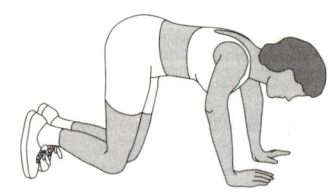

**3.** Klassischer Liegestütz: *In Bauchlage die Handflächen neben den
Schultern auf den Boden legen.
Stoßen Sie sich mit geradem Rücken
und gestreckten Armen und Beinen so
vom Boden ab, daß das Gewicht nur
noch auf den Händen und den Zehen
ruht. Den Körper durch Abwinkeln
der Ellbogen zum Boden absenken
und dann bis zur vollen Armstreckung
wieder nach oben drücken. Dies ist
eine Wiederholung. Beachten Sie bei
Einbeziehung dieser Übung in Ihr
Training die Hinweise im Einführungstext dieses Abschnitts.*

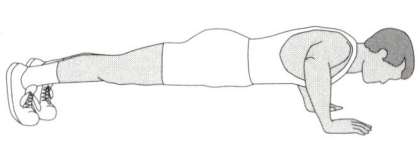

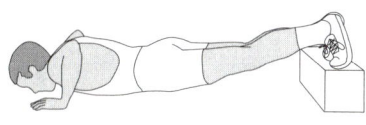

**4.** Liegestütz aus erhöhter Beinlage (am
schwiersten): *Legen Sie die Füße auf
eine erhöhte Unterlage (Hocker, Holz-
block o.ä.), legen Sie die Handflächen
auf den Boden und drücken Sie die Ellbogen bis zur vollen Armstreckung durch, so
daß der Körper von Kopf bis Fuß eine gerade Linie bildet. Durch Anwinkeln der Ell-
bogen den Körper so weit absenken, bis das Kinn den Boden berührt. Anschließend die Arme voll durchstrecken und den Körper nach oben drücken, bis er
wieder eine gerade Linie bildet. Dies ist eine Wiederholung. Beachten Sie bei
Einbeziehung dieser Übung in Ihr Training die Hinweise im Einführungstext dieses Abschnitts.*

## Nr. 15: Ausfallschritt nach vorn

*Stellen Sie sich aufrecht hin, die Beine schulterbreit
auseinander. Mit dem linken Bein einen großen
Schritt nach vorn machen und mit geradem Rücken
den Rumpf soweit wie möglich absenken. Um das
Knie vor Überbelastung zu schützen, muß das
linke Schienbein senkrecht zum Boden ausgerichtet bleiben. Anschließend durch Abstoßen mit dem
linken Bein in die Ausgangsstellung zurückkehren.
Dies ist eine Wiederholung. Die Übung mit dem
linken Bein mehrmals wiederholen und dabei die
Hinweise im Einführungstext dieses Abschnitts beachten. Anschließend auf das rechte Bein über-
wechseln. Diese Übung kräftigt die Oberschenkelmuskulatur.*

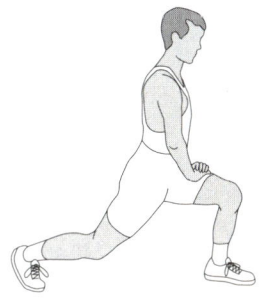

97

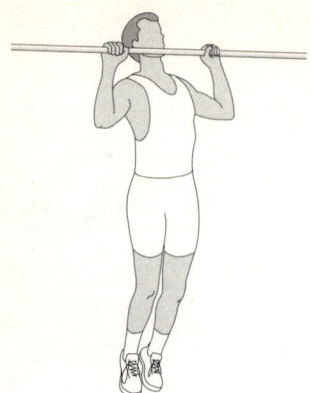

### Nr. 16: Klimmzug

*Hängen Sie sich mit nach vorn weisenden Hand-*
*flächen an eine kräftige horizontale Stange. Die*
*Arme müssen gestreckt sein und die Füße sollen*
*den Boden nicht berühren. Ziehen Sie sich hoch,*
*bis Ihr Kinn gerade über die Stange reicht. An-*
*schließend den Körper langsam in die Ausgangs-*
*position absenken. Beim Hochziehen einatmen*
*und beim Absenken ausatmen. Dies ist eine Wie-*
*derholung. Beachten Sie bei Einbeziehung dieser*
*Übung in Ihr Training die Hinweise im Ein-*
*führungstext dieses Abschnitts.*
*Variante: Fällt Ihnen anfangs ein solcher Klimm-*
*zug schwer, empfiehlt es sich, mit einer Stange zu*
*beginnen, die Sie im Stand bei angewinkelten Ellbogen umklammern können.*
*Ihre Klimmzüge absolvieren Sie dann von dieser Grundstellung aus. Ist auch dies*
*noch zu schwierig, verschafft Ihnen ein kleiner Sprung nach oben den nötigen*
*Schwung zum Hochziehen Ihres Körpers.*

### Nr. 17: Wadenheben

*Stellen Sie sich aufrecht hin und gehen Sie mit durchgestreck-*
*ten Knien so hoch wie möglich in den Zehenstand. Und wie-*
*der absenken. Hapert es mit der Standfestigkeit, können Sie*
*sich an einer Wand oder einem Möbelstück mit den Fingern*
*leicht abstützen (helfen Sie aber beim Anheben der Fersen in*
*den Zehenstand nicht mit den Händen oder Armen nach).*
*Dies ist eine Wiederholung. Beachten Sie bei Einbeziehung*
*dieser Übung in Ihr Training die Hinweise im Einführungstext*
*dieses Abschnitts.*
*Varianten: Anspruchsvoller wird die Übung, wenn Sie sie –*
*wechselweise – nur auf einem Fuß absolvieren oder ein meh-*
*rere Zentimeter dickes Brett so unter die Fußballen schieben,*
*daß die Fersen hinten überstehen. Diese Übung kräftigt die*
*Wadenmuskulatur.*

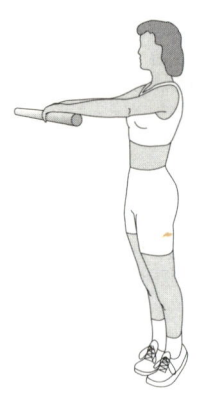

### Nr. 18: Sit-ups

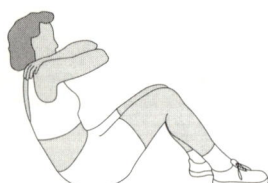

*Legen Sie sich flach auf den Rücken. Die Arme über*
*der Brust kreuzen, die Beine anwinkeln (etwa 45°)*
*und die Füße flach auf den Boden aufsetzen. Nun*
*den Oberkörper bis zur Sitzposition aufrichten und*
*wieder zum Boden absenken. Dies ist eine Wieder-*
*holung. Beachten Sie bei Einbeziehung dieser*
*Übung in Ihr Training die Hinweise im Einführungs-*
*text dieses Abschnitts. Diese Übung kräftigt die*
*Bauchmuskulatur. (Falls erforderlich, können Sie die*
*Füße unter einer Möbelkante fixieren oder jeman-*
*den bitten, sie am Boden festzuhalten.)*

# Krafttraining an Geräten und mit Gewichten

Die effektivste und vielseitigste Form des Muskelaufbautrainings besteht darin, die Muskulatur mit Hilfe freier Gewichte oder an Geräten gegen Widerstand zu trainieren. Gegenüber Gymnastikübungen hat das Trainieren mit Gewichten einen besonderen Vorteil: die für einen Zuwachs an Kraft erforderliche allmähliche Mehrbelastung der Muskulatur läßt sich leichter und genauer dosieren.

Wieviel an Belastung Sie sich zumuten können, hängt von Ihrer derzeitigen Kondition ab und läßt sich nur durch Ausprobieren feststellen. Beginnen Sie aber immer mit einem Gewicht, das mit Sicherheit zu leicht für Sie ist, und tasten Sie sich dann bis zum optimalen »Arbeits«-Gewicht vor. Zuviel des Guten zu Beginn des Trainings kann zu Verletzungen führen.

Lassen Sie mich noch auf einen Punkt hinweisen, der eigentlich keiner Erwähnung bedarf, aber von Leuten ohne Erfahrung im Krafttraining oftmals übersehen wird. Mit den großen Muskelgruppen der Beine können Sie grundsätzlich mehr Gewicht bewältigen als mit den Arm-, Brust- oder Schultermuskeln. Schaffen Sie beispielsweise einen Bizeps-Curl mit einem bestimmten Gewicht, können Sie bei der Beinpresse mit Sicherheit an Belastung zulegen. Umgekehrt wäre es ein Trugschluß anzunehmen, das bei einer Beinpresse vorgelegte Gewicht sei auch mit den Armen zu bewältigen. Berücksichtigen Sie also beim Ausprobieren des optimalen Trainingsgewichts die unterschiedliche Leistungsfähigkeit von Arm- und Beinmuskulatur.

Beachten Sie die folgenden Grundregeln, insbesondere wenn Sie zuvor noch nie mit Gewichten gearbeitet haben:

❏ Finden Sie einen Widerstand oder ein Gewicht heraus, mit dem Sie mindestens 8, aber nicht mehr als 12 Wiederholungen schaffen, und absolvieren Sie pro Übung und Trainingseinheit ein Minimum von zwei Serien.

❏ Sobald Sie drei Serien mit je 16 Wiederholungen schaffen, verstärken Sie den Widerstand oder erhöhen das Gewicht auf eine Trainingsbelastung von drei Serien mit je 8 Wiederholungen. Arbeiten Sie sich mit dieser Belastung auf 15 bis 16 Wiederholungen hoch, und legen Sie dann nach dem eben beschriebenen Muster erneut an Gewicht zu.

❏ Im allgemeinen entspricht das schwerste Gewicht, das Sie acht- bis zwölfmal bewältigen, in etwa 60 Prozent Ihrer Maximalleistung (das ist das Gewicht, das Sie einmal heben können). Dieses 60-Prozent-Prinzip dürfte eine ideale Orientierungshilfe für ein Training darstellen, das Ihnen kräftige, sich deutlich abzeichnende Muskeln und mehr Ausdauer bringt, ohne daß Sie sich dabei der Gefahr von Verletzungen oder einer Überproduktion von freien Radikalen aussetzen.

## Nr. 19: Beinpresse

*Wählen Sie das für Sie geeignete Gewicht, setzen Sie sich in die Beinmaschine, mit geradem Rücken gegen die Rückenlehne, und legen Sie die Füße an die Pedale an. Zurücklehnen, die Handgriffe seitlich des Sitzes fassen und die Beine langsam strecken, bis sie fast gerade sind, aber die Knie nicht voll durchdrücken. Langsam in die Ausgangsstellung zurückkehren. Dies ist eine Wiederholung. Beachten Sie bei Einbeziehung dieser Übung in Ihr Training die Hinweise im Einführungstext dieses Abschnitts. Diese Übung kräftigt die Oberschenkelmuskulatur.*

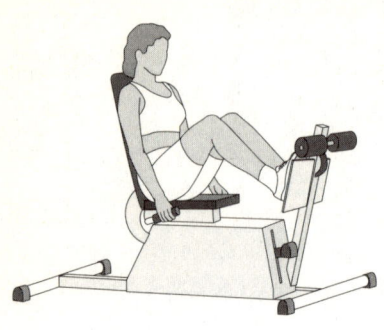

## Nr. 20: Bein-Curl

*Wählen Sie das für Sie geeignete Gewicht. Legen Sie sich mit dem Bauch so auf die Bank des Gerätes, daß die Knie nahe vor der unteren Kante plaziert sind, und schieben Sie die Fersen unter den Bügel mit den Gewichten. An den Handgriffen locker festhalten. Die Gewichte mit den Unterschenkeln so weit wie möglich nach oben Richtung Gesäß ziehen und langsam wieder in die Ausgangsposition herablassen. Dies ist eine Wiederholung. Beachten Sie bei Einbeziehung dieser Übung in Ihr Training die Hinweise im Einführungstext dieses Abschnitts. Diese Übung kräftigt die rückwärtigen Oberschenkelmuskeln.*

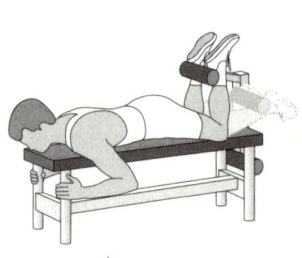

## Nr. 21: Beinstrecken

*Wählen Sie das für Sie geeignete Gewicht. Setzen Sie sich so auf den Sitz der Trainingsmaschine, daß die Knie an der Vorderkante etwas überstehen. Die Füße unter den Bügel mit den Gewichten schieben, den Haltegurt schließen und die seitlichen Handgriffe locker fassen. Mit der Vorderseite der Fußgelenke die Gewichte bis zur vollen Beinstreckung nach oben drücken und langsam wieder absenken. Während der Beinarbeit den Rücken fest gegen die Lehne abstützen. Dies ist eine Wiederholung. Beachten Sie bei Einbeziehung dieser Übung in Ihr Training die Hinweise im Einführungstext dieses Abschnitts. Diese Übung kräftigt die vorderen Oberschenkelmuskeln.*

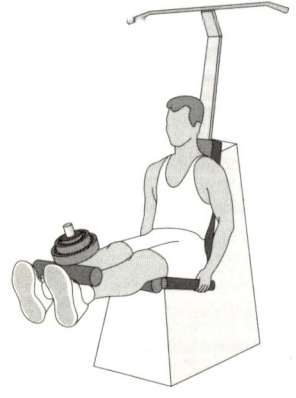

### Nr. 22: Latziehen

*Wählen Sie das für Sie geeignete Gewicht. Fassen Sie die
Stange mit weitem Abstand zwischen den Händen. Die Ellbogen nach hinten abwinkeln, den Oberkörper leicht nach vorn
neigen und die Stange bis zum Nacken herabziehen. Anschließend die Stange langsam in die Ausgangsstellung
zurückgleiten lassen. Konzentrieren Sie sich darauf, für die Zug-
arbeit die Muskeln im mittleren und seitlichen Rückenbereich
einzusetzen. Dies ist eine Wiederholung. Beachten Sie bei
Einbeziehung dieser Übung in Ihr Training die Hinweise im
Einführungstext dieses Abschnitts. Diese Übung kräftigt die
Schulter- und Rückenmuskeln und den Bizeps.*

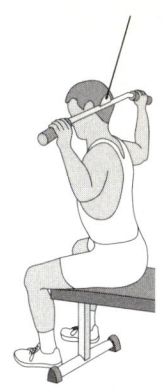

### Nr. 23: Latziehen mit Seilzügen

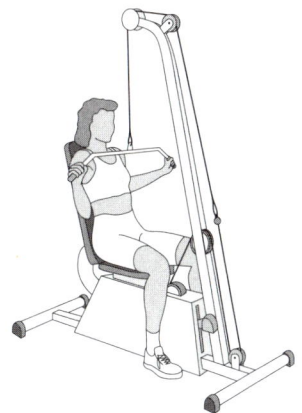

*Stellen Sie die Seilzüge auf die passende Höhe
ein. Fassen Sie die Handgriffe mit nach vorn weisenden Handflächen. Die Griffe so auf Schulterhöhe herabziehen, daß die Ellbogen dabei den
Brustkorb seitlich berühren. Einen Augenblick
innehalten und dann in die Ausgangsstellung
zurückkehren. Dies ist eine Wiederholung. Beachten Sie bei Einbeziehung dieser Übung in Ihr
Training die Hinweise im Einführungstext dieses
Abschnitts. Diese Übung kräftigt die Oberarme
und die Muskeln im Schulter- und oberen Rückenbereich.*

### Nr. 24: Nackendrücken

*Wählen Sie das für Sie geeignete Gewicht. Setzen Sie
sich hin und schließen Sie den Sicherheitsgurt. Die
Stange an den Griffen fassen und senkrecht über dem
Kopf nach oben drücken. Die Ellbogen dabei in weitem
Abstand halten und den Rücken nicht wölben. An-
schließend die Stange wieder langsam herunterlassen.
Dies ist eine Wiederholung. Beachten Sie bei Einbe-
ziehung dieser Übung in Ihr Training die Hinweise im
Einführungstext dieses Abschnitts. Diese Übung kräftigt
die Oberarmrückseite und die Schultermuskulatur.*

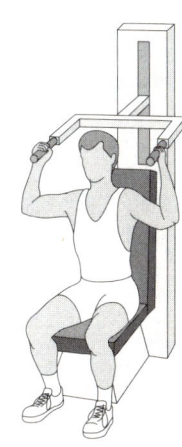

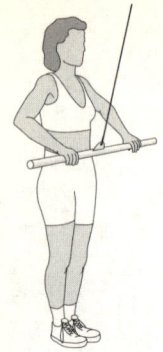

### Nr. 25: Trizepsdrücken

*Wählen Sie das für Sie geeignete Gewicht. Stellen Sie sich vor den Seilzugturm und fassen Sie die Stange mit beiden Händen; die Handflächen weisen nach unten. Mit angewinkelten Ellbogen und diese nahe am Körper die Stange bis zur vollen Armstreckung nach unten drücken und langsam in die Ausgangsstellung zurückgleiten lassen. Dies ist eine Wiederholung. Beachten Sie bei Einbeziehung dieser Übung in Ihr Training die Hinweise im Einführungstext dieses Abschnitts. Diese Übung kräftigt die Oberarmrückseite (Trizeps).*

### Nr. 26: Bauch-Crunch

*Stellen Sie die Seilzüge von der Höhe her so ein, daß Sie die Handgriffe neben dem Kopf zu fassen bekommen. Die Griffe fest umklammern, den Kopf bis zu den Knien hinabneigen und in die aufrechte Sitzposition zurückkehren. Während der gesamten Übung die Lendenwirbelsäule wölben und die Bauchmuskeln anspannen. Dies ist eine Wiederholung. Beachten Sie bei Einbeziehung dieser Übung in Ihr Training die Hinweise im Einführungstext dieses Abschnitts. Diese Übung kräftigt die Bauchmuskulatur; außerdem profitieren Schultern und Oberarme davon.*

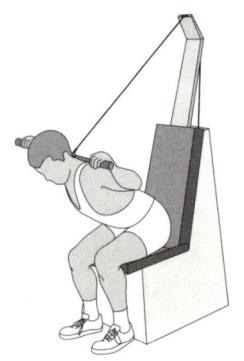

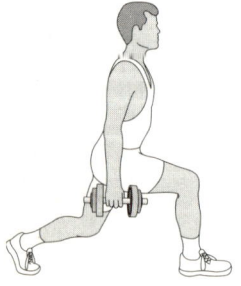

### Nr. 27: Ausfallschritt mit Kurzhanteln

*Nehmen Sie in jede Hand eine vom Gewicht her für Sie geeignete Kurzhantel. Stellen Sie sich aufrecht hin und lassen Sie die Arme seitlich herabhängen. Mit dem rechten Bein einen langen Ausfallschritt nach vorn machen und den Rumpf leicht vorbeugen; der Rücken bleibt dabei gerade. Bei dem angewinkelten rechten Bein darauf achten, daß das Schienbein senkrecht zum Boden ausgerichtet ist. In die Ausgangsstellung zurückkehren und die Übung mit dem linken Bein wiederholen. Dies ist eine Wiederholung. Beachten Sie bei Einbeziehung dieser Übung in Ihr Training die Hinweise im Einführungstext dieses Abschnitts. Diese Übung kräftigt die Oberschenkelmuskulatur.*

### Nr. 28: Bankdrücken mit Langhantel

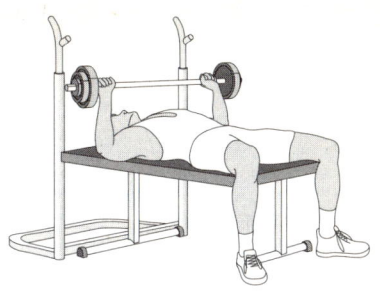

*Wählen Sie eine Langhantel mit dem für Sie geeigneten Gewicht. Legen Sie sich mit dem Rücken auf die Bank, setzen Sie die Füße flach auf den Boden auf, fassen Sie die Langhantel und halten Sie sie mit etwas mehr als schulterbreitem Abstand der Hände unmittelbar über der Brust. Mit dicht am Körper anliegenden Ellbogen die Hantel über dem Brustkorb bis zur vollen Armstreckung hochdrücken und langsam wieder zur Brust absenken. Dies ist eine Wiederholung. Beachten Sie bei Einbeziehung dieser Übung in Ihr Training die Hinweise im Einführungstext dieses Abschnitts. Diese Übung kräftigt die Brust- und Armmuskulatur.*

### Nr. 29: Fliegende Bewegung mit Kurzhanteln

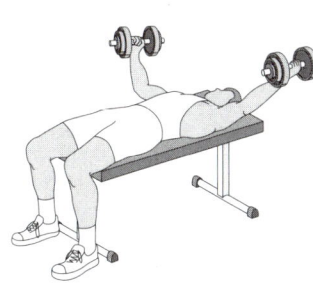

*Wählen Sie Kurzhanteln mit dem für Sie geeigneten Gewicht. Legen Sie sich mit dem Rücken auf die Bank, setzen Sie die Füße zu beiden Seiten flach auf den Boden auf und halten Sie die Hanteln mit nach oben weisenden Handflächen fest. Die Hanteln mit leicht gebeugten Armen seitwärts absenken, in einer bogenförmigen Aufwärtsbewegung über der Brust wieder zusammenführen und langsam auf Bankhöhe absenken. Die Ellbogen bleiben dabei ständig angewinkelt. Dies ist eine Wiederholung. Beachten Sie bei Einbeziehung dieser Übung in Ihr Training die Hinweise im Einführungstext dieses Abschnitts. Diese Übung kräftigt die Brustmuskulatur und die Muskeln im Bereich der Armvorderseiten und Handgelenke.*

### Nr. 30: Pullover rückwärts mit Kurzhantel

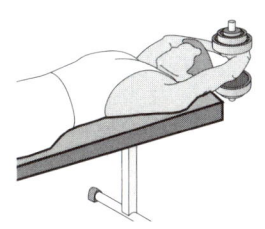

*Wählen Sie eine Kurzhantel mit dem für Sie geeigneten Gewicht. Legen Sie sich auf die Bank und rücken Sie mit dem Kopf bis zur oberen Kante. Die Hantel am Rande mit den Daumen und Zeigefingern fest umfassen und mit gestreckten Armen über der Brust halten. Das Gewicht in einer bogenförmigen Bewegung langsam über den Kopf führen und mit leicht angewinkelten Armen nach hinten absenken. Anschließend ebenso langsam in die Ausgangsstellung zurückkehren. Dies ist eine Wiederholung. Beachten Sie bei Einbeziehung dieser Übung in Ihr Training die Hinweise im Einführungstext dieses Abschnitts. Diese Übung kräftigt die rückwärtigen Armpartien und Handgelenke.*

### Nr. 31: Nackendrücken mit Langhantel

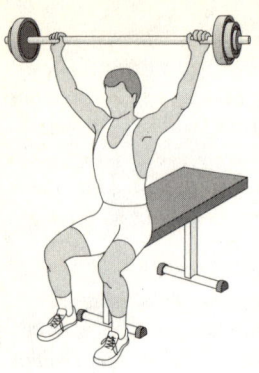

Diese Übung können Sie wahlweise im Stehen oder Sitzen absolvieren und die Hantel nach vorn oder zum Nacken absenken. Wählen Sie eine Langhantel mit dem für Sie geeigneten Gewicht. Halten Sie sie mit weitem Abstand und nach oben weisenden Handflächen. Die Hantel auf Schulterhöhe anheben, bis zur vollen Armstreckung über den Kopf hochdrücken und wieder langsam auf Schulterhöhe absenken. Dies ist eine Wiederholung. Beachten Sie bei Einbeziehung dieser Übung in Ihr Training die Hinweise im Einführungstext dieses Abschnitts. Diese Übung kräftigt die Muskeln im Schulter- und rückwärtigen Oberarmbereich.

### Nr. 32: Seitheben mit Kurzhanteln

Wählen Sie Kurzhanteln mit dem für Sie geeigneten Gewicht. Nehmen Sie in jede Hand eine Hantel, stellen Sie sich aufrecht hin, die Beine schulterbreit auseinander, und lassen Sie die Arme seitlich herabhängen. Die Hanteln mit leicht angewinkelten Armen seitwärts bis auf Schulterhöhe anheben, langsam wieder absenken und in die Grundstellung zurückkehren. Dies ist eine Wiederholung. Beachten Sie bei Einbeziehung dieser Übung in Ihr Training die Hinweise im Einführungstext dieses Abschnitts. Diese Übung kräftigt die Schultermuskulatur (Delta-Muskel) und die Muskeln im Arm- und Handgelenkbereich.

### Nr. 33: Einarmiges Rudern mit Kurzhantel

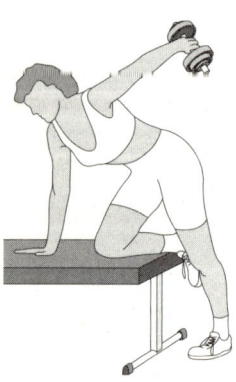

Wählen Sie eine Kurzhantel mit dem für Sie geeigneten Gewicht. Setzen Sie den linken Fuß fest auf den Boden und stützen Sie sich mit dem rechten Knie und der rechten Hand auf der Bank ab. Die Hantel in die linke Hand nehmen und den Arm so anwinkeln, daß der Oberarm senkrecht zum Boden ausgerichtet ist. Den linken Ellenbogen dicht am Körper halten, die Hantel nach hinten führen, bis der Arm ganz gestreckt und waagerecht zum Boden ausgerichtet ist, und dann das Gewicht langsam absenken. Dies ist eine Wiederholung. Die Übung mit dem rechten Arm wiederholen. Beachten Sie bei Einbeziehung dieser Übung in Ihr Training die Hinweise im Einführungstext dieses Abschnitts. Diese Übung kräftigt die Muskeln im Schulter- und rückwärtigen Armbereich.

### Nr. 34: Bizeps-Curl

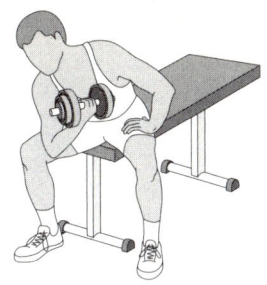

*Wählen Sie eine Kurzhantel mit dem für Sie geeigneten Gewicht. Setzen Sie sich mit auseinandergestellten Füßen auf die Bank, beugen Sie sich vor und nehmen Sie die Hantel so in die rechte Hand, daß die Handfläche nach oben weist. Den rechten Ellbogen auf Kniehöhe gegen die Innenseite des rechten Oberschenkels abstützen, die Hantel Richtung Brust nach oben drehen, wieder absenken und in die Ausgangsstellung zurückkehren. Dies ist eine Wiederholung. Beachten Sie bei Einbeziehung dieser Übung in Ihr Training die Hinweise im Einführungstext dieses Abschnitts. Diese Übung kräftigt den Bizeps.*

Mit den Übungen für ein Beweglichkeits- und Krafttraining sind meine Erläuterungen über die positive Wirkung eines Gesundheitstrainings beendet. Doch damit ist im Rahmen der »Antioxidantien-Revolution« nur der erste Schritt getan. Es soll nun die Erforschung eines Themas folgen, über das im Zusammenhang mit Antioxidantien vielleicht am häufigsten gesprochen wird, über das vermutlich aber auch die meiste Unklarheit herrscht – nämlich die Auswirkung von Vitamin- und Mineralstoff-Zusatzpräparaten.

# TEIL III

## Beim Essen und Atmen: »Rote Karte« für freie Radikale?

# 6

# Der Antioxidantien-Cocktail – Vorteile, Nebenwirkungen und Varianten

Es gab eine Zeit, in der ich – wie die meisten meiner Ärztekollegen – die Einnahme selbst geringster Mengen von Vitaminpräparaten ablehnte, von relativ hohen Dosen ganz zu schweigen. Die Mehrheit der etablierten Ärzte vertrat die Ansicht, und so auch ich, die tägliche Nahrung enthalte alles an Vitaminen und Mineralstoffen, was der Organismus braucht.

Mittlerweile jedoch zwangen mich die Erkenntnisse über freie Radikale und Antioxidantien zum Umdenken, auch was meine eigenen Gewohnheiten in puncto Gesundheit angeht. Heute schlucke ich Tag für Tag meinen »Antioxidantien-Cocktail« – eine Wirkstoffkombination aus mindestens 400 I.E. Vitamin E, 1000 mg Vitamin C und 25 000 I.E. Beta-Carotin. Und vor einem besonders kraftraubenden Training oder Situationen mit absehbarem oxidativem Streß stocke ich diese Dosen auf.

Nach jüngsten Forschungsergebnissen erfordert der Aufbau eines wirksamen Schutzes gegenüber freien Radikalen die Zufuhr von Antioxidantien in einer Dosierung, die weit über die RDA-Werte hinausgeht. (RDA = Recommended Dietary Allowances; Empfehlungen zur Nährstoffzufuhr des Food and Nutrition Board der National Academy of Sciences, USA.) Mit drei bis fünf reichlichen Portionen von frischem Obst oder Gemüse dürften Sie ihren Tagesbedarf an Vitamin C und Beta-Carotin wahrscheinlich decken. Aber Vitamin E in ausreichenden Mengen über die tägliche Kost zuzuführen, ist schlichtweg unmöglich. Zur Deckung des Bedarfs müßten Sie tagtäglich Mandeln, Alfalfasamen, Erdnüsse, Weizenkeime oder andere an Vitamin E reiche Nahrungsmittel in Mengen zu sich nehmen, die Ihr Organismus unmöglich verkraften kann. Um den Körper mit gerade einmal 100 I.E. Vitamin E zu versorgen – eine Menge, die noch unter der von Experten empfohlenen optimalen durchschnittlichen Tagesdosis liegt –, wären Sie gezwungen, jeden Tag zwei Tassen Mandeln, fast sieben Tassen Erdnüsse oder eine Tasse Sonnenblumenkerne in sich hineinzustopfen. Dies gliche – salopp gesagt – geradezu einer »Kalorienbombe«, insbesondere was die Fettkalorien angeht. Und selbst beim Vitamin C ließe sich ein Tagesbedarf von 1000 mg nur durch den Verzehr von rund 15 Orangen oder 25 grünen Paprikaschoten decken. Mindestens zwei bis drei Möhren müßten Sie knabbern oder drei Tassen Kürbis essen, um dem Körper 25 000 bis 50 000 I.E. Beta-Carotin zuzuführen. Als einzige Lösung bleibt also nur ein täglicher Cocktail aus antioxidativen Präparaten, dessen Zusammensetzung individuell auf Ihr Geschlecht, Ihr Alter und Ihre körperlichen Aktivitäten abgestimmt ist.

# Richtlinien für die Einnahme von Ergänzungspräparaten

Die Empfehlungen für die tägliche Einnahme von Antioxidantien (siehe Tabelle Seite 115) basieren auf den jüngsten Erkenntnissen über die optimale Dosierung von Vitamin C, Vitamin E, Beta-Carotin und des Spurenelements Selen. Im einzelnen richten sich die Tagesdosen nach Alter, Geschlecht, Trainingsmenge und Körpergewicht, sie entsprechen den Werten einschlägiger Forschungsergebnisse. Ehe Sie Ergänzungspräparate kaufen, lesen Sie die Richtlinien zur Einnahme von antioxidativen Vitaminen und Mineralstoffen.

## Richtlinie Nr. 1: Achten Sie auf mögliche Nebenwirkungen

In den meisten Fällen stellen sich bei der Einnahme von Vitamin E, C und Beta-Carotin in den in diesem Buch empfohlenen Dosierungen offenbar keine Nebenwirkungen ein. Vereinzelt kann jedoch eines oder mehrere dieser Antioxidantien Beschwerden hervorrufen oder gar zum Risiko werden. (Weitere Einzelheiten über Nebenwirkungen siehe Seite 146f. und Seite 190.)

Bei einer Therapie mit Antikoagulatien (= gerinnungshemmende Substanzen) ist von der Einnahme eines *Vitamin-E*-Präparats abzuraten. Das heißt, wer Medikamente wie die verschreibungspflichtigen Cumarine oder Aspirin® einnimmt, die die Blutgerinnung hemmen und beispielsweise bei bestimmten Herzbeschwerden verordnet werden, sollte kein Vitamin E nehmen oder vor der Einnahme zumindest seinen Arzt befragen. Vitamin E ist selbst ein Antikoagulans und könnte die Wirkung anderer Blutgerinnungshemmer potenzieren.

Überdies ist man sich nicht einig, ob hohe Dosen Vitamin E mit einer Erhöhung der Plasmalipidspiegel in Zusammenhang stehen. Bei Einnahme dieses Vitamins sollte man deshalb vorsichtshalber die Cholesterin- und andere Lipidwerte regelmäßig (ein- bis zweimal jährlich) bestimmen lassen.

**Achtung:** Sagen Sie Ihrem Arzt immer, was Sie an Vitaminen oder anderen Zusatzpräparaten einnehmen. Diese Informationen sind wichtig, um Sie vor gefährlichen Wechselwirkungen mit anderen Medikamenten zu schützen. Bei der Frage nach der Einnahme von Medikamenten müssen Sie also auf alle Fälle auch die Vitamin- und Mineralstoffpräparate angeben.

Die Zufuhr relativ hoher Dosen von *Vitamin C*, das heißt täglich 4000 mg und darüber, kann mit dünnem Stuhl oder Durchfall einhergehen. In diesem Fall ist es ratsam, die Dosis soweit zu reduzieren, bis die Darmbeschwerden verschwinden. Und bei Nierensteinen ist im Hinblick auf überhöhte Vitamin-C-Dosen ebenfalls Vorsicht geboten. Als wasserlösliche Substanz wird Vitamin C über die Nieren ausgeschieden und kann die Bildung von Nierensteinen begünstigen.

Seien Sie auch vorsichtig mit Vitamin C in Form von Kautabletten; sie fördern die Säurebildung im Mund und können damit Schaden am Zahnschmelz anrichten. Forscher, die sich mit diesem Problem befaßten, empfehlen Vitamin-C-Tabletten zum Schlucken. (Siehe *American Journal of Dentistry*, 1992, Bd. 5, S. 269.)

Über toxische Nebenwirkungen von *Beta-Carotin* beim gesunden Menschen ist nichts bekannt – es sei denn, das Provitamin wird von starken Rauchern oder gleichzeitig mit relativ großen Alkoholmengen eingenommen. Der Befund in Zusammenhang mit Alkohol stützt sich auf eine Untersuchung, die 1993 am New York's Bronx Veterans Affairs Medical Center mit »alkoholkranken« Pavianen durchgeführt wurde. Neben erheblichen Mengen von Alkohol verabreichte man den Tieren täglich 30 mg

(= 50 000 I.E.) Beta-Carotin. Bei den Pavianen, die diese Kombination erhalten hatten, beobachtete man massive Leberschäden als bei jenen Tieren, die nur Alkohol bekamen.

Welche Alkoholmenge Sie gefahrlos zusammen mit Beta-Carotin zu sich nehmen können, ist derzeit noch nicht zweifelsfrei geklärt. Aber anhand der mir vorliegenden Informationen kann ich folgende Empfehlung als Orientierungshilfe geben: Bei Einnahme von Beta-Carotin sollten Sie pro Tag nicht mehr als ca. 28 g reinen Alkohol trinken; dies entspricht in etwa der Menge von einem knappen Viertelliter Wein, zwei Flaschen Bier oder einem Mixed Drink. Trinken Sie sehr viel (ca. 115 bis 170 g reinen Alkohol pro Tag), sollten Sie unter keinen Umständen zusätzliches Beta-Catorin aufnehmen.

Auch wenn Sie nur wenig oder maßvoll trinken, sollten zwischen Beta-Carotin-Einnahme und Alkoholkonsum mindestens vier Stunden vergehen. So ist es beispielsweise günstiger, das Beta-Carotin beim Frühstück zu schlucken und den Alkoholgenuß auf den Abend zu verlegen. Im übrigen kann sich Beta-Carotin auch bei einem Zigarettenkonsum von mehr als einem Päckchen pro Tag schädlich auswirken.

## Richtlinie Nr. 2: Nehmen Sie natürliches Vitamin E

Aus einer Reihe von Studien, mit denen sich die Januar-Februar-Ausgabe 1993 der Zeitschrift *Nutrition Action Health Letter* befaßte, geht hervor, daß der menschliche Organismus natürliches

Vitamin E besser verwertet als synthetisches. Im Rahmen tierexperimenteller Untersuchungen fanden beispielsweise Wissenschaftler des National Research Council of Canada heraus, daß die Organe, Gewebe und Körperflüssigkeiten von Tieren, die natürliches Vitamin E erhalten hatten, höhere Konzentrationen dieses Vitamins aufwiesen als der Organismus jener Tiere, denen ein synthetischer Wirkstoff verabreicht worden war. Überdies bestätigten die Kanadier, daß auch im menschlichen Blut und Plasma in der Regel mehr natürliches Vitamin E als synthetisches nachweisbar sei.

Natürliches Vitamin E wird aus Pflanzenölen, beispielsweise Sojabohnenöl, gewonnen. Die Grundstoffe für synthetische Präparate hingegen sind Erdöl und Terpentinöl. Wie aber erkennt man den Unterschied? Ganz einfach – sehen Sie sich die Packungsaufschrift an, aber fallen Sie nicht auf den Satz »Das Produkt enthält natürliches Vitamin E« herein.

Solcherart gekennzeichnete Präparate dürfen nämlich bis zu 90 Prozent synthetisches Vitamin E enthalten, und der Anteil an natürlichem Wirkstoff beträgt demnach manchmal nur spärliche 10 Prozent. Achten Sie deshalb auf die pharmazeutische Bezeichnung. Unverfälschtes natürliches Vitamin E trägt die Bezeichnung »D-α-Tocopherol« oder »D-α-Tocopheryl«. Beim synthetischen Vitamin E hingegen steht hinter dem »D« noch ein »L« – also »DL-α-Tocopherol« oder »DL-α-Tocopheryl«.

Mitunter ist an diese Bezeichnungen das Wort »Azetat« oder »Sukzinat« angehängt. Beide Ausdrücke beziehen sich auf organische Moleküle im Körper, die an energieerzeugenden Reaktionen der Zellen beteiligt sind. Diese Formen des Vitamins E sind biologisch aktiver und werden deshalb manchmal als wirksamer angesehen.

Wie bereits erwähnt, wird nach Ansicht zahlreicher Experten natürliches Vitamin E vom Organismus besser resorbiert und verwertet als synthetischer Wirkstoff. Aus einer neueren Studie ergab sich jedoch, daß synthetisches Vitamin E LDL-Cholesterin ebenso wirksam vor Oxidation schützt wie natürliches Vitamin E. Im Rahmen dieser Untersuchung hatte man 16 Männern und Frauen acht Wochen lang täglich 1600 I.E. synthetisches Vitamin E verabreicht. (Siehe *Arteriosclerosis and Thrombosis*, 1993, Bd. 13, S. 601.) Angesichts des derzeitigen Wissensstandes empfehle ich aber dennoch weiterhin die Einnahme von natürlichem Vitamin E.

## Richtlinie Nr. 3: Nehmen Sie Beta-Carotin, nicht Vitamin A

Kaufen Sie nur Beta-Carotin, eine Vorläufersubstanz des Vitamins A, und nicht Vitamin A selbst. Beta-Carotin, auch als Provitamin A bezeichnet, findet sich in gelben und dunkelgrünen Gemüsesorten wie Möhren, Kürbis, Süßkartoffeln und Mais, Weiß- und Grünkohl, Spinat und Rübenblättern. Durch eine Reihe biologischer Prozesse wird Beta-Carotin in Vitamin A umgewandelt.

Vitamin A selbst kommt in tierischen Produkten wie Leber, Butter und Eiern vor. In Dosen über 5000 I.E. kann dieses Vitamin aber toxische Erscheinungen hervorrufen, unter anderem kann es Schleiersehen, Haarausfall, Vergrößerung von Leber und Milz oder angeborene Defekte verursachen.

Meiden Sie also Beta-Carotin-Präparate, die gleichzeitig Vitamin A enthalten. Der einzig akzeptable fertig »gemixte« Wirkstoff-Cocktail sollte ausschließlich die drei wichtigsten Antioxidantien Vitamin E, Vitamin C und Beta-Carotin – zusätzlich eventuell maximal 50 bis 100 µg (Mikrogramm) Selen – enthalten.

## Richtlinie Nr. 4:
## Männer brauchen mehr Vitamin C als Frauen

Nach den Ergebnissen mehrerer Untersuchungen brauchen Männer mehr Vitamin C als Frauen; vielleicht deshalb, weil sie im Durchschnitt mehr Körpermasse besitzen als das weibliche Geschlecht und daher insgesamt einen höheren Nährstoffbedarf haben. Aus zwei in den Jahren 1987 und 1988 im *Journal of Clinical Nutrition* veröffentlichten Studien geht hervor, daß Männer zur Aufrechterhaltung hoher Vitamin-C-Plasmakonzentrationen im Vergleich zu Frauen das Dreifache dieses Vitamins benötigen.

Und aus Untersuchungen über den Zusammenhang zwischen Antioxidantien und grauem Star (durchgeführt im Laboratory for Nutrition and Vision Research des USDA Human Nutrition Research

Center on Aging an der Tufts-Universität) ist zu entnehmen, daß Männer zur Vorbeugung gegen grauen Star täglich über 500 mg und Frauen mehr als 200 mg Vitamin C nehmen sollten.

Auf der Basis dieser und ähnlicher Befunde rate ich allen schwergewichtigen Personen beiderlei Geschlechts mit mehr als 90 kg, die Zufuhr aller Antioxidantien zu erhöhen.

## Richtlinie Nr. 5:
## Erhöhen Sie bei moderater bis intensiver sportlicher Aktivität die Zufuhr von Antioxidantien

Aufgrund der Mehrproduktion von freien Radikalen während sportlicher Aktivität, insbesondere bei relativ hoher Belastung, benötigt der Körper zum Schutz vor oxidativem Schaden zusätzlich Antioxidantien. DR. LESTER PACKER, von der Universität von Kalifornien in Berkeley, führender Forscher auf dem Gebiet der freien Radikale und Antioxidantien, gelangte 1991 in einem Bericht des *American Journal of Clinical Nutrition* zu folgendem Schluß: »Nachdem das primäre Antioxidans Vitamin E während stärkerer körperlicher Aktivität von den Körpergeweben verbraucht wird, liegt die Vermutung nahe, daß während eines Ausdauertrainings ein erhöhter Bedarf an Vitamin E besteht.«

PACKER zitiert eine Untersuchung an Personen, die ein belastungsintensives Training betrieben. Nach zweiwöchiger Einnahme von täglich 1200 I.E. Vitamin E war bei den Probanden eine merkliche

Senkung der Pentan-Konzentrationen in der Ausatemluft (eines Parameters für die Aktivität freier Radikale) zu beobachten. In Einklang mit diesen Befunden empfehle ich, bei Leistungssport und/oder einem Körpergewicht von über 90 kg eine Tagesdosis von 1200 I.E. Vitamin E.

## Richtlinie Nr. 6:
## Nehmen Sie Ihre Vitamine während der Mahlzeiten ein und möglichst über den Tag verteilt

Nach Angaben von Dr. G. E. Desauiniers der kanadischen Shute Medical Clinic wird mit den Mahlzeiten zugeführtes Vitamin E vom Organismus besser resorbiert als bei Einnahme auf leeren Magen. Was diesen Aspekt angeht, sind die Erkenntnisse zwar spärlich, aber dennoch würde ich Ihnen raten, sämtliche antioxidativen Zusatzpräparate mit den Mahlzeiten einzunehmen, so daß sie zusammen mit den übrigen Nährstoffen vom Organismus aufgenommen werden können.

Überdies deutet manches darauf hin, daß große Einzeldosen von Vitamin C möglicherweise mit dem Harn oder Stuhl ausgeschwemmt werden. Kaufen Sie also, soweit erhältlich, Vitaminkapseln oder -tabletten mit geringerem Wirkstoffgehalt, damit Sie Ihre Gesamtdosis in zwei bis drei Gaben über den Tag verteilt zu sich nehmen können. Besonders ratsam ist dies für Vitamin-C-Mengen von mehr als 500 mg.

## Richtlinie Nr. 7:
## Achten Sie beim Kauf von Vitaminpräparaten auf Angaben zum Wirkstoffgehalt

Wichtig ist, den Wirkstoffgehalt von Vitaminpräparaten nicht durcheinanderzubringen, damit Sie am Ende nicht zu viel oder zu wenig einnehmen. Achten Sie also auf folgendes:

*Vitamin C* ist in der Regel in mg (Milligramm) erhältlich. Sehr große Wirkstoffmengen werden aber mitunter in g (Gramm) angegeben. Denken Sie also daran: 1000 mg = 1 g.

Bei *Vitamin E* ist normalerweise die Wirkstoffeinheit I.E. (= Internationale Einheit) üblich. Ab und zu findet man aber auch Präparate mit mg-Angaben. Umrechnen erübrigt sich aber in diesem Fall, weil 1 mg Vitamin E in etwa 1 I.E. entspricht.

Der Wirkstoffgehalt von *Beta-Carotin* ist in der Regel gleichfalls in I.E. angegeben, hin und wieder jedoch auch in mg. Und hier ist das Umrechnen in I.E. schon etwas mühsamer als bei Vitamin E. 1 I.E. Beta-Carotin entspricht 0,6 µg (= Mikrogramm) oder 0,0006 mg des Wirkstoffs. (1000 µg = 1 mg, 1 Million µg = 1 g). Zur Umrechnung von I.E. in mg müssen Sie im Falle von Beta-Carotin die I.E. mit 0,0006 multiplizieren. Oder umgekehrt – wollen Sie mg Beta-Carotin in I.E. umrechnen, müssen Sie die mg durch 0,0006 dividieren.

Hier ein Beispiel: Angenommen, eine Kapsel enthält 25 000 I.E. Beta-Carotin. Zur Umrechnung in mg müssen Sie die

I.E. mit 0,0006 multiplizieren; also 25 000 × 0,0006 = 15 mg. Und ist von einer Tagesdosis von 30 mg Beta-Carotin die Rede, entspricht dies 50 000 I.E. des Wirkstoffes (30 : 0,0006 = 50 000).

## Richtlinie Nr. 8: Überprüfen Sie vor dem Kauf einer Packung das Verfallsdatum

Die Vorschriften für das Verfallsdatum von Vitamin- und Mineralstoffpräparaten unterliegen denselben gesetzlichen Regelungen wie alle anderen Medikamente. Dennoch sollten Sie die Augen offenhalten. Nehmen Sie keine Präparate, deren Haltbarkeitsdatum bereits in sechs bis neun Monaten abläuft, sondern nur solche mit einer Verfallsfrist von mindestens einem Jahr oder länger. Auf diese Weise dürften Sie mit ziemlicher Sicherheit einigermaßen frische Wirkstoffe bekommen.

## Richtlinie Nr. 9: Bleiben Sie bei der Einnahme von Antioxidantien im Bereich der Mindestdosis

Probleme, die im Zusammenhang mit der Einnahme der Vitamine C, E und Beta-Carotin auftreten, haben zumeist etwas mit den unter Richtlinie Nr. 1 genannten Nebenwirkungen zu tun. Solange Sie sich an die Empfehlungen der folgenden Tabelle halten und keinerlei Nebenwirkungen verspüren, ist kaum anzunehmen, daß Sie Ihrem Körper durch Zusatzpräparate oder über die tägliche Kost zuviel Antioxidantien zuführen. Ist der Antioxidantien-Cocktail hingegen nicht »stark« genug, bringt er eventuell nicht den erwünschten Nutzen.

Vorausgesetzt also, es machen sich keine negativen Begleiterscheinungen bemerkbar – Ihr Arzt rät Ihnen auch nicht aus gesundheitlichen Gründen oder wegen eines Ihnen verordneten Medikaments (wie beispielsweise Gerinnungshemmer) von Ergänzungspräparaten ab –, halten Sie sich am besten an die in der Tabelle angegebenen Mindestdosen. Bei diesen Mengen sollte man es in erster Linie auch deshalb belassen, weil nach derzeitigen wissenschaftlichen Erkenntnissen höhere Dosen an Zusatzpräparaten offenbar keinen zusätzlichen Nutzen bringen. Ermitteln Sie anhand der Tabelle Ihren individuellen Tagesbedarf, und beherzigen Sie beim Kauf und der Einnahme von Antioxidantien die genannten Richtlinien.

Mag sein, Sie haben auf den vorangegangenen Seiten bereits Antwort auf die eine oder andere Frage gefunden, die Sie im Zusammenhang mit Vitamin- und Mineralstoffpräparaten beschäftigt. Aber es gibt noch eine Reihe weiterer Punkte, zu denen ich immer wieder befragt werde – beispielsweise ob und wie Antioxidantien den Cholesterinspiegel oder den Blutdruck beeinflussen oder wie sie sich auf das Gesundheitsrisiko durch Rauchen und auf die Funktion des Immunsystems auswirken.

## Empfehlungen zur täglichen Vitamin- und Selenzufuhr

| Vitamine, Selen \ Alter | 5–12 Jahre | 13–21 Jahre | 22–50 Jahre | 50 Jahre und älter | Hoch- leistungs- training oder Gewicht über 95 kg |
|---|---|---|---|---|---|
| **Vitamin C** | | | | | |
| Frauen | 500 mg | 500 mg | 1 000 mg | 1 000 mg | 2 000 mg |
| Männer | 500 mg | 1 000 mg | 1 500 mg | 2 000 mg | 3 000 mg |
| **Vitamin E** | | | | | |
| Frauen | 200 I.E. | 400 I.E. | 400 I.E. | 600 I.E. | 1 200 I.E. |
| Männer | 200 I.E. | 400 I.E. | 400 I.E. | 600 I.E. | 1 200 I.E. |
| **Beta-Carotin** | | | | | |
| Frauen | 10 000 I.E. | 25 000 I.E. | 25 000 I.E. | 50 000 I.E. | 50 000 I.E. |
| Männer | 10 000 I.E. | 25 000 I.E. | 25 000 I.E. | 50 000 I.E. | 50 000 I.E. |
| **Selen** (nach Wahl) | | | | | |
| Frauen | 50 µg | 50 µg | 50 µg | 50 µg | 100 µg |
| Männer | 50 µg | 50 µg | 50 µg | 50 µg | 100 µg |

# Wirken sich Antioxidantien auf den Cholesterinspiegel aus?

Antioxidantien können einer *koronaren Herzkrankheit vorbeugen, unabhängig von möglichen Veränderungen des Cholesterinspiegels.* Hauptakteur bei der Vernichtung der freien Radikale, die die Oxidation des »schlechten« LDL-Cholesterins bewirken und damit die Entstehung von Plaques und im weiteren Verlauf den Verschluß der Arterien begünstigen, ist hier das Vitamin E. Zunehmend mehr Befunde deuten darauf hin, daß Vitamin C die Schutzfunktion von Vitamin E erhöht. Wie in die-sem Buch immer wieder erwähnt, entspricht diese Aussage den jüngsten wissenschaftlichen Erkenntnissen.

Das heißt aber *nicht*, und darin bin ich mir mit der Mehrheit der übrigen Experten einig, daß angesichts dieser neuen Erkenntnisse über die Rolle der Antioxidantien bei der Vorbeugung gegen koronare Herzkrankheit Ihrem Cholesterinspiegel keine Bedeutung mehr zukommt. Im Gegenteil – eine auf ausreichende Antioxidantienzufuhr ausgerichtete Lebensweise muß immer mit einer fettarmen Kost und anderen cholesterinsenkenden Maßnahmen gekoppelt sein. Was den Cholesterinspiegel angeht, ziehen manche Menschen offenbar doppelten Nutzen aus der Zufuhr von Antioxidantien. Neben der Abschirmung gegen freie Radikale ist bei ihnen zudem eine Senkung des Gesamt-Cholesterinspiegels und eine Zunahme des »guten« HDL-Cholesterins zu beobachten.

Ehe ich eingehender auf dieses Thema eingehe, möchte ich nochmals ins Gedächtnis zurückrufen, was es mit dem Cholesterin und den Lipiden (Blutfetten) in Ihrem Körper auf sich hat.

*Gesamt-Cholesterin* ist ein Blutfettwert, der in »Milligramm pro Deziliter« oder »mg/dl« angegeben wird. Ganz allgemein betrachtet, liegt der optimale Gesamt-Cholesterinwert unter 200 mg/dl, weist aber im einzelnen geschlechts- und altersspezifische Unterschiede auf. Untersuchungen haben gezeigt, daß mit jeweils einem Prozent Anstieg des Gesamt-Cholesterins über 200 das Risiko für eine Herz- oder Herz-Kreislauf-Erkrankung um zwei Prozent zunimmt.

Hauptbestandteil des Gesamt-Cholesterins sind in der Regel die kurz als *LDL-Cholesterin* bezeichneten »Low Density Lipoproteins« (= Lipoproteine geringer Dichte). LDL wird oftmals als »schlechtes« Cholesterin bezeichnet, weil es unter dem Einfluß von freien Radikalen oxidiert und dann – von Freßzellen vertilgt – Plaques bildet, die im Laufe der Zeit die Arterien blockieren. Im allgemeinen sollte der LDL-Cholesterinspiegel unter 130 mg/dl liegen – ein Wert, der aber gleichfalls alters- und geschlechtsspezifischen Schwankungen unterliegt.

Einen weiteren wichtigen Bestandteil des Gesamt-Cholesterins bilden die als *HDL-Cholesterin* bezeichneten »High Density Lipoproteins« (= Lipoproteine hoher Dichte). Ein hoher Anteil dieses sogenannten »guten« Cholesterins gilt als Parameter für ein vermindertes Risiko von Herz-Kreislauf-Erkrankungen und Herzinfarkt. Bei Männern sollten die HDL-Cholesterinspiegel 45 mg/dl oder mehr betragen, bei Frauen 55 mg/dl oder darüber. Erstrebenswert für einen optimalen Schutz wären bei beiden Geschlechtern noch höhere HDL-Anteile.

Besonders wichtig ist das *Verhältnis* von Gesamt-Cholesterin zu HDL-Cholesterin. Idealerweise sollte der Quotient bei Männern maximal 4,0 und bei Frauen 3,2 betragen, bei jüngeren Menschen beiderlei Geschlechts (unter 40 Jahre und jünger) sollte er noch niedriger sein.

Hier ein Beispiel zur Berechnung des Quotienten: Bei einem Gesamt-Cholesterinwert von 180 und einem HDL-Cholesterinanteil von 60 ergibt sich der Quotient aus $180 : 60 = 3,0$.

Auch wenn man dem Verhältnis von Gesamt-Cholesterin zu HDL-Cholesterin nach wie vor große Bedeutung beimißt, richtet sich die Aufmerksamkeit in jüngster Zeit vermehrt auf den absoluten HDL-Wert. Nach Auffassung einiger Wissenschaftler ist ein HDL-Cholesterinspiegel unter 35mg/dl vermutlich der zuverlässigste Einzelindikator für eine drohende Koronarerkrankung.

Im Zuge weiterführender Untersuchungen, die DR. SCOTT GRUNDY an der Southwestern Medical School der Universität von Texas in Dallas durchführt, kristallisierte sich mittlerweile ein sogenanntes »todbringendes Quartett« heraus – eine Kombination von hohen Glukose- oder Blutzuckerspiegeln, hohen Triglyzeridwerten, Bluthochdruck und niedrigen HDL-Cholesterinspiegeln bei ein und demselben Patienten. Noch gravierender wird dieses Problem durch die beiden zusätzlichen Risikofaktoren Übergewicht und Bewegungsmangel; aber auch genetische Faktoren scheinen daran beteiligt zu sein.

In der Vergangenheit herrschte die Ansicht vor, die meisten Menschen könnten ihre Spiegel an Gesamt-Cholesterin und »schlechtem« LDL-Cholesterin allein durch eine fettarme Kost senken, die vor allem wenig gesättigte Fette und möglichst wenige cholesterinreiche Nahrungsmittel enthält. Zusätzlich wurde darauf verwiesen, daß Ausdauersport, beispielsweise ein wöchentliches Lauftraining von mehreren Meilen, die Entstehung von »gutem« HDL-Cholesterin begünstige. Erst in jüngster Zeit wurde damit begonnen, die Ergebnisse einer Reihe von Untersuchungen eingehender zu interpretieren, die darauf hindeuten, daß Antioxidantien Einfluß auf den Cholesterinspiegel ausüben können.

DAVID TROUT beispielsweise, Forscher am U.S. Department of Agriculture (US-Landwirtschaftsministerium), faßte 1991 im *American Journal of Clinical Nutrition* die Befunde einer Reihe einschlägiger Cholesterin-Studien zusammen. Nach seinen Angaben weiß man bereits seit über zehn Jahren, daß bei der überwiegenden Anzahl von Menschen, die entweder über die Nahrung zuwenig Vitamin C aufnehmen oder erhöhte Gesamt-Cholesterinwerte aufweisen, eine Tagesdosis von 500 bis 1000 mg Vitamin C den Gesamt-Cholesterinspiegel senkt. In den drei von ihm zitierten Studien verminderte sich bei den Personen, die Vitamin C einnahmen, das Gesamt-Cholesterin um über zehn Prozent.

Nach den Befunden einer 1971 in der britischen medizinischen Fachzeitschrift *Lancet* veröffentlichten Studie von C. R. SPITTLE führte bei einer Gruppe von Versuchspersonen mit normalem Cholesterinspiegel die tägliche Verabreichung von 1000 mg Vitamin C zur Abnahme des Gesamt-Cholesterins um durchschnittlich acht Prozent. Ähnliche Untersuchungen erbrachten aber keine Bestätigung dieses Resultats.

Was den Einfluß von Vitamin C auf das »gute« HDL-Cholesterin angeht, ist in drei von DR. TROUT angeführten wissenschaftlichen Berichten die Rede von einer positiven Wechselwirkung zwischen den Ascorbinsäure-Konzentrationen im Blut einerseits und den HDL-Cholesterinspiegeln andererseits. (Ascorbinsäure = Vitamin C.) Zwei dieser Studien wurden mit älteren Männern, die dritte mit älteren Frauen durchgeführt. Andere Untersuchungen mit jüngeren Männern in den Dreißigern erbrachten allerdings keinen Nachweis dieser Wechselwirkung.

Insgesamt gibt es derzeit also einige vorläufige wissenschaftliche Resultate, die die Vermutung zulassen, daß Vitamin C das Absenken des Gesamt-Cholesterins und den Anstieg des »guten« HDL-Cholesterins begünstigen kann; insbesondere bei Männern und Frauen jenseits der fünfzig. Ich selbst kann mit einigen klinischen Befunden aufwarten, die in dieselbe Richtung weisen. Erhoben wurden sie bei einem Patienten von mir, der sich als einer der ersten die

Prinzipien des Antioxidantien-Programms zu eigen machte, sowie bei dessen von anderen Kollegen betreuten Familienangehörigen.

# Familienreport: Fallstudie über den Einfluß von Antioxidantien auf das Cholesterin

Mein Patient – ich nenne ihn einfach Jim – ist 52 Jahre alt, kommt aus New York und hatte jahrelang mit einem sehr niedrigen Spiegel an »gutem« HDL-Cholesterin zu kämpfen. Sein 47jähriger Bruder Kevin aus Montana hatte ebenfalls einen relativ geringen HDL- und dazu einen hohen Gesamt-Cholesterinwert. Und bei Grace aus Georgia, der 77jährigen Mutter der beiden, zeigte sich dasselbe Bild – hohes Gesamt-Cholesterin und niedriges HDL-Cholesterin.

## Die Mutter aus Georgia

Grace hatte Probleme mit ihrem Gesamt-Cholesterin. Eine Blutanalyse im Oktober 1992 ergab einen Cholesterinspiegel von 259 mg/dl – ein Wert, der sie in den Personenkreis mit hohem Risiko für koronare Herzkrankheit einreihte. Um in ihrem Alter einigermaßen sicher vor Herz-Kreislauf-Erkrankungen zu sein, hätte ihr Gesamt-Cholesterin unter 227 liegen müssen.

Grace's Blutfettwerte waren noch aus einem anderen Grund besorgniserregend. Ihr »gutes« HDL-Cholesterin betrug nur 45 – wiederum ein Befund, der eine beachtliche Gefahr für ihre Koronararterien darstellte. Für einen optimalen Schutz wäre ein HDL-Spiegel von über 74 erforderlich gewesen.

Hinzu kam ein weiteres Problem. Der Anteil an »schlechtem« LDL-Cholesterin belief sich auf 163 – ein Wert, der einem mittleren Risiko für koronare Herzkrankheit gleichkommt. Mit einem LDL-Spiegel von 149 oder darunter hätte sich Grace außerhalb der Gefahrenzone befunden.

Und schließlich ergab sich aus den Werten ein Verhältnis zwischen Gesamt-Cholesterin und HDL-Cholesterin von 5,76; dieser Befund bedeutete in bezug auf koronare Herzkrankheit ein sehr hohes Risiko für Grace. Mit einem Quotienten von 3,2 oder darunter hätte sie sich keine Sorgen machen müssen.

Grace trainierte damals bereits seit mehr als einem Jahr regelmäßig und marschierte an fünf bis sechs Tagen der Woche über eine Stunde lang in flottem Tempo. Durch ein solches Ausdauertraining steigt der HDL-Spiegel oftmals ganz beträchtlich an. Doch nicht so bei Grace. Sie fühlte sich durch das Gehen zwar wesentlich wohler und vitaler, aber es brachte ihr keinen Anstieg des HDL-Cholesterins.

Der Arzt der alten Dame machte sich Gedanken wegen ihres unausgewogenen Cholesterinprofils und verordnete ihr das lipidsenkende Medikament Zocor®. Daraufhin kam es zu einem merklichen Rückgang des Gesamt-Cholesterins auf 194 und des »schlechten« LDL-Cholesterins auf 90, während das »gute«

HDL-Cholesterin auf 62 anstieg. Mit diesen Werten und einem neuen Quotienten von 3,1 war Grace gegen koronare Herzkrankheit hervorragend abgeschirmt.

Angesichts dieser beachtlichen Verbesserung ihres Cholesterinprofils konnte Grace mit Einverständnis ihres Arztes auf die halbe Dosis des Medikaments zurückgehen. Dann aber stieg der Gesamt-Cholesterinspiegel erneut auf über 250 an; gleichzeitig verminderte sich das HDL, damit wurde auch der Quotient wieder größer. Die Gefahr für koronare Herzkrankheit nahm also wieder zu.

Zu diesem Zeitpunkt erzählte Jim, der Sohn aus New York, seiner Mutter von dem positiven Einfluß von Antioxidantien, insbesondere der Vitamine E, C und Beta-Carotin. Es dauerte keine Woche, und Grace nahm täglich 1000 I.E. Vitamin E, 500 mg Vitamin C und 25 000 I.E. Beta-Carotin ein. (Diese Dosen liegen etwas unter jenen, die ich Frauen ihres Alters und ihrer Kondition empfehle. Vor allem sportlich sehr aktive Frauen jeden Alters sollten täglich 1200 I.E. Vitamin E, 2000 mg Vitamin C und 50 000 I.E. Beta-Carotin zuführen.) Doch selbst die geringeren Dosen, die Grace einnahm, zeitigten höchst ermutigende Resultate. Ihr letztes Cholesterinprofil – fünf Monate nach Beginn der Antioxidantieneinnahme im September 1993 erstellt – sah so aus:

| | |
|---|---|
| Gesamt-Cholesterin | 228 |
| HDL- oder »gutes« Cholesterin | 102 |
| LDL- oder »schlechtes« Cholesterin | 77 |
| Gesamt-Cholesterin : HDL- Cholesterin | 2,24 |

Diese Ergebnisse waren bemerkenswert. Das HDL stieg um mehr als 65 Prozent über den Wert vor Beginn des Antioxidantien-Programms an. Auch das Verhältnis zwischen Gesamt-Cholesterin und HDL war niedriger als zuvor, und dies bedeutete einen noch besseren Schutz vor koronarer Herzkrankheit. Die unter der alleinigen Einwirkung des Medikaments Zocor® erreichten Werte waren nicht so günstig wie die Ergebnisse, die sich durch die Kombination von Lipidsenker und Antioxidantien einstellten.

Auch wenn der Gesamt-Cholesterinspiegel noch etwas erhöht ist, ist ein Großteil davon »gutes« HDL und nur eine geringe Menge »schlechtes« LDL. Bei einem Cholesterinprofil wie diesem mache ich mir wegen des Gesamt-Cholesterins eines Patienten niemals Gedanken.

Worauf lassen sich diese positiven Veränderungen nun zurückführen? Möglicherweise sind der sehr hohe HDL- und der sehr niedrige LDL-Anteil sowie der hervorragende Quotient dem Einfluß der Antioxidantien zu verdanken. Vielleicht sorgte aber auch das Zusammenwirken von Zusatzpräparaten und Zocor® für eine Verbesserung des Cholesterinspiegels.

Ich möchte allerdings betonen, daß man den günstigen Einfluß von Antioxidantien auf das Cholesterin derzeit für »möglich« hält. Das heißt, ob sie ein anomales Cholesterinprofil tatsächlich korrigieren können, ist derzeit wissenschaftlich noch nicht zweifelsfrei belegt.

## Der Sohn aus New York

Jim ist 52 Jahre alt und seit zwölf Jahren mein Patient. Seine HDL-Spiegel waren immer ziemlich niedrig und bewegten sich in der Regel um 35 mg/dl. Im Februar 1992 beispielsweise registrierte man bei ihm einen HDL-Wert von 36, und dies bedeutete für ihn – bezogen auf sein Alter – ein sehr hohes Risiko für koronare Herzkrankheit.

Unterstützt von geringen Tagesdosen (1000–1500 mg) des Vitamins Niacin, einer wirksamen cholesterinsenkenden Substanz, schaffte es Jim zumeist, seinen Gesamt-Cholesterinspiegel unter 200 zu halten. Auf den ungewöhnlich niedrigen HDL-Anteil hatte das Präparat allerdings keinen Einfluß; das Resultat war letztendlich ein großer Gesamt-Cholesterin: HDL-Quotient und damit ein hohes bis sehr hohes Risiko.

Bei der besagten Untersuchung im Februar 1992 belief sich Jims Gesamt-Cholesterin auf unbedenkliche 196, aber mit 5,4 lag das Verhältnis von Gesamt-Cholesterin zu HDL-Cholesterin im mittleren Risikobereich.

Jim beschloß, sich meinem Antioxidantien-Programm anzuschließen. Seit nahezu 20 Jahren sportlich aktiv, wechselte er drei- bis viermal wöchentlich regelmäßig zwischen langsamem Jogging und Rückschlagspielen ab. Hinzu kam – ebenfalls drei- bis viermal pro Woche – ein regelmäßiges, aus Gymnastik und der Arbeit mit Gewichten kombiniertes Krafttraining. Anfang August 1992 begann Jim dann mit der täglichen Einnahme von antioxidativen Vitaminpräparaten in folgender Dosierung:

| | |
|---|---:|
| Beta-Carotin | 25 000 I.E. |
| Vitamin E | 400 I.E. |
| Vitamin C | 1000 mg |

Zwei dieser Vitamine hatte er zuvor schon mit ziemlicher Regelmäßigkeit eingenommen, und zwar 400 I.E. Vitamin E und 500 mg Vitamin C. Meiner Ansicht nach reichten aber diese relativ geringen Mengen für ihn nicht aus, und tatsächlich blieben sie offenbar ohne Einfluß auf sein Cholesterinprofil.

Mit der Steigerung der Antioxidantienzufuhr änderte sich jedoch das Bild. Eine Blutanalyse, die fünf Wochen nach Beginn des neuen Einnahmeschemas durchgeführt wurde, ergab dann folgende Werte:

| | |
|---|---:|
| Gesamt-Cholesterin | 205 |
| HDL-Cholesterin | 45 |
| LDL-Cholesterin | 140 |
| Gesamt-Cholesterin : HDL-Cholesterin | 4,6 |

Trotz eines leichten Anstiegs des Gesamt-Cholesterins im Vergleich zu vorhergehenden Analysen zeigte sich bei Jim ein wesentlich günstigeres Verhältnis zwischen Gesamt-Cholesterin und HDL. Mit seinem Quotienten lag er nun dicht an 4,2, dem seinem Alter entsprechenden Grenzwert für eine geringe Gefährdung. Ursache dieser positiven Entwicklung war der deutliche Anstieg des »guten« HDL-Cholesterins um erstaunliche 25 Prozent.

Die Verbesserung des Cholesterinprofils hielt an. Bei Jims nächster Untersuchung im April 1993 ergaben die Blutanalysen folgende Werte:

| Gesamt-Cholesterin | 194 |
|---|---|
| HDL-Cholesterin | 47 |
| LDL-Cholesterin | 121 |
| Gesamt-Cholesterin : HDL-Cholesterin | 4,1 |

Diesmal zeigte sich auch eine Senkung der Gesamt-Cholesterin- und LDL-Spiegel. Und da Jim seine Eßgewohnheiten nicht geändert hatte, war mit ziemlicher Sicherheit davon auszugehen, daß die Antioxidantien diese Herabsetzung bewirkt hatten.

Gleichzeitig war der HDL-Anteil auf den höchsten Wert gestiegen, den wir bei diesem Patienten jemals registriert hatten. Mit 47 mg/dl lag das HDL nun im Bereich »mäßiges bis geringes Risiko« und näherte sich der bei 52 mg/dl liegenden Grenze zur Kategorie »geringes Risiko«. Im Vergleich zum Resultat unmittelbar vor Erhöhung der Antioxidantienzufuhr war Jims HDL-Spiegel um 30,5 Prozent gestiegen. Und was noch mehr zählte – mit dem günstigen Verhältnis zwischen Gesamt-Cholesterin und HDL-Cholesterin gehörte er nun zu den Personen mit geringem Risiko für koronare Herzkrankheit.

Was aber bewirkte diese beachtliche Verbesserung? Allem Anschein nach waren die Antioxidantien am Anstieg des HDL-Anteils, an der Verbesserung des Quotienten und vielleicht auch an der Herabsetzung der Gesamt-Cholesterin- und LDL-Spiegel entscheidend beteiligt. Möglicherweise beruhten die Veränderungen im Cholesterinprofil – wie bei Jims Mutter – auf einer Wechselwirkung zwischen Medikament (Niacin) und Vitaminpräparaten. Vielleicht war dies aber auch allein das Werk der Antioxidantien.

Um festzustellen, was geschieht, wenn jemand zwar Antioxidantien, aber kein lipidsenkendes Medikament nimmt, bat ich um Unterlagen des Cholesterinprofils von Jims Bruder Kevin, der in Montana lebt.

## Der Sohn aus Montana

Kevin war 47 Jahre alt, nahm keinerlei Medikamente ein und ließ über einen Zeitraum von viereinhalb Jahren drei Blutuntersuchungen vornehmen. Die erste dieser Analysen im Juni 1989 ergab folgende Werte:

| Gesamt-Cholesterin | 254 |
|---|---|
| HDL-Cholesterin | 51 |
| LDL-Cholesterin | 168 |
| Gesamt-Cholesterin : HDL-Cholesterin | 4,98 |

Wie Sie sehen, war der Gesamt-Cholesterinspiegel hoch, und damit gehörte Kevin zum Personenkreis mit hohem Risiko für koronare Herzkrankheit. Genaugenommen bewegte er sich sogar am Rande der Kategorie »sehr hohes Risiko«, die – bezogen auf sein Alter – bei 257 beginnt. Und auch sein Anteil an »schlechtem« LDL-Cholesterin bedeutete eine hochgradige Gefährdung.

Im Gegensatz zu seiner Mutter und seinem Bruder wies Kevin jedoch einen annähernd normalen HDL-Wert auf, der aber dennoch ein mäßiges Risiko darstellte. Offenbar besaß Kevin nicht die genetisch bedingte Veranlagung seiner Angehörigen für anomal niedrige HDL-

Spiegel. Aufgrund dieses höheren HDL-Wertes ergab sich für ihn – verglichen mit den ersten Testergebnissen seines Bruders – ein günstigerer Quotient, mit dem er sich jedoch immer noch im mittleren Risikobereich für koronare Herzkrankheit bewegte.

Zum Zeitpunkt der ersten Cholesterinbestimmung trieb Kevin so gut wie keinen Sport, achtete kaum auf seine Ernährung und nahm auch keine Antioxidantien ein. Kurz nach diesem Test wurde er jedoch aktiver. Er lief nun zwei- bis dreimal wöchentlich zwei Meilen, und mindestens einmal pro Woche radelte er in den nahegelegenen Bergen. Im Oktober 1989 waren nach einer zweiten Analyse leichte Veränderungen bei seinen Blutfettwerten zu erkennen:

| | |
|---|---|
| Gesamt-Cholesterin | 237 |
| HDL-Cholesterin | 52 |
| LDL-Cholesterin | 161 |
| Gesamt-Cholesterin : HDL-Cholesterin | 4,6 |

Der Anstieg des »guten« HDL-Cholesterins um einen Punkt war möglicherweise der vermehrten körperlichen Aktivität, vielleicht aber auch einer Laborwert-Toleranz zuzuschreiben. Auf alle Fälle aber bedeutete der HDL-Spiegel von 52 mg/dl im Hinblick auf koronare Herzkrankheit einen geringen Gefährdungsgrad und einen »hervorragenden Schutz«. Kevins Organismus sprach offenbar – wie dies häufig zu beobachten ist – auf das Ausdauertraining an, während sich bei seiner Mutter und seinem Bruder, die beide regelmäßig Sport trieben, eine solche Reaktion nicht einstellte.

Während dieser sechs Monate blieben Kevins Ernährung und Gewicht unverändert; aber es ist anzunehmen, daß dieses beachtliche Mehr an körperlicher Aktivität eine Zunahme an Muskelmasse und eine Abnahme von Körperfett bewirkte. Aus einer solchen Verschiebung würde sich die Senkung des Gesamt-Cholesterins und des LDL-Anteils erklären, die beide umgekehrt mit einem wachsenden Körperfettanteil in der Regel auch ansteigen. Und mit der Verminderung des Gesamt-Cholesterins und der Zunahme des HDL-Cholesterins wurde auch das Verhältnis zwischen diesen beiden Werten etwas günstiger.

Im Vergleich zum Oktober 1989 war Kevin 1993 wesentlich bequemer geworden. Er vertilgte pfundweise Kuchen und Pasteten, hatte ein Kilogramm an Gewicht zugelegt und bemerkte dem Arzt gegenüber, er treibe keinen Sport und arbeite immer sehr lange. Allerdings hatte er im April 1993 mit der täglichen Einnahme von Antioxidantien in Form von Präparaten begonnen, und zwar in folgender Dosierung:

| | |
|---|---|
| Beta-Carotin | 25 000 I.E. |
| Vitamin E | 400 I.E. |
| Vitamin C | 1000 mg |
| (die er im Juli 1993 auf 500 mg reduzierte) | |

Im Oktober 1993 wies Kevins Cholesterinprofil folgende Werte auf:

| | |
|---|---|
| Gesamt-Cholesterin | 248 |
| HDL-Cholesterin | 52 |
| LDL-Cholesterin | 166 |
| Gesamt-Cholesterin : HDL-Cholesterin | 4,77 |

Im Vergleich zum Oktober 1989 zeigten sich bei diesem Profil trotz mangelnder sportlicher Aktivität und ungesunder Ernährung kaum Veränderungen. Die Werte für Gesamt- und LDL-Cholesterin waren etwas höher – zweifellos das Resultat von fettreicherer Kost und Gewichtszunahme. Aber der HDL-Spiegel hatte sich gegenüber der Zeit, in der Kevin regelmäßig trainiert hatte, nicht verändert. Wie läßt sich das Ergebnis dieses Bluttests bewerten? Günstige, durch Antioxidantien-Präparate bewirkte Veränderungen der Cholesterin- oder Lipoproteinspiegel im Blut sind bei Kevin wohl nicht zu erwarten. Gewiß aber kann man damit rechnen, daß die Antioxidantien die Oxidation von LDL in den Arterienwänden hemmen. Überdies wage ich zu behaupten, daß Kevins Cholesterinprofil durch zusätzliches regelmäßiges Ausdauertraining mit geringer Intensität noch günstiger ausgesehen hätte. Nach den Ergebnissen einer einschlägigen Studie von SCOTT GRUNDY bietet die kombinierte Einnahme der antioxidativen Vitamine E, C und Beta-Carotin einen wirksameren Schutz gegen die Oxidation von LDL als die alleinige Zufuhr eines dieser Vitamine. Diese Ergebnisse sprechen nicht nur für ein günstiges Zusammenwirken der Präparate, sondern auch für die Einnahme des Antioxidantien-»Dreier«-Cocktails zur Vorbeugung gegen koronare Herzkrankheit. Inwieweit jedoch antioxidative Zusatzpräparate den Cholesterinspiegel bei einzelnen Bevölkerungsgruppen tatsächlich beeinflussen können, muß durch weitere wissenschaftliche Untersuchungen noch geklärt werden.

# Können antioxidative Ergänzungspräparate den Blutdruck senken?

Im Jahre 1978 begann in den Vereinigten Staaten, Japan und Finnland eine Reihe von Untersuchungen an Männern und Frauen unterschiedlichen Alters, die den Nachweis erbrachten, daß eine an Vitamin C besonders reiche Kost zu einer Senkung des systolischen und diastolischen Blutdrucks führte.

Zunächst eine kleine Gedächtnisstütze: Der *systolische* Blutdruck, das ist der »obere« oder erste Wert einer Blutdruckmessung, zeigt in Millimeter Quecksilbersäule (mmHg) den Druck an, den das Blut während der Pumpfunktion des Herzens auf die Arterienwand ausübt. Und der *diastolische* Druck, also der »untere« oder zweite Wert, gibt Auskunft über den vom Blut auf die Gefäßwand ausgeübten Druck während der »Ruhephase« des Herzens zwischen den Schlägen. Der normale Blutdruck ist 120/80 mmHg.

Mit einer im Jahre 1984 im *Journal of the Oklahoma Medical Association* veröffentlichten Studie an 23 Frauen, die sich nahe der Grenze zum Bluthochdruck befanden, bestätigte der Wissenschaftler E. T. KOH frühere Befunde. Der systolische Druck dieser Frauen bewegte sich zwischen 140 und 160 mmHg, ihr diastolischer Druck zwischen 90 und 100 mmHg. KOH verabreichte den Probandinnen drei Monate lang täglich zusätzlich 1000 mg Ascorbinsäure (Vitamin C) und registrierte anschließend eine Ab-

123

nahme des systolischen und diastolischen Drucks um durchschnittlich sieben beziehungsweise vier Punkte.

DR. DAVID TROUT vom Carbohydrate Nutrition Laboratory am Beltsville Human Nutrition Research Center des US-Landwirtschaftsministeriums führte eine bisher unveröffentlichte Untersuchung an zwölf von Bluthochdruck bedrohten Patienten im Alter zwischen 35 und 74 Jahren durch. Zunächst erhielten die Probanden sechs Wochen lang täglich 1000 mg Vitamin C und im Anschluß an eine zweiwöchige Unterbrechung weitere sechs Wochen lang ein Placebo-Präparat. Bei dieser Gruppe führten die hohen Vitamin-C-Gaben zu einer Senkung des systolischen Blutdrucks, während der diastolische Druck unverändert blieb.

Welche Schlußfolgerungen lassen sich nun aus diesen Befunden ziehen? Personen mit Neigung zu überhöhtem Blutdruck tun offenbar sehr gut daran, Vitamin-C-Präparate in den in diesem Buch empfohlenen Tagesdosen von 1000 mg oder darüber einzunehmen. Ich kann dem, was DR. TROUT sagt, nur zustimmen:

> Selbst bei einer als gut oder ausgezeichnet geltenden Versorgung mit Vitamin C scheint der Blutdruck auf zusätzliche Gaben von Ascorbinsäure (Vitamin C) zu reagieren. Dieser Befund ist so neu und so bedeutsam, daß er weitergehende Untersuchungen rechtfertigt.

# Können Antioxidantien Zigarettenraucher und passive Raucher auf irgendeine Weise schützen?

Erstes und oberstes Gebot für die Erhaltung der Gesundheit war und ist für mich die Aufforderung: »Rauchen Sie keine Zigaretten!« – dazu stehe ich auch unerschütterlich. Im Zuge meiner Forschungsarbeiten über freie Radikale erfuhr ich aber zu meiner Verwunderung, daß Antioxidantien – insbesondere bei Einnahme in relativ hohen Dosen – Rauchern unter Umständen ganz erheblichen Schutz vor Lungenkrebs und Schädigungen durch freie Radikale bieten können.

Aus der Fülle wissenschaftlicher Erkenntnisse hier einige Beispiele:

**Beta-Carotin.** Im Rahmen der zwischen 1973 und 1975 begonnenen und 1989 veröffentlichten Multiple Risk Intervention Trial Study überprüfte man den Zusammenhang zwischen Beta-Carotin-Serumkonzentrationen und manifestem Lungenkrebs. Die Wissenschaftler stellten fest, daß die an Lungenkrebs erkrankten Raucher wesentlich niedrigere Beta-Carotin-Spiegel aufwiesen als jene, die vom Krebs verschont blieben. Nach der 1991 im *American Journal of Clinical Nutrition* zitierten Aussage von ANTHONY DIPLOCK zu dieser Studie lieferten die Ergebnisse »einen weiteren Beweis für die Schutzwirkung von Beta-Carotin gegen Lungenkrebs bei Rauchern.«

Demgegenüber ergab die 1994 weithin bekannt gewordene Studie des finnischen Nationalen Krebsinstituts an männlichen Rauchern einen Anstieg von Lungenkrebs in der Gruppe, die hohe Dosen von Beta-Carotin eingenommen hatte. Sämtliche in dieser Untersuchung erfaßten Personen hatten jedoch 36 Jahre lang im Durchschnitt eine Schachtel Zigaretten pro Tag geraucht und erst danach nur über wenige Jahre hinweg Zusatzpräparate eingenommen.

**Vitamin E.** 1991 stellte LESTER PACKER vom Department of Molecular and Cell Biology der Universität von Kalifornien in Berkeley die Schutzfunktion von Vitamin E in verschiedenen biologischen Systemen, darunter auch im menschlichen Organismus, dar.

Er berichtete über eine 1988 an Rauchern durchgeführte Untersuchung, in deren Verlauf die tägliche Gabe von 800 I.E. Vitamin E die Freisetzung von Pentan in der Ausatemluft hemmte. (Wie Sie sich gewiß erinnern, ist Pentan ein von freien Radikalen hinterlassener Rückstand.) In einer weiteren Studie registrierte man im Sekret der unteren Luftwege von Rauchern einen Vitamin-E-Mangel, der sich aber durch die tägliche Zufuhr von 2400 I.E. Vitamin E über einen Zeitraum von drei Wochen teilweise beheben ließ. Wissenschaftler vermuten, daß die Lunge junger Raucher bei Vitamin-E-Mangel einer vermehrten Schädigung durch freie Radikale ausgesetzt ist.

Nach PACKERS Aussage schirmte Vitamin E in tierexperimentellen Untersuchungen die Lunge gegen die Auswirkungen von Zigarettenrauch beziehungsweise Ozon (dem vor allem in der Luft von städtischen Ballungsgebieten vorhandenen Schadstoff) ab. PACKER schloß daraus, daß »Vitamin E am Schutz der Lunge vor Schädigungen durch allgemeine Luftverschmutzung beteiligt ist.« Und nach den Befunden der bereits erwähnten, im April 1994 im *New England Journal of Medicine* veröffentlichten Studie an finnischen Rauchern war bei jenen, die täglich Vitamin E einnahmen, ein signifikanter Rückgang von Krebs im Bereich von Prostata, Dickdarm und Mastdarm sowie bei koronarer Herzkrankheit zu beobachten.

**Vitamin C.** RONALD ANDERSON, Wissenschaftler in der Abteilung für Immunologie des Pathologischen Instituts von Pretoria, Republik Südafrika, untersuchte die Schutzfunktion der Vitamine C, E und Beta-Carotin bei der Bekämpfung oxidativer, in Verbindung mit Zigarettenrauch entstehender Schädigungen. Wie er 1991 berichtete, beobachtete er einen Zusammenhang zwischen Zigarettenrauchen und verminderten Konzentrationen dieser Antioxidantien im Blut. ANDERSON gelangte zu dem Schluß, daß bei Rauchern die vermehrte Bildung von freien Radikalen einerseits und entzündliche Gewebsveränderungen und möglicherweise Bronchialkarzinom andererseits miteinander in Verbindung stehen. »Aber«, so merkte er an, »den mit der Nahrung zugeführten Antioxidantien Vitamin C, Vitamin E und Beta-Carotin scheint bei der Vorbeugung gegen oxidative Lungenschäden eine gewisse Bedeutung zuzukommen.«

Dem offenbar günstigen Einfluß von Vitamin C auf Raucher wurde insofern Rechnung getragen, als der offizielle RDA-Tagesbedarf (Recommended Dietary Allowances; Empfehlungen des Food and Nutrition Board der National Academy of Sciences, USA – in Deutschland entsprechen dem die Empfehlungen der DGE = Deutsche Gesellschaft für Ernährung) an Vitamin C für Raucher von 30 mg auf 60 mg angehoben wurde.

**Achtung:** Lehnen Sie sich als Raucher angesichts dieser Studien nun aber keinesfalls beruhigt zurück! Auch wenn die Befunde darauf hindeuten, daß relativ hohe Dosen von antioxidativen Präparaten Raucherschäden bis zu einem gewissen Grad entgegenwirken können, ist es nach wie vor am besten, auf das Rauchen ganz zu verzichten. Antioxidantien können eventuell die eine oder andere Schädigung wettmachen, sind aber gewiß kein Allheilmittel.

# Helfen Antioxidantien im Kampf gegen AIDS?

Am Rande der Forschungsarbeiten über Antioxidantien und freie Radikale stehen das Thema AIDS und das diese Krankheit hervorrufende HIV-Virus. Auf einer Konferenz der National Institutes of Health im November 1993 berichteten Wissenschaftler von Untersuchungen über den Zusammenhang zwischen HIV-Virus und der vermehrten Aktivität von freien Radikalen. Sie betonten, daß

freie Radikale bei dieser Erkrankung das körpereigene Immunsystem schwächen oder gar zerstören können.

Im einzelnen berichtete man während der Konferenz über folgende Befunde:

❑ Die Ergebnisse einer Harvard-Studie lieferten Hinweise darauf, daß sich eine anomale, zerstörerische Verbindung von Körperzellen, zu der es in Gegenwart des HIV-Virus kommt, durch Einnahme von Antioxidantien möglicherweise unterbinden läßt.

❑ In einer Untersuchung der Johns Hopkins School of Hygiene and Public Health registrierte man bei AIDS-Patienten einen Vitamin-A-Mangel.

❑ Wissenschaftler wiesen während der Konferenz darauf hin, daß bei AIDS-Patienten eine Vitamin-Therapie unter ärztlicher Kontrolle der vermehrten Aktivität von freien Radikalen und der für diese Krankheit typischen Unterdrückung von Immunreaktionen eventuell entgegenwirken könne. Zu den für eine solche Therapie vorgeschlagenen Vitaminen zählten unter anderem Vitamin E, Vitamin C, Beta Carotin und Vitamin A.

Angesichts dieser bislang noch nicht ausreichend fundierten Berichte sollten aber weder AIDS-Kranke noch HIV-Infizierte versuchen, auf eigene Faust mit Unmengen von Vitaminen gegen die Krankheit vorzugehen. Viele Ärzte beziehen allerdings mittlerweile eine Vitamin-Therapie in die Behandlung ihrer AIDS-Patienten ein, auch wenn bei dieser Krankheit der positive Effekt einer solchen Maßnahme noch weitgehend spekulativ ist.

Die Fülle von Erkenntnissen über den beachtlichen Nutzen von antioxidativen Präparaten spricht zweifellos für die Einnahme der Vitamine E, C und Beta-Carotin in den in diesem Buch empfohlenen Dosierungen. Zahlreiche Ärzte nehmen diese Präperate seit Jahren ein und taten dies bereits, noch ehe sich das Interesse der Wissenschaftler gezielt der Antioxidantienforschung zuwandte. Wesentlich höhere Dosen als die derzeit geltenden RDA-Empfehlungen werden im Laufe der nächsten zwei bis fünf Jahre mit Sicherheit nicht zu umgehen sein; und Ärzte, die mit der Entwicklung auf dem medizinischen Sektor Schritt halten, werden sich an diesen Normen orientieren. Weshalb also warten? Halten Sie sich einfach – soweit Sie es nicht ohnehin schon tun – an die neuen Empfehlungen für die Einnahme von Antioxidantien. Und denken Sie dabei an den Satz im *Wellness Letter* der Universität von Kalifornien in Berkeley: »Die Rolle, die diese Substanzen bei der Vorbeugung gegen Krankheiten spielen, steht außerhalb jeder Diskussion.«

# 7

# Kochen und Essen mit Blick auf Antioxidantien

Seit Jahren befasse ich mich eingehend mit dem Thema Antioxidantien. Und seither achte ich – obwohl beileibe kein Meisterkoch – sorgsam auf die Auswahl und die Aufbewahrung meiner Nahrungsmittel und die Zubereitung der Speisen. Zur Stärkung der körpereigenen Abwehr gegen freie Radikale sind Zusatzpräparate zwar unentbehrlich, aber wie das Wort »Zusatz« schon sagt, dienen solche Präparate nicht dem Ersatz, sondern der Ergänzung einer gesunden Ernährung. Fundament der Nährstoffzufuhr ist und bleibt eine an Antioxidantien reiche Kost. Neben den Antioxidantien enthalten Nahrungsmittel auch noch andere Substanzen, die möglicherweise vor Krebs und koronarer Herzkrankheit schützen können.

Während mein Blick über das Speisenangebot eines Selbstbedienungsrestaurants wandert, versuche ich mir manchmal vorzustellen, wie das Gericht meiner Wahl zubereitet wurde. Und dann kommen mir allerlei Fragen:

❏ Welches der einzelnen Nahrungsmittel hat – vorausgesetzt, sie haben durch Lagerung oder Zubereitung keine Nährstoffe verloren – den größtmöglichen Gehalt an Antioxidantien?

❏ Wie und womit waren die Nahrungsmittel verpackt? Wie wurden sie aufbewahrt? Wie hoch ist der Verlust an Antioxidantien durch Vorbehandeln und Haltbarmachen der Lebensmittel?

❏ Auf welche Weise wurden die Speisen vorbereitet und gegart? Wie wirken sich diese Methoden auf den Antioxidantiengehalt aus?

❏ Wie hoch ist nach dem Verzehr dieser Mahlzeit und der Einnahme von Ergänzungspräparaten die Gesamtzufuhr an Antioxidantien an diesem Tag?

Nach solcherlei Erwägungen und anhand überschlägiger Schätzungen komme ich dann in der Regel in etwa auf die tägliche Menge von Antioxidantien, die ich über meine Kost und in Form von Präparaten zu mir nehme. Durch ungefähres Abschätzen des Antioxidantiengehalts der einzelnen Mahlzeiten im vorhinein achtet man mit der Zeit ganz von selbst auf Gemüse wie Möhren und Süßkartoffeln oder Früchte, durch die sich die tägliche Zufuhr von natürlichen »Gegnern« der freien Radikale beachtlich steigern läßt.

Genauso können auch Sie vorgehen – vorausgesetzt Sie lernen, Ihre Mahlzeiten konsequent gewissermaßen vom »antioxidativen Blickwinkel« aus zu betrachten. Leichter tun Sie sich mit dem Abschätzen des Antioxidantiengehalts Ihrer Kost, wenn Sie sich weitestgehend an die drei Punkte halten, die auf den folgenden Seiten eingehend erläutert werden.

Diese Strategie kann man zu Hause ebensogut befolgen wie im Lokal oder in einem Selbstbedienungsrestaurant. Allerdings muß man sich beim Auswärtsessen beim Kellner oder Küchenchef ganz gezielt nach Einzelheiten der Zubereitung erkundigen. Als Stammgast in einem Restaurant wird man Ihnen gewiß gern darüber Auskunft geben, wo die Nahrungsmittel eingekauft und wie sie in der Küche weiterverarbeitet werden. Ein guter Kellner klärt seinen Gast in der Regel bereitwillig darüber auf, was an diesem Tag frisch auf den Tisch kommt und was aus der Tiefkühltruhe oder anderen Vorräten stammt.

# Punkt 1: Schätzen Sie den maximalen Antioxidantiengehalt von Nahrungsmitteln!

Bei diesem ersten Punkt brauchen Sie sich nicht den Kopf darüber zu zerbrechen, wie viele Antioxidantien durch Transport, Lagerung oder Zubereitung eventuell verlorengegangen sind. Schätzen Sie einfach nach der Sorte und Menge des Lebensmittels und ohne Rücksicht auf mögliche Nährstoffverluste den maximalen Gehalt an Vitamin C, Vitamin E oder Beta-Carotin ein.

Antioxidantien sind in einer Fülle von Lebensmitteln enthalten, finden sich aber in den für eine gezielt antioxidantienreiche Ernährung erforderlichen Mengen nur in wenigen Produkten. Deshalb sollten Sie versuchen, die auf den folgenden Seiten getrennt als Beta-Carotin-, Vitamin-C- und Vitamin-E-Lieferanten aufgelisteten Nahrungsmittel zu Eckpfeilern in Ihrer täglichen Kost zu machen.

## *Nahrungsmittel mit hohem Beta-Carotin-Gehalt*

Zu den an Beta-Carotin-reichen Gemüse- und Obstsorten zählen unter anderem Süßkartoffeln, Möhren, Spinat, Brokkoli, Sommer- und Winterkürbis, Netzmelonen, Mangos und Papayas. (Beta-Carotin, eine Vorläufersubstanz von Vitamin A, wird auch als Provitamin A bezeichnet.)

Wie in Kapitel 6 bereits erwähnt, beträgt der Tagesbedarf eines Erwachsenen mindestens 25 000 I.E., und für bestimmte Personengruppen, beispielsweise Leistungssportler, 50 000 I.E. Beta-Carotin. Zur Deckung dieses Bedarfs allein aus der Nahrung, das heißt ohne Einnahme von Zusatzpräparaten, müßten Sie entsprechende Mengen von Gemüse und Obst verzehren. Hier einige Beispiele (die Mengenangaben erfolgen häufig in ml = Umrechnung des amerikanischen Tassenmaßes. Mit Hilfe eines Meßbechers wird es kein Problem sein, die erforderlichen Mengen abzumessen):

❐ 50 000 I.E. (= 30 mg) Beta-Carotin könnten Sie aus 250 ml gekochten Süßkartoffeln, 3 mittelgroßen Möhren oder 250 ml gekochtem Kürbis beziehen.
❐ Etwa 25 000 I.E. (= 15 mg) liefern ½ mittelgroße gekochte Süßkartoffel, 125 ml gekochter Kürbis, 1½ mittelgroße Möhren, 375 ml gekochter Spinat oder 2 mittelgroße Mangos.
❐ Wollen Sie – was anzunehmen ist – Gemüse und Obst essen, können Ihnen beispielsweise folgende Zusammenstellungen etwa 25 000 I.E. Beta-Carotin liefern:
  1. 125 ml gekochter Spinat, 250 ml Netzmelone, gewürfelt, und ½ rohe Möhre.
  2. 125 ml gekochter Brokkoli, 3 mittelgroße Aprikosen und 125 ml gedünstete Möhrenscheibchen.
  3. ½ mittelgroße Papaya, 125 ml Tiefkühlspinat und 125 ml gebackene Süßkartoffeln.

Werfen Sie nun einen Blick auf die Liste der Beta-Carotin-Lieferanten, das sind die Nahrungsmittel mit relativ hohem Beta-Carotin-Gehalt, der in I.E. (= Internationalen Einheiten) angegeben ist (Seite 131). In dieser Tabelle werden die Angaben »gekocht« beziehungsweise »roh« unterschieden, und diese sind an einige Voraussetzungen gekoppelt:

❐ Zum Garen wird so wenig Wasser wie möglich verwendet, das zudem vor dem Einlegen des Gemüses zum Kochen gebracht wird. Das Gemüse würde sonst auslaugen.
❐ Die Garzeiten sind so kurz, daß das Gemüse fest bleibt und noch »Biß« hat.
❐ Heben Sie das Kochwasser auf und stellen Sie es mit dem zubereiteten Gemüse auf den Tisch. (Während des Garens entweichende Nährstoffe bleiben oftmals in der Kochflüssigkeit erhalten.)
❐ Rohes Obst und Gemüse werden möglichst bald nach dem Einkauf serviert; setzen Sie es nicht länger als einen Tag der Einwirkung von Luft oder Sonnenlicht aus, und lassen Sie es niemals welken oder gar austrocknen.
❐ Beim Abmessen der Mengen sollten Sie bedenken, daß eine Mengeneinheit von tiefgefrorenem oder gegartem Gemüse oder Obst bereits mehr ist als dieselbe Mengeneinheit in rohem Zustand.

Im übrigen ist Beta-Carotin pflanzlichen Ursprungs, während Vitamin A in tierischen Nahrungsmitteln, beispielsweise in Leber, vorkommt. Nachdem nun aber der Antioxidantien-Ernährungsplan auf Beta-Carotin und nicht auf Vitamin A aufbaut, sind als Beta-Carotin-Lieferanten ausschließlich Obst- und Gemüsesorten aufgelistet.

## Beta-Carotin-Lieferanten

| Nahrungsmittel | Menge | Beta-Carotin – I.E. – |
|---|---|---|
| Aprikosen, frisch | 3 mittelgroße | 2 769 |
| Aprikosen, getrocknet | 10 Hälften | 2 534 |
| Aprikosen, tiefgefroren, gesüßt | 125 ml | 2 033 |
| Brokkoli, gekocht | 125 ml | 1 099 |
| Brokkoli, roh | 125 ml | 678 |
| Brokkoli, tiefgefroren, gekocht | 125 ml | 1 741 |
| Erbsen, tiefgefroren, gekocht | 125 ml | 534 |
| Kiwi | 1 mittelgroße | 133 |
| Kürbis, Sommersorte, gekocht | 125 ml | 7 141 |
| Kürbis, Wintersorte, gekocht | 125 ml | 3 628 |
| Löwenzahnblätter, roh | 125 ml | 3 920 |
| Mandarinen, frisch | 1 Stück | 773 |
| Mango, frisch | 1 mittelgroße | 8 060 |
| Möhren, gekocht, in Scheiben | 125 ml | 19 152 |
| Möhren, roh | 1 Stück | 20 253 |
| Netzmelone, roh, gewürfelt | 250 ml | 5 158 |
| Papaya | 1 mittelgroße | 6 122 |
| Petersilie, roh | 125 ml | 1 560 |
| Rosenkohl, gekocht | 125 ml | 561 |
| Seetang (Nori), frisch | ca. 100 g | 5 202 |
| Senfblätter, gekocht | 125 ml | 2 122 |
| Senfblätter, tiefgefroren, gekocht | 125 ml | 3 352 |
| Spargel, gekocht | 6 Stangen | 746 |
| Spinat (Dose) | 125 ml | 9 391 |
| Spinat, gekocht | 125 ml | 7 371 |
| Spinat, roh | 125 ml | 1 880 |
| Spinat, tiefgefroren | 125 ml | 7 395 |
| Steckrübenkraut, gekocht | 125 ml | 3 959 |
| Steckrübenkraut, roh | 125 ml | 2 128 |
| Süßkartoffeln (Dose) | 250 ml | 15 965 |
| Süßkartoffeln, gebacken | 375 ml | 24 877 |
| Süßkartoffeln, püriert | 125 ml | 27 968 |
| Tomaten, roh | 1 Stück | 1 394 |
| Wassermelone, frisch | 150 ml | 585 |

*Wichtig:* Die Mengenangaben erfolgen häufig in ml (= Umrechnung des amerikanischen Tassenmaßes). Mit Hilfe eines Meßbechers wird es kein Problem sein, die erforderlichen Mengen abzumessen.

## Nahrungsmittel mit hohem Vitamin C-Gehalt

Steht Ihnen der Sinn einmal nach exotischen Früchten, und wollen Sie mit einem vergleichsweise geringen Quantum an Obst gewissermaßen einen Vitamin-C-Stoß aufnehmen, sollten Sie es einmal mit der Frucht des auf den Westindischen Inseln heimischen Acerolastrauches versuchen. Diese leicht säuerlich schmeckenden, kirschähnlichen Früchte

### Vitamin-C-Lieferanten

| Nahrungsmittel | Menge | Vitamin C – mg – |
|---|---|---|
| Acerolakirschen, roh | 250 ml | 1644 |
| Acerolasaft, frisch | 250 ml | 3872 |
| Blumenkohl, gekocht | 125 ml | 34 |
| Blumenkohl, roh | 125 ml | 36 |
| Brokkoli, gekocht | 125 ml | 49 |
| Brokkoli, roh | 125 ml | 41 |
| Brokkoli, tiefgefroren, gekocht | 125 ml | 37 |
| Erdbeeren, frisch | 250 ml | 85 |
| Erdbeeren, tiefgefroren, gesüßt | 250 ml | 106 |
| Grapefruit, rosa, frisch | 2 Stück | 47 |
| Grapefruitsaft (Dose) | 250 ml | 72 |
| Grapefruitsaft, frisch | 250 ml | 94 |
| Guave, roh | 1 mittelgroße | 165 |
| Honigmelone, gewürfelt | 60 ml | 23 |
| Kiwi | 1 mittelgroße | 75 |
| Mango, frisch | 1 mittelgroße | 57 |
| Navelorange | 1 Stück | 80 |
| Netzmelone, roh, gewürfelt | 250 ml | 68 |
| Orangensaft (Dose) | 250 ml | 86 |
| Orangensaft, frisch | 250 ml | 124 |
| Orangensaftkonzentrat, tiefgefroren | 250 ml | 97 |
| Papaya, frisch | 1 mittelgroße | 188 |
| Paprikaschoten, grün, gehackt | 125 ml | 45 |
| Paprikasschoten, rot, gehackt | 125 ml | 95 |
| Preiselbeernektar | 250 ml | 108 |
| Rosenkohl, gekocht | 125 ml | 48 |
| Spargel, gekocht | 6 Stangen | 18 |
| Tomatensaft | 180 ml | 33 |
| V8-Saft | 180 ml | 37 |
| Zitronensaft, frisch | 250 ml | 112 |

*Wichtig:* Die Mengenangaben erfolgen häufig in ml (= Umrechnung des amerikanischen Tassenmaßes). Mit Hilfe eines Meßbechers wird es kein Problem sein, die erforderlichen Mengen abzumessen.

gleichen wahren Vitamin-C-»Bomben«. 250 ml rohe Acerolakirschen enthalten über 1600 mg Vitamin C, und 230 ml frischer Acerolasaft sage und schreibe 3800 mg dieses Vitamins. (Wie Sie sich gewiß erinnern, empfehle ich generell eine Tagesdosis von 1000 mg und für sehr schwergewichtige Männer oder Leistungssportler bis zu 3000 mg Vitamin C.)

Sind Acerolakirschen nicht erhältlich oder liegt Ihnen der Geschmack nicht, bietet sich eine Fülle von Alternativen. Relativ reich an Vitamin C sind Papayas, schwarze Johannisbeeren, Erdbeeren, Orangen und Orangensaft, Netzmelone sowie Preiselbeer- und Grapefruitsaft.

Wie rasch und mühelos sich eine Tagesdosis von 500 mg Vitamin C aufaddiert, zeigt folgendes Beispiel: Trinken Sie 375 ml Organgensaft, und essen Sie im Lauf des Tages noch je 125 ml rohen Brokkoli und Blumenkohl sowie 250 ml frische Erdbeeren.

Vitamin C findet sich vorwiegend in Obst und Gemüse. In der Liste (Seite 132) sind deshalb nur pflanzliche Lieferanten mit einem vergleichsweise hohen Anteil an Vitamin C aufgeführt. Der Wirkstoffgehalt dieses Vitamins wird in mg (= Milligramm) angegeben.

## Vitamin-E-haltige Nahrungsmittel

Anders als Beta-Carotin und Vitamin C ist Vitamin E in Nahrungsmitteln nicht so reichlich vorhanden, deshalb läßt sich der Tagesbedarf im Rahmen einer ausgewogenen Ernährung kaum decken. Wie es um den maximalen Gehalt an Vitamin E bestellt ist, wird am Beispiel der hier angeführten Lebensmittel deutlich. (Vitamin E wird, je nachdem, ob es sich um ein Nahrungsmittel in öliger oder fester Form handelt, in mg [Milligramm] beziehungsweise in I.E. [= Internationale Einheiten] angegeben. Allerdings entspricht bei Vitamin E 1 mg in etwa 1 I.E.)

1 Eßlöffel Weizenkeimöl =
20,3 mg Vitamin E
28 g Mandeln = 10,10 I.E. Vitamin E
80 ml geröstete Weizenkeime =
6 I.E. Vitamin E
1 Eßlöffel Mayonnaise =
11 mg Vitamin E
1 Süßkartoffel = 5,93 I. E. Vitamin E

Wie Sie sehen, müßten Sie diese Nahrungsmittel in schier unzumutbaren Mengen vertilgen, um wenigstens den für die Abwehr von freien Radikalen erforderlichen täglichen Mindestbedarf von 100 I.E. zu decken. Überdies steht der extrem hohe Fettanteil in Nüssen und Ölen in krassem Widerspruch zu der von der American Heart Association und anderen anerkannten ärztlichen Organisationen propagierten fettarmen Kost. Der Fettanteil der täglichen Kalorien-Gesamtzufuhr sollte keinesfalls über 30 Prozent hinausgehen und besser sogar nur 20 Prozent oder noch weniger betragen.

Als einziger Ausweg aus diesem Dilemma bleibt eigentlich nur, Vitamin-E-haltige Nahrungsmittel zu verwenden, soweit sie den Rahmen einer gesunden, fettarmen Kost nicht sprengen, und das bestehende Vitamin-E-Defizit durch natürliche Ergänzungspräparate, wie sie im vorangehenden Kapitel erwähnt sind, auszugleichen.

Die Nahrungsmittel mit dem höchsten Anteil an Vitamin E sind in der folgenden Liste aufgeführt. Wie bereits erwähnt, wird der Vitamin-E-Gehalt, je nachdem, ob es sich um ein Produkt in fester oder öliger Form handelt, in I.E. oder mg angegeben.

## Vitamin-E-Lieferanten

| Nahrungsmittel | Menge | Vitamin E |
|---|---|---|
| | | – I.E. – |
| Haselnußkerne | ca. 30 g | 6,70 |
| Haselnußkerne, geröstet | ca. 30 g | 4,40 |
| Mandeln, gehäutet | ca. 30 g | 8,75 |
| Mandeln, ungehäutet | ca. 30 g | 10,10 |
| Sonnenblumenkerne, getrocknet | ca. 30 g | 14,18 |
| Süßkartoffeln, roh | 1 Stück | 5,93 |
| Weizenkeime, Trockenmischung | 80 ml | 6,00 |
| Weizenvollkorn, Trockenmischung | 80 ml | 3,00 |
| *Amerikanische Produkte:* | | |
| Carnation Schoko-Schlankheitsriegel | 2 Riegel | 7,50 |
| Delmark Pudding Schoko-Melange | 125 ml | 5,40 |
| Figurine Diät-Riegel: | | |
| Pillsbury Schokolade | 1 Riegel | 4,18 |
| Pillsbury Vanille | 1 Riegel | 4,20 |
| Frühstücksriegel: | | |
| Carnation Erdnußbutter-Crunch | 1 Riegel | 7,50 |
| Carnation Schoko-Chips | 1 Riegel | 7,50 |
| Carnation Schoko-Crunch | 1 Riegel | 7,50 |
| | | – mg – |
| Baumwollsaatöl | 1 EL | 4,80 |
| Distelöl | 1 EL | 4,60 |
| Maiskeimöl | 1 EL | 1,90 |
| Mandelöl | 1 EL | 5,30 |
| Mazola-Maiskeimöl | 1 EL | 3,00 |
| Mazola-Margarine | 1 EL | 8,00 |
| Sonnenblumenöl | 1 EL | 6,10 |
| Weizenkeimöl | 1 EL | 20,30 |
| *Amerikanisches Produkt:* | | |
| Hellmann's Mayonnaise | 1 EL | 11,00 |

*Wichtig:* Die Mengenangaben erfolgen häufig in ml (= Umrechnung des amerikanischen Tassenmaßes). Mit Hilfe eines Meßbechers wird es kein Problem sein, die erforderlichen Mengen abzumessen.
Die amerikanischen Produkte sind vergleichbar auch bei uns zu bekommen.

Wohlversorgt mit Kenntnissen über Art und Menge von antioxidativen Vitaminen in einer Fülle von Nahrungsmitteln, können Sie sich nun mit Punkt 2 zum Thema »Antioxidantien und Ernährung« befassen: mit den Auswirkungen von Verpackung, Lagerung, Aufbewahrung, Vorbereiten, Küchentechniken und Garmethoden auf den Antioxidantiengehalt Ihrer Kost.

# Punkt 2:
# Vermeiden Sie den Verlust von Antioxidantien beim Vor- und Zubereiten der Nahrungsmittel!

Zwischen dem für ein Lebensmittel angegebenen Antioxidantiengehalt und der beim Verzehr tatsächlich aufgenommenen Wirkstoffmenge besteht häufig ein merklicher Unterschied. Verpacken, Aufbewahren, Kochen und andere Formen der Zubereitung können zu einem beachtlichen Nährstoffverlust führen (siehe Anhang).

Im allgemeinen reagieren Antioxidantien empfindlich gegenüber folgenden Einflüssen:

❒ Veränderungen des pH-Wertes, das heißt des Säure-Basen-Verhältnisses, beispielsweise durch bestimmte Zusätze während der Verarbeitung.
❒ Einwirkung von Sauerstoff. Manche Verpackungen schützen vor einem allzu großen Verlust von Antioxidan-

tien. So bleibt beispielsweise Vitamin C am besten in vakuumverpacktem Tiefkühlgemüse und -obst erhalten.
❒ Lichteinwirkung.
❒ Einwirkung von Hitze oder Wärme.
❒ Einwirkung von Sauerstoff in der Küche beim Vor- und Zubereiten.

Die optimale Lagertemperatur für tiefgefrorenes Obst und Gemüse beträgt − 18 °C. Frischgemüse sollten Sie zum Schutz vor Nährstoffverlusten in einem Gemüsebehälter oder in Frischhaltebeuteln im Kühlschrank aufbewahren. Welkendes Gemüse verliert zusehends an Vitamin C und Beta-Carotin.

Die für die Erhaltung von Antioxidantien schonendsten Garmethoden sind:

❒ Dämpfen
❒ Pfannenrühren
❒ Garen in der Mikrowelle

Und nun einige Einzelheiten, die für das »Kochen und Essen mit Blick auf Antioxidantien« wichtig sind. Sie selbst können dazu beitragen, den Vitaminverlust auf ein Minimum zu begrenzen, indem Sie Ihre Nahrungsmittel sachgemäß aufbewahren und die Speisen schonend zubereiten. (Was durch das Bevorraten und Zubereiten von Lebensmitteln an Antioxidantien verlorengeht, können Sie in Anhang 4 nachlesen.)

## Die Aufnahme von Beta-Carotin in den Organismus

Vitamin E, durch Nahrung oder in Form eines Präparates zugeführt, kann die Resorption von Beta-Carotin begünstigen. *Wichtig:* Größere, über etwa 100 I.E. hinausgehende Vitamin-E-Dosen beeinträchtigen mitunter die Umwandlung von Beta-Carotin in Vitamin A. In unserem Fall aber geht es nicht um die Versorgung mit Vitamin A, das nicht zu den aktiven Antioxidantien zählt und zudem durch eine normale Ernährung in ausreichenden Mengen verfügbar ist. Ausschlaggebend ist vielmehr, wieviel Beta-Carotin – eine Vorläufersubstanz von Vitamin A – Sie in Ihren Organismus aufnehmen.

Äthylalkohol enthaltende Getränke behindern den Organismus unter Umständen in seiner Fähigkeit, Beta-Carotin zu verwerten. Einen ähnlichen Effekt kann der Lipidsenker Colestipol hervorrufen.

Die Verfügbarkeit von Beta-Carotin ist bei den einzelnen Lebensmitteln unterschiedlich. So können Sie beispielsweise damit rechnen, daß Ihr Körper 36 Prozent des in Möhren enthaltenen Beta-Carotins verwertet. Bei Papayas beträgt dieser Anteil 46 Prozent und bei anderen Beta-Carotin-Lieferanten mit pflanzlicher Herkunft 33 Prozent. Das heißt, daß das in den einzelnen Nahrungsmitteln gespeicherte Beta-Carotin nur zu einem Drittel bis knapp zur Hälfte für die Abwehr von freien Radikalen genutzt wird. Und deshalb muß die Zufuhr von Antioxidantien durch Zusatzpräparate aufgestockt werden.

Kochen beziehungsweise Garen wirkt sich ebenfalls – oft sogar günstiger – auf die Beta-Carotin-Verwertung aus. Aus rohen Möhren beispielsweise nimmt der Körper unter Umständen nur ein Prozent des verfügbaren Beta-Carotins auf. Werden die Möhren dagegen auf schonende Weise gedämpft, sind sie leichter verdaulich, und damit kann ein wesentlich größerer Anteil des Vitamins resorbiert werden. Kocht man im Gegensatz dazu grüne Blattgemüse »tot«, verringert sich die Bioverfügbarkeit ihres Beta-Carotins – der Nährstoffmenge, die der Organismus tatsächlich resorbieren und verwerten kann. An Beta-Carotin reiche Gemüsesorten sollte man deshalb am besten nur so lange dämpfen oder mit einem Minimum an Wasser garen, daß sie noch fest sind und »Biß« haben.

## Behutsam umgehen mit Vitamin C

Im allgemeinen bleibt Vitamin C in saurer Lösung stabil, zerfällt aber sehr leicht unter der Einwirkung von alkalischen Substanzen (beispielsweise Backpulver), Sauerstoff sowie Kupfer und Eisen (dies gilt auch für Küchengeräte aus diesen Metallen). Trotz häufiger Kritik an Konservierungsmitteln können Sulfitzusätze als »Sauerstoff-Fänger« wirken – das heißt, sie machen freie Radikale unschädlich. Lebensmittel, die während der Weiterverarbeitung mit Schwefeldioxid in Berührung kommen, verlieren weniger Vitamin C beziehungsweise Beta-Carotin.

Waschen, Putzen, Schälen und Schneiden begünstigen den Vitamin-C-Verlust bei Obst und Gemüse; wahrscheinlich aufgrund der durch diese Prozeduren größer werdenden Angriffsflächen für Sauerstoff.

Besonders achtgeben sollten Sie bei Brokkoli. In vielen Küchen verwendet man nur die hübschen grünen Blüten und wirft die weniger ansehnlichen, aber schmackhaften Stangen weg. Aber gerade darin hält sich Vitamin C weit besser als in den Röschen mit ihren größeren Angriffsflächen für Luft, Wärme und Wasser.

Vitamin-C-haltige Nahrungsmittel sollte man immer dämpfen, in der Mikrowelle garen oder pfannenrühren. Nach den Ergebnissen wissenschaftlicher Tests büßen Kohlgemüse und Brokkoli durch das Garen in der Mikrowelle nur 10 bis 20 Prozent ihres Vitamin-C-Gehalts ein, während durch das Kochen in reichlich Wasser 27 bis 62 Prozent verlorengehen. Vitamin C wird durch Wasser ausgeschwemmt, bleibt aber teilweise in der Kochflüssigkeit erhalten, die Sie deshalb mit auf den Tisch bringen oder trinken sollten. Aufwärmen oder längeres Warmhalten von fertigen Speisen geht ebenfalls auf Kosten des Vitamin-C- und Beta-Carotin-Anteils.

Im übrigen können Obst und Gemüse einen beachtlichen Prozentsatz ihres Vitamin-C-Gehalts bereits auf dem Weg vom Anbauort bis auf den Tisch des Verbrauchers einbüßen. Dazu einige Anmerkungen:

❐ »Gartenfrischer« Spinat, also frisch geernteter Spinat, kann innerhalb von zehn Tagen nach der Ernte bis zu 90 Prozent seines Vitamin-C-Gehalts verlieren. Als »marktfrisch« im Groß- oder Einzelhandel angebotener Spinat ist unter Umständen bereits vier bis 13 Tage alt, ehe er auf die Theke kommt.

❐ Bei Brokkoli wurde nachgewiesen, daß er auf dem Weg von der Großmarkthalle bis zum Einzelhändler (beispielsweise Supermarkt) 17 Prozent an Vitamin C einbüßt, und vom Großmarkt bis in den heimischen Kühlschrank, wo er oft noch drei Tage aufbewahrt wird, beläuft sich der Verlust auf 27 Prozent. Ausgegangen wurde dabei vom Vitamin-C-Gehalt bei Anlieferung in die Großmarkthalle.

❐ Auch innerhalb einzelner Obst- und Gemüsesorten kann der Vitamin-C-Gehalt beachtlich schwanken. So wurden beispielsweise im Rahmen einer einschlägigen Studie bei Erdbeeren aus New Jersey durchschnittlich 49 mg Vitamin C pro 100 g Beeren ermittelt, im Vergleich zu 65 mg Vitamin C je 100 g Erdbeeren aus Kalifornien und Florida. Und während das Vitamin C der kalifornischen und Florida-Erdbeeren während der Lagerung weitgehend erhalten blieb, ging der Vitamin-C-Gehalt der Beeren aus New Jersey innerhalb weniger Tage merklich zurück und verringerte sich von 62 mg zu Beginn der Lagerung nach vier Tagen auf 53 mg und nach sieben Tagen auf 33 mg.

In manchen Gemüsen hält sich Vitamin C weit besser als in anderen Sorten. Ein Paradebeispiel hierfür sind grüne Paprikaschoten, die man zwei bis drei Wochen ohne merklichen Vitamin-C-Verlust aufbewahren kann.

## Vitamin E erhalten

Auch wenn Sie gewärtig sein müssen, aus Ihrer Kost nur geringe Mengen Vitamin E zu beziehen, lohnt es sich, mit dem wenigen schonend umzugehen. Hierzu einige Tips:

❐ Durch Braten, insbesondere Fritieren, wird Vitamin E instabil; es kann sich aufspalten oder geht gänzlich zugrunde. Denken Sie also daran, ehe Sie Vitamin-E-haltige Nahrungsmittel in die Bratpfanne oder die Friteuse geben.

❐ Unter der Einwirkung von Sauerstoff, alkalischen Substanzen wie beispielsweise Backpulver, Eisensalzen oder UV-Strahlen wird Vitamin E gleichfalls instabil und geht bei Zimmertemperatur verloren.

❐ Küchengeräte aus Kupfer oder Eisen können zum Verlust von Vitamin E führen.

❐ Vitamin C begünstigt die Stabilität von Vitamin E. So könnten Sie beispielsweise einen an Vitamin C reichen Brokkoli-Salat mit Vitamin-E-haltigem Weizenkeimöl anmachen. Oder Sie geben – falls Ihnen der Sinn nach geschmortem Gemüse steht – zum Brokkoli noch Blumenkohl, der gleichfalls Vitamin C ent-

hält. Durch eine solche Kombination bleibt selbst in der Kasserolle erhitztes Vitamin E zumindest teilweise erhalten.

## Auf einen Blick: Antioxidantien und Nahrungszubereitung

Beachten Sie bei der Zubereitung Ihrer Mahlzeiten folgende Regeln:

❐ Meiden Sie welkes Obst und Gemüse.

❐ Meiden Sie übermäßiges Putzen, Waschen und Zerkleinern, und lassen Sie Gemüse nicht im Wasser auslaugen.

❐ Nehmen Sie zum Garen so wenig Wasser wie möglich.

❐ Vermeiden Sie beim Zubereiten allzu starke Hitze. Überlanges Kochen oder andere Garmethoden, offenes Feuer und Rauch, beispielsweise beim Grillen, können Antioxidantien zerstören, unerwünschte chemische Veränderungen in den Nahrungsmitteln hervorrufen und die Entstehung von freien Radikalen begünstigen.

❐ Verarbeiten oder trinken Sie die Kochflüssigkeit; sie enthält Antioxidantien.

❐ Verwenden Sie den Saft und die Flüssigkeiten von gefrorenem Obst und Gemüse, die sich beim Auftauen absondern.

❐ Stellen Sie fertige Speisen nicht länger als einen Tag in den Kühlschrank.

❏ Bewahren Sie fertige Speisen in luftdicht verschlossenen Behältern auf.

❏ Wärmen Sie fertige Gemüsegerichte möglichst nicht auf.

❏ Halten Sie fertige Speisen bis zum Auftragen nicht länger als 30 Minuten warm.

❏ Kaufen Sie keine vor- oder angeschnittenen Produkte.

❏ Bewahren Sie frisches Obst und Gemüse höchstens ein paar Tage, keinesfalls aber länger als eine Woche im Kühlschrank auf. Läßt sich nicht voraussehen, bis wann Sie die frischen Produkte verbrauchen, ist es günstiger, auf Tiefkühlkost und -gemüse auszuweichen.

Und nun ist es an der Zeit, die theoretischen Kenntnisse in die Praxis umzusetzen.

## Musterspeiseplan für einen Tag

Der folgende Plan wurde in der Abteilung für Ernährung der Cooper-Klinik zusammengestellt. Die verwendeten Nahrungsmittel und Zutaten enthalten insgesamt 1120 mg Vitamin C, 36 085 I.E. Beta-Carotin und 109 I.E. Vitamin E. Vorrangiges Ziel beim Zusammenstellen war es, den Organismus zumindest mit den empfohlenen Tagesdosen an Antioxidantien zu versorgen, das heißt mit 1000 mg Vitamin C, 25 000 I.E. Beta-Carotin und – was Vitamin E angeht – den Tagesbedarf von 400 I.E. soweit wie irgend möglich zu decken. Mit den über die Tagesdosen hinausgehenden Mengen von Vitamin C und Beta-Carotin wurden durch die Zubereitung bedingte Nährstoffverluste berücksichtigt. Um die Zufuhr von täglich 1000 mg Vitamin C zu gewährleisten, bedarf es einer sorgsamen Auswahl der Lebensmittel; bei 500 mg ist die Sache nicht mehr ganz so schwierig. Auch die Aufnahme von 25 000 I.E. Beta-Carotin aus der täglichen Kost läßt sich mühelos bewerkstelligen. Leichter tun Sie sich mit dem Zusammenstellen Ihrer Nahrungsmittel, wenn Sie – genauso wie wir es taten – Produkte nehmen, die sowohl Vitamin C als auch Beta-Carotin enthalten.

Problematischer gestaltet sich die Versorgung mit Vitamin E; in erster Linie deshalb, weil die Aufnahme größerer Mengen dieses Vitamins mit einer überhöhten Fettzufuhr einhergeht. In vielen Lebensmittelgeschäften beispielsweise steht Weizenkeimöl in den »Vitamin«-Regalen. Um Ihrem Organismus jedoch 400 I.E. zuzuführen, müßten Sie 20 Eßlöffel dieses Öls schlucken – und das sind 2000 Fettkalorien! Bei einer Begrenzung der Fettzufuhr auf 50 bis 70 g pro Tag geht es also nicht ohne ein Vitamin-E-Zusatzpräparat.

Alles in allem enthält der Musterspeiseplan etwas mehr als 2500 Kalorien – ein akzeptabler Energiewert für körperlich aktive Personen, die regelmäßig Sport treiben, aber viel zu viel für fast alle, die Gewicht abbauen wollen. Wer durch kalorienärmere Kost abnehmen oder mit gezieltem Essen sein Gewicht halten will, dem bleibt nichts anderes übrig, als die Nahrungszufuhr und damit zwangsläufig auch die Zufuhr von Antioxidantien zu drosseln. In diesem Fall erlaubt die tägliche Einnahme von Antioxidantien in Form von Präparaten ohne weiteres ein Reduzieren der Kalorienaufnahme, ohne dabei gleichzeitig die körpereigene Abwehrkraft gegenüber freien Radikalen zu schwächen.

Die Kalorien dieses Tagesplans verteilen sich prozentual auf folgende Nahrungsbestandteile:

❑ Proteine: 16 Prozent
❑ Komplexe Kohlenhydrate
  (Obst, Gemüse, stärkereiche
  Nahrungsmittel): 57 Prozent
❑ Fette: 23 Prozent
  – Gesättigte Fettsäuren: 5 Prozent
  – Mehrfach ungesättigte Fettsäuren:
    10 Prozent
  – Einfach ungesättigte Fettsäuren:
    8 Prozent
❑ Zucker: 4 Prozent

Nach den Empfehlungen der American Heart Association und anderer nationaler Gesundheitsorganisationen sollte der Anteil an Fettkalorien 30 Prozent der täglichen Kalorienaufnahme nicht überschreiten und der Anteil an gesättigten Fetten maximal 10 Prozent betragen. Auf den nächsten Seiten folgen:

1. Musterspeiseplan (3 Hauptmahlzeiten und 2 Imbisse).
2. Die Mahlzeiten im einzelnen mit Hinweisen zu den Rezepten und der Zubereitung.
3. Liste der Zutaten mit Angabe der Kalorien, des Fettanteils und des Gehaltes an antioxidativen Vitaminen.

140

# Die Rezepte und ihre Zubereitung

*Achtung:* Bewahren Sie frisches Obst, Gemüse und Kräuter luftdicht verschlossen im Kühlschrank auf!
*Wichtig:* Die Mengenangaben erfolgen häufig in ml (= Umrechnung des amerikanischen Tassenmaßes). Mit Hilfe eines Meßbechers wird es kein Problem sein, die erforderlichen Mengen abzumessen.

## Frühstück

375 ml Orangensaft
60 g Hafergrütze (Fertigmischung)
1 EL Rosinen
250 ml fettarmer Joghurt
375 ml frische Erdbeeren

**1.** Den Orangensaft frisch pressen oder aus Tiefkühlkonzentrat zubereiten. Letzteres können Sie bereits am Vortag tun und den Saft luftdicht verschlossen im Kühlschrank aufbewahren.
**2.** Die Hafergrütze nach Herstelleranweisung zubereiten.
**3.** Weizenkeime und Rosinen in die nicht zu heiße Hafergrütze einrühren und die Grütze nach Belieben mit frischen Erdbeerstückchen garnieren.
**4.** Verbrauchen Sie frische Erdbeeren innerhalb von 1 bis 2 Tagen nach dem Einkauf. Waschen und putzen (nicht zerteilen!) Sie die Beeren am Vortag, tupfen Sie sie trocken und bewahren Sie sie luftdicht verschlossen im Kühlschrank auf.
**5.** Geben Sie, wenn Sie mögen, Erdbeerstückchen in den Joghurt. Die Beeren für Grütze und Joghurt erst unmittelbar vor dem Verzehr klein schneiden.

## Musterspeiseplan für einen Tag im Rahmen des Antioxidantien-Programms

### FRÜHSTÜCK
Orangensaft
Hafergrütze mit Weizenkeimen und Rosinen
Fettarmer Joghurt
Frische Erdbeeren

### MITTAGESSEN
Cranberry- oder Preiselbeersaft
Weizenvollkorn-Pita-Brot, gefüllt mit gedämpftem
Brokkoli-Blumenkohl-Gemüse und fettarmem Mozzarella
Gekühlter Nudelsalat mit Kirschtomaten

### NACHMITTAG-IMBISS
Frische Kiwis

### ABENDESSEN
Frischer Spinat-Tomaten-Salat mit Sonnenblumenkernen
und würziger Vinaigrette ohne Öl
Gebratene Hähnchenbrust mit Paprikaschote
Gedünstete Möhren
Naturreis

### ABEND-IMBISS
Orangensaft
Hefeteigkringel (Bagel) mit Margarine

## Mittagessen

250 ml Cranberry- oder Preiselbeersaft
1 Weizenvollkorn-Pita-Brot (oder
anderes Weizenvollkorn-Fladenbrot)
250 ml Brokkoli-Blumenkohl-Misch-
gemüse, tiefgefroren
30 g fettarmer Mozzarella, gerieben
150 g Nudeln (Spiralen)
2 EL fettarme Mayonnaise
Gewürze (kein Salz!)
4 Kirschtomaten

1. Brokkoli-Blumenkohl-Gemüse nach
Herstelleranweisung in der Mikrowelle
garen und nach Geschmack würzen.
2. Das Pita-Brot mit dem warmen Gemüse füllen und mit geriebenem Mozzarella bestreuen.
3. Nudeln kochen, kalt abschrecken
und auskühlen lassen. Die kalten Nudeln mit der Mayonnaise mischen und
nach Wunsch mit den Gewürzen ab-
schmecken.
4. Unmittelbar vor dem Verzehr die
Kirschtomaten im ganzen oder halbiert
unter den Nudelsalat mischen.

## Nachmittag-Imbiß

2 frische, reife Kiwis

1. Nehmen Sie mittelgroße bis große Ki
wis (1 große Frucht wiegt etwa 100 g).
Am besten sind pralle, duftende
Früchte, die (wie reife Pfirsiche) auf
leichten Druck nachgeben. Harte Kiwis
können Sie – geschützt vor Hitze und
direktem Sonnenlicht – in 2 bis 7 Tagen
bei Zimmertemperatur nachreifen lassen. Schneller geht es, wenn Sie die
Frucht zusammen mit einem Apfel, einer Birne oder Banane in eine Papier-
tüte legen! Die reife Kiwi dann getrennt

von anderem Obst im Kühlschrank aufbewahren.
3. Schneiden Sie die beiden Enden der
Kiwis ab, und schälen Sie die Früchte
mit einem scharfen Messer oder einem
Pendelschäler.

## Abendessen

250 ml frische Spinatblätter,
in mundgerechte Stückchen gezupft
1 frische Tomate
2 EL Vinaigrette ohne Öl
30 g Sonnenblumenkerne
Gewürze (kein Salz!)
pflanzliches Antihaft-Bratspray
90 g Hähnchenbrust ohne Haut,
in 2 1/2 cm breite Streifen geschnitten
1/2 grüne Paprikaschote,
in 1/2 bis 1 cm breite Streifen geschnitten
1/2 rote Paprikaschote,
in 1/2 bis 1 cm breite Streifen geschnitten
1 1/2 EL in feine Streifen geschnittene
Zwiebel
Knoblauchpulver
gemahlener Ingwer
helle Sojasauce
125 ml Möhren, tiefgefroren
2 TL Mazola Margarine
100 g Naturreis
3 EL frisch gehackte Petersilie
125 ml frische Honigmelone, geschält
und gewürfelt
125 ml frische Netzmelone (Kantalup)
geschält und gewürfelt

Spinat-Tomaten-Salat mit Vinaigrette
Falls Sie den Salat vorbereiten, müssen
Sie die Spinatblätter bis zum Anrichten
luftdicht verschlossen im Kühlschrank
aufbewahren.

1. Spinatblätter und Tomatenscheiben in
einer Schüssel miteinander vermengen.

**2.** Die Vinaigrette darübergeben und den Salat mit Sonnenblumenkernen und Gewürzen bestreuen.

### Geröstete Hähnchenbrust mit Zwiebeln und Paprikaschoten
**1.** Eine Pfanne oder einen Wok mit Antihaft-Spray aussprühen und die Hähnchenbruststreifen bei Mittelhitze unter ständigem Rühren einige Minuten lang braten, bis sie leicht Farbe angenommen haben.
**2.** Paprikaschoten, Zwiebeln, Knoblauch und Ingwer zugeben und unter ständigem Rühren weiterbraten, bis das Gemüse knapp weich ist. Nach Bedarf etwas Wasser angießen (nicht mehr als 2 EL auf einmal) und einen Spritzer helle Sojasauce zugeben. Zudecken und noch 3 bis 5 Minuten bei kleiner Hitze weitergaren.

### Gedünstete Möhren
Die Möhren nach Herstelleranweisung in der Mikrowelle garen. 2 TL Margarine untermischen und die Möhren heiß servieren.

### Naturreis mit Petersilie
Falls Sie die Petersilie im vorhinein hacken, müssen Sie sie zum Schutz vor Oxidation bis zum Anrichten luftdicht verschlossen im Kühlschrank aufbewahren.
**1.** Den Reis nach Herstelleranweisung zubereiten.
**2.** Unmittelbar vor dem Auftragen die gehackte Petersilie untermischen.

### Gekühlter Obstsalat
Falls Sie den Obstsalat vorbereiten, müssen Sie die gewürfelten Früchte inzwischen luftdicht verschlossen im Kühlschrank aufbewahren.
**1.** Die Honigmelone schälen und grob würfeln.
**2.** Die Netzmelone schälen und grob würfeln.
**3.** Die Melonenwürfel in eine große Schüssel geben und miteinander vermengen.

## Abend-Imbiß

¹/₂ Hefeteigkringel (Bagel)
1 EL Mazola Margarine
375 ml Orangensaft, frisch gepreßt oder aus Tiefkühlkonzentrat

Den Hefeteigkringel mit der Margarine bestreichen und mit dem Orangensaft servieren.

## Zutaten für den Musterspeiseplan (in alphabetischer Reihenfolge)

| Zutat | Menge | Kalorien | Fett | Vitamin C | Beta-Carotin | Vitamin E |
|-------|-------|----------|------|-----------|--------------|-----------|
|  |  | – kcal – | – g – | – mg – | – I.E. – | – I.E. – |
| Brokkoli-Blumenkohl-Mischgemüse | 250 ml | 35,0 |  | 44,0 | 2950,0 |  |
| Cranberry- oder Preiselbeersaft | 250 ml | 141,3 |  | 108,0 |  |  |
| Erdbeeren | 375 ml | 67,5 | 0,8 | 127,0 | 61,5 | 0,27 |
| Essig | 1 EL | 2,0 |  |  |  |  |
| Hafergrütze, Fertigmischung | 60 g | 217,5 | 3,6 | 120,0 | 10230,0 | 60,0 |
| Hähnchenbrust | 90 g | 140,4 | 3,0 |  |  |  |
| Hefeteig-Kringel | ½ | 81,5 | 0,7 |  |  |  |
| Honigmelone | 125 ml | 30,0 |  | 21,0 | 34,0 |  |
| Joghurt, Magerstufe | 250 ml | 127,0 |  |  |  |  |
| Kirschtomaten | 4 Stück | 20,0 |  | 2,0 | 174,0 |  |
| Kiwis, frisch | 2 mittelgr. | 92,0 | 0,6 | 150,0 | 133,0 |  |
| Mayonnaise, fettarm | 2 EL | 100,0 | 11,0 |  |  | 11,0 |
| Mazola Margarine | 1 EL | 105,0 | 11,4 |  | 500,0 | 8,0 |
| Mazola Margarine | 2 TL | 70,0 | 7,6 |  | 333,0 | 5,3 |
| Möhren, tiefgefroren | 125 ml | 35,0 |  |  | 12922,0 |  |
| Mozzarella, fettarm | 30 g | 80,0 | 5,0 |  |  |  |
| Naturreis | 100 g | 112,2 | 0,6 |  |  |  |
| Netzmelone (Kantalup) | 125 ml | 28,5 |  | 34,0 | 2579,0 | 0,11 |
| Nudeln, gekocht | 150 g | 210,0 | 1,0 |  |  |  |
| Orangensaft | 375 ml | 168,0 |  | 145,5 | 291,0 |  |
| Paprikaschoten, grün und rot | je ½ | 20,0 |  | 170,0 | 280,0 |  |
| Petersilie, frisch | 3 EL | 1,5 |  | 13,0 | 780,0 | 0,26 |
| Pita-Brot (Weizenvollkorn) | 1 Stück | 165,0 | 1,0 |  |  |  |
| Rosinen | 1 EL | 27,1 |  |  |  |  |

| Zutat | Menge | Kalorien – kcal – | Fett – g – | Vitamin C – mg – | Beta-Carotin – I.E. – | Vitamin E – I.E. – |
|---|---|---|---|---|---|---|
| Sojasauce | ½ TL | 1,8 | | | | |
| Sonnenblumen-kerne | 30 g | 175,2 | 16,1 | | | 14,18 |
| Spinat, roh | 250 ml | 14,0 | | 16,0 | 3 760,0 | 1,06 |
| Tomate | 1 Stück | 25,0 | | 24,0 | 766,0 | 0,42 |
| Weizenkeime | ¼ Tasse | 108,0 | 3,0 | | | 8,34 |
| Zwiebel | 1½ EL | 6,0 | | | | |
| Insgesamt | | 2 582,2 | 65,4 | 1 120,0 | 36 084,5 | 108,9 |

*Wichtig:* Die Mengenangaben erfolgen häufig in ml (= Umrechnung des amerikanischen Tassen-maßes). Mit Hilfe eines Meßbechers wird es kein Problem sein, die erforderlichen Mengen abzu-messen.

*Quellennachweis* für Nährstoffanalyse: Cooper-Klinik-Nährstoff-Computeranalyse.
J. A. T. PENNINGTON, Bowes and Church's Food Value of Portions Commonly Used, 16th ed. (Philadelphia: J. B. Lippincott, 1994).

# Punkt 3: Schätzen Sie die tägliche Gesamtaufnahme von Antioxidantien aus Nahrung und Ergänzungs-präparaten!

Ein wichtiger Punkt ist das Einschätzen der täglichen Gesamtaufnahme von Antioxidantien; um einerseits eine aus-reichende Versorgung mit diesen Vit-aminen sicherzustellen, und um zum anderen der Ursache möglicher Neben-wirkungen auf die Spur zu kommen. Dabei können Sie auf zweierlei Art vor-gehen. Die erste Methode ist einfach und für alle jene gedacht, denen das ge-naue Abschätzen einzelner Nahrungs-mittel auf ihren Vitamingehalt hin zu mühsam ist. Die zweite, kompliziertere Methode ist etwas für Leute, die sich gern etwas eingehender mit dem Zu-sammenstellen ihrer Kost befassen.

## Die einfache Methode – über den Daumen gepeilt

Bei dieser Methode brauchen Sie nur vier Dinge zu beachten:

1. Sorgen Sie dafür, daß Sie die Ihrem Alter und Geschlecht, Ihrer Kondi-tion und Körpergröße entspre-chende, im vorhergehenden Kapitel empfohlene Mindestdosis an antioxi-dativen Präparaten einnehmen.
2. Verzehren Sie täglich mindestens fünf bis neun ordentliche Portionen Obst und Gemüse.

3. Achten Sie darauf, ob Sie irgendwelche der in diesem beziehungsweise im vorangegangenen Kapitel erwähnten Nebenwirkungen verspüren.

4. Informieren Sie bei Einnahme frei erhältlicher oder verordneter Medikamente Ihren Arzt über Ihr Antioxidantien-Programm, damit er Sie gegebenenfalls auf Wechselwirkungen mit anderen Substanzen aufmerksam machen kann.

Bei Beachtung dieser vier Punkte können Sie mit Gewißheit davon ausgehen, genügend Antioxidantien zu sich zu nehmen, ohne dabei des Guten zuviel zu tun.

## Die kompliziertere Methode – mit Geduld und Akribie

Diese Form der Berechnung baut auf einer exakteren Bestimmung der über Präparate und Nahrung tatsächlich zugeführten Mengen von Antioxidantien auf. Zur Ermittlung Ihrer täglichen Antioxidantienaufnahme stellen Sie zunächst nach Vorbild des Cooper-Modells einen individuellen Tagesspeiseplan zusammen und berechnen dann die jeweiligen Mengen der wichtigsten Antioxidantien – Vitamin C, Vitamin E und Beta-Carotin –, die Sie über Ihre Nahrung aufnehmen.

Anschließend ziehen Sie – vorausgesetzt natürlich, Sie haben beim Vor- und Zubereiten der Speisen alles getan, um den Nährstoffverlust auf ein Minimum zu be-

grenzen – ein Drittel des ermittelten Antioxidantiengehalts ab. (Wie Sie sich gewiß erinnern, geht selbst bei sorgsamstem Umgang mit den Nahrungsmitteln durch Aufbewahrung und Garen rund ein Drittel an Vitamin C und Beta-Carotin verloren.)

Was übrigbleibt, ist die geschätzte Nettomenge an Vitamin C, Beta-Carotin und Vitamin E, die Sie an einem Tag aus Ihrer Kost beziehen. Rechnen Sie nun diese Werte zu den Vitamindosen hinzu, die Sie in Form von Ergänzungspräparaten einnehmen, dann erhalten Sie die tägliche Antioxidantienaufnahme.

Wichtig ist dieses Einschätzen der ungefähren Antioxidantien-Aufnahme, damit die Gesamtzufuhr innerhalb des erwünschten Bereiches bleibt. Wie bereits erwähnt, treten bei Dosen im Rahmen der jeweiligen Empfehlungen kaum Nebenwirkungen auf. Vorsichtshalber jedoch – gewissermaßen als kleine Gedächtnisstütze – hier nochmals ein kurzer Blick auf die Beschwerden und Probleme, die im Gefolge einer überhöhten Antioxidantien-Zufuhr mitunter auftreten können.

**Beta-Carotin.** Dosen über 30 bis 40 mg pro Tag (= 50 000 bis 67 00 I.E.) können eine vorübergehende Gelbfärbung der Haut hervorrufen. In tierexperimentellen Untersuchungen führten Tagesdosen von 30 mg (= 50 000 I.E.) in Kombination mit großen *Alkohol*mengen zu massiveren Leberschäden, als Alkohol allein sie verursacht. Sicherheitshalber rate ich daher, Beta-Carotin nicht innerhalb von zwei Stunden vor oder nach Alkoholgenuß einzunehmen und bei einem täglichen Alkoholkonsum zwischen 115 und 170 ml dieses Antioxidans gänzlich zu meiden.

*Starke Raucher* sollten sich schließlich vor Augen halten, daß im Rahmen der vom Finnischen Nationalen Krebsinstitut an langjährigen Rauchern durchgeführten Untersuchung bei den Probanden, die täglich Beta-Carotin in hochdosierter Form einnahmen, ein Anstieg der Lungenkrebshäufigkeit um 18 Prozent zu beobachten war.

**Vitamin E.** Personen, die Antikoagulantien (Blutgerinnungshemmer) einnehmen oder unter Beschwerden leiden, die zur Beeinträchtigung der Blutgerinnung beitragen, sollten auf Vitamin-E-Präparate verzichten, weil dieses Vitamin gleichfalls gerinnungshemmende Eigenschaften besitzt.

Im Rahmen kontrollierter Studien mit Dosen bis zu 3200 mg (in etwa das Äquivalent von 3200 I.E.) wurden nur wenige Nebenwirkungen registriert. Nach den Befunden wissenschaftlich nicht ausreichend abgesicherter Untersuchungen sowie einiger Fallstudien besteht ein Zusammenhang zwischen der täglichen Einnahme von über 400 I.E. Vitamin E und gelegentlichem Auftreten von Magen- oder Darmbeschwerden, Brustschmerzen, emotionaler Verstimmung und Erschöpfung sowie einer Herabsetzung der Schilddrüsenhormonspiegel.

Das *Journal of the American College of Nutrition* vertrat 1992 die Ansicht, die völlig risikofreie Einnahme von Vitamin E für praktisch alle Personen (mit Ausnahme derer, die mit Antikoagulantien

behandelt werden) bewege sich offenbar in dem Bereich zwischen 200 und 400 I.E. pro Tag. Bei den meisten Menschen sind – soweit die Betreffenden auf mögliche Nebenwirkungen achten – größere Mengen vertretbar, wie ich sie für einige Gruppen empfehle.

**Vitamin C.** Bei einer Tagesdosis von 1000 mg oder darüber kann als Nebenwirkung Durchfall auftreten. Auch schon bei 500 mg muß der eine oder andere häufiger das bestimmte Örtchen aufsuchen oder klagt über Bauchschmerzen, Krämpfe, Übelkeit oder Sodbrennen, Kopfschmerzen, Hitzegefühl, Trockenheit im Bereich von Ohren, Nase und Hals, Nasenbluten oder Schlafstörungen.

Überhöhte Vitamin-C-Mengen können die Entwicklung von Nierensteinen begünstigen, und zwar als Folge einer vermehrten Bildung von Oxalat, eines beim Abbau von Vitamin C entstehenden Stoffwechselprodukts. Oxalat ist ein Hauptbestandteil von Nierensteinen.

Im März 1993 war in *Nutrition and the MD* zu lesen, daß die Zufuhr von 1500 mg Vitamin C pro Tag bei manchen Personen, die mit ihrer Nahrung zuwenig Kupfer aufnehmen, auf lange Sicht die Gefahr eines Kupferdefizits in sich birgt. Und von Vitamin-C-Kautabletten weiß man, daß sie den Zahnschmelz schädigen.

Wie gesagt, derlei Nebenwirkungen stellen sich nur bei wenigen Menschen ein. Dennoch müssen Sie darüber Bescheid wissen und beim Auftreten eines oder mehrerer der genannten Symptome die Überdosierung von Antioxidantien als mögliche Ursache in Betracht ziehen. Nicht selten verschwinden Nebenwirkungen, zum Beispiel durch die Einnahme von Vitamin C hervorgerufener Durchfall oder Magen-Darm-Beschwerden, mit der Gewöhnung des Körpers an höhere Dosen ganz von selbst. Halten die Symptome an, gehen Sie am besten mit der Zufuhr des betreffenden antioxidativen Präparats so weit zurück, bis sich die Probleme geben.

Als praktische Hilfe für Sie ist der »Antioxidantien-Fahrplan« gedacht – eine unkomplizierte, formularähnliche Übersicht, die Sie nur zu kopieren brauchen. Außer den zwei Spalten für die jeweilige Tagesdosis und gegebenenfalls Zahl und Höhe von Einzeldosen Ihres Antioxidantien-Cocktails finden Sie noch Rubriken, in die Sie Ihre Lieblingssorten von antioxidantienreichem Obst und Gemüse sowie deren ungefähren Vitaminanteil eintragen können.

*Hinweis:* Antioxidantien werden in Form von Kombi- und Mono-Präparaten angeboten. Bei einem Kombi-Präparat müssen Sie zur Deckung des Tagesbedarfs in der Regel mehrere Tabletten oder Kapseln nehmen, weil die Wirkstoffanteile der einzelnen Vitamine zumeist geringer sind als bei Mono-Präparaten, die nur Vitamin C oder Vitamin E oder Beta-Carotin enthalten. Erhältlich sind Ergänzungspräparate in gut sortierten Supermärkten, Apotheken, Drogeriemärkten oder Reformhäusern.

## »Antioxidantien-Fahrplan«

| Antioxidantien-Präparat | Tagesdosis | Zahl und Höhe der Einzeldosen, über den Tag verteilt |
|---|---|---|
| Vitamin C | . . . . . . . . . . | . . . . . . . . . . . . . . . . . . |
| Vitamin E | . . . . . . . . . . | . . . . . . . . . . . . . . . . . . |
| Beta-Carotin | . . . . . . . . . . | . . . . . . . . . . . . . . . . . . |
| Andere | . . . . . . . . . . | . . . . . . . . . . . . . . . . . . |

| Antioxidantienreiches Lieblingsobst | Antioxidantiengehalt (in etwa) |
|---|---|
| . . . . . . . . . . . . . . . . | . . . . . . . . . . . . . . . . |
| . . . . . . . . . . . . . . . . | . . . . . . . . . . . . . . . . |
| . . . . . . . . . . . . . . . . | . . . . . . . . . . . . . . . . |

| Antioxidantienreiches Lieblingsgemüse | Antioxidantiengehalt (in etwa) |
|---|---|
| . . . . . . . . . . . . . . . . | . . . . . . . . . . . . . . . . |
| . . . . . . . . . . . . . . . . | . . . . . . . . . . . . . . . . |
| . . . . . . . . . . . . . . . . | . . . . . . . . . . . . . . . . |

Drei wichtige Maßnahmen zur Abwehr von Schäden durch freie Radikale kennen Sie nun – Gesundheitstraining (= Training mit geringer Intensität), Einnahme von antioxidativen Vitaminen in Form von Zusatzpräparaten und eine an Antioxidantien reiche Ernährung. Die vierte und letzte »Waffe«, die Sie kennen müssen, ist eine Lebensweise, durch die Sie sich den Übergriffen der molekularen »Abtrünnigen« zumindest teilweise entziehen können.

# 8

# Ein Leben lang »frei«
# von freien Radikalen?

Eine Möglichkeit, sich in eine Umgebung ohne freie Radikale zu flüchten, gibt es nicht. Leben in der Welt von heute heißt, dem schädlichen Treiben »abtrünniger« Moleküle ausgeliefert zu sein. Selbst wenn sich der Zigarettenqualm gänzlich aus unserem Umfeld verbannen ließe, bliebe allein schon die Luftverschmutzung ein gravierendes Problem.

Dennoch bieten sich Möglichkeiten, die Bedrohung der Gesundheit durch freie Radikale auf ein Minimum zu begrenzen und damit die Chancen für ein langes, erfülltes Leben wesentlich zu verbessern. Gesundheitstraining (= mit geringer Intensität), die Einnahme von antioxidativen Vitaminen und dazu eine vernünftige Ernährung können – wie Sie mittlerweile wissen – die Abwehrkraft gegen freie Radikale erheblich stärken. Aber eine wohldurchdachte Verteidigungsstrategie schließt auch gewisse Umgehungstaktiken ein, die Ihnen überflüssige »Feindberührung« ersparen

können. Mit anderen Worten – Sie müssen lernen, jene Einflüsse in Ihrer Umgebung zu erkennen und abzuschwächen oder auszuschalten, die die Entstehung von freien Radikalen in Ihrem Organismus begünstigen.

In der Praxis erweist sich dieser letzte Punkt des Abwehrplans manchmal als besonders mühsam, weil es dabei eventuell um das Aufgeben tiefverwurzelter oder liebgewonnener Gewohnheiten, beispielsweise Zigarettenrauchen, geht. Oder Sie haben das Gefühl, angesichts der Luftverschmutzung in Ihrem häuslichen und/oder beruflichen Umfeld vor einem offenbar unüberwindlichen Hindernis zu stehen. Hinzu kommt, daß man viele Einzelheiten über den Einfuß von Umweltfaktoren auf die körpereigene Produktion von freien Radikalen noch gar nicht kennt. Noch fehlt es an ausreichenden wissenschaftlichen Daten, aufgrund deren sich ohne Wenn und Aber sagen läßt, dieses oder jenes Maß an Umweltverschmutzung oder elektromagnetischen Einflüssen ruft diese Gesundheitsstörung oder jene Krankheit hervor.

Einschränkende Worte wie diese sollen Sie keineswegs entmutigen, sondern nur verhindern, daß Sie in Ihrem Streben nach einer von freien Radikalen unbehelligten Lebensweise den Blick für die Realität verlieren. Auf diesem Globus zu leben und dabei jegliche Bedrohung durch ein Zuviel an freien Radikalen auszuschalten, ist schlichtweg unmöglich. Und es wird wohl auch niemals gelingen, den Einfluß, den ein bestimmter Umweltfaktor auf den Körper ausübt, ganz exakt zu bewerten. Aber durch eigenes Zutun können Sie sich oftmals Situationen und Faktoren entziehen, die die Bildung von freien Radikalen und damit die Entstehung bestimmter Krankheiten begünstigen. Je eingehender Sie sich mit einer lebenslangen Strategie gegenüber der Bedrohung durch molekulare »Übeltäter« befassen, desto größer wird die Wahrscheinlichkeit für Sie, ein langes, von Krankheiten freies Leben zu führen.

# Nachdenken mit Blick auf das ganze Leben

Im Laufe eines ganz normalen Daseins wird der Mensch mit einer Fülle von Umweltfaktoren konfrontiert, die eine vermehrte Produktion von freien Radikalen im Körper auslösen. Angesichts der todbringenden Wirkung, die diese instabilen Sauerstoffmoleküle auf lebendes Gewebe ausüben können, veröffentlichte der Wissenschaftler D. HAR-MAN vor fast 40 Jahren im *Journal of Gerontology* eine Hypothese, die als »Theorie vom Altern durch freie Radikale« bekannt wurde. Nach dieser Theorie werden – vereinfacht ausgedrückt – mit dem Alterungsprozeß verknüpfte degenerative Veränderungen möglicherweise durch eine Anhäufung von Schädigungen hervorgerufen, die auf die Einwirkung freier Radikale zurückzuführen sind.

Im besonderen wies HARMAN darauf hin, daß Umwelteinflüsse wie Zigarettenrauch, Ozon, Autoabgase, ultraviolette Strahlung und ähnliche Faktoren im Laufe eines ganz normalen Lebens wahrscheinlich für eine fortwährende Überproduktion von einigen der zerstörerischsten Radikale und reaktivem Sauerstoff – darunter Superoxid, Hydroxyl- und Fettsäureperoxidradikale – verantwortlich sind. Die durch derlei Einflüsse entstandenen Radikale können nun ihrerseits Zell- und Genmutationen in Gang setzen, in deren Gefolge es zu einer Beeinträchtigung der Enzymbildung und Zellerneuerung kommt.

Der zusätzliche Schaden, der den Zellen durch das fortwährende Radikale-Bombardement im Laufe der Zeit zugefügt wird, könnte zu einer bleibenden Schädigung der DNS führen, zu vorzeitigen, beispielsweise durch den Abbau von Hautgewebe hervorgerufenen Alterserscheinungen und zu einer Zunahme von chronischen, mit Hinfälligkeit und einem frühen Tod verbundenen Krankheiten, wie zum Beispiel Krebs und Herzerkrankungen.

Noch immer wird diese Theorie analysiert und untersucht, aber zunehmend mehr Befunde scheinen HARMANs Hypothese zu stützen, nach der die Schädigung durch freie Radikale beim Alterungsprozeß eine Rolle, vielleicht sogar eine gewichtige, spielt. In einer 1993 in *Medicine and Science in Sports and Medicine* veröffentlichten Studie über Enzymreaktionen bei alternden Tieren dokumentierte der Wissenschaftler LI LI JI eindeutig, daß die antioxidativen Mechanismen während des Alterungsprozesses merklichen, höchstwahrscheinlich auf oxidativen Streß zurückzuführenden Veränderungen unterliegen. Der mutmaßliche Einfluß freier Radikale auf das Altern wirft einige wichtige praktische Fragen auf.

❏ Welches sind die wichtigsten umweltbedingten Faktoren oder Gefahrenquellen, die für die mit den Jahren zunehmende Bedrohung durch freie Radikale verantwortlich sind?

❏ Gibt es irgendeine Möglichkeit, die Lebensweise ab sofort umzustellen, um der Einwirkung von freien Radikalen aus dem Wege zu gehen und den Gefahren vorzeitigen Alterns zu begegnen?

❏ Gibt es eine individuelle lebenslange Strategie, mit deren Hilfe man sich die Bedrohung durch freie Radikale so weit wie möglich vom Leibe halten kann?

# Vorzeitiges Altern durch freie Radikale – Faktoren, die das Risiko erhöhen

Wenn ich mein eigenes Leben und das meiner Patienten betrachte, und zwar unter dem Aspekt, wie man der Gefahr eines vorzeitigen Alterungsprozesses entgegenwirken könnte, denke ich zunächst an die grundlegenden Elemente meines Antioxidantien-Programms – Gesundheitstraining, Einnahme von Zusatzpräparaten und eine an Antioxidantien reiche Kost.

Doch dann suche ich nach anderen, von außen kommenden Einflüssen, die der Jugendlichkeit und Gesundheit des Körpers im Laufe der Jahre zusetzen; zum Beispiel bestimmte Verhaltensweisen, Gewohnheiten und dazu Umweltfaktoren, denen wir buchstäblich tagtäglich ausgeliefert sind und die zu umgehen oder auszuschalten ungemein schwierig ist. Jedes wohldurchdachte Programm mit Kernpunkt Antioxidantien muß auch all die Einflüsse in Betracht ziehen, die zum Auslöser für eine Überproduktion von freien Radikalen werden und damit die Gefahr von Gewebeschäden und Krankheiten erhöhen. Zunächst einmal müssen Sie Ihren Feind kennen; erst dann können Sie entscheiden, wie Sie ihn am nachhaltigsten bekämpfen.

Die folgenden Umweltfaktoren – einige der wichtigsten – sind Auslöser für die vermehrte Bildung von freien Radikalen und damit ein Risiko für oxidativen Streß und vorzeitige Alterserscheinungen. (Bereits eingehend erläuterte Faktoren, die die Abwehrkraft gegenüber freien Radikalen schwächen, beispielsweise Übertraining oder unsachgemäße Nahrungszubereitung u. a., sind hier nicht nochmals erwähnt.)

## Faktor Nr. 1: Zigarettenrauch

Durch Rauchen oder passives Mitrauchen zu Hause, am Arbeitsplatz und andernorts erhöht sich die Zahl der freien Radikale im Körper, und damit wächst auch die Wahrscheinlichkeit für vorzeitige Alterserscheinungen.

## Faktor Nr. 2: Luftverschmutzung

Das Einatmen von Ozon, Auspuffgasen und anderen in der Luft enthaltenen Schadstoffen kann zur vermehrten Bildung von freien Radikalen im Organismus führen.

In einer 1993 im *New England Journal of Medicine* veröffentlichten Studie über Luftverschmutzung und Sterblichkeit in sechs amerikanischen Städten stellten D. W. DOCKERY und Kollegen nicht nur eine Verbindung zwischen Luftverschmutzung und überhöhten Sterblichkeitsziffern fest, sondern auch einen eindeutigen Zusammenhang zwischen verseuchter Luft und tödlich verlaufenden Lungenkrebs- und Herz-Lungen-Erkrankungen.

## Faktor Nr. 3: Entzündliche Prozesse

Entzündungen im Bereich von Muskeln, Bändern oder Gelenken können mit einer Schädigung durch freie Radikale einhergehen. Hervorgerufen werden entzündliche Prozesse oftmals durch Verletzungen, beispielsweise beim Sport, oder durch chronische Erkrankungen wie Arthritis.

## Faktor Nr. 4: Strahlenbelastung und Elektro-Smog

Neben der Strahlenbelastung durch diagnostische Maßnahmen wie Röntgen- und nuklearmedizinische Untersuchungen bleibt auch der rund um Hochspannungsleitungen, Computer, Mikrowellenherde, elektrische Heizdecken und Fernsehgeräte entstehende Elektro-Smog nicht ohne Einfluß auf den Körper. Nicht selten akzeptieren wir einen Teil dieser Strahlen als nützlich. Aber bei der Erforschung der dem Körper durch freie Radikale zugefügten Schäden befaßte man sich schon sehr früh auch mit der Strahlenbelastung als mitwirkendem Faktor.

## Faktor Nr. 5: Natürliche und künstliche UV-Strahlung

Sonnenlicht, UV-Lampen und ultraviolette Strahlen anderer Herkunft können die Entstehung von freien Radikalen sti-

153

mulieren und den Alterungsprozeß, insbesondere der Haut, beschleunigen. Im allgemeinen reichen für die Bewahrung der Gesundheit und eine ausreichende Bildung von körpereigenem Vitamin D 30 Minuten Sonnenbestrahlung pro Tag aus. Sich darüber hinaus länger der Sonne auszusetzen, ist überflüssig und könnte zum Auslöser für Hautkrebs werden.

Patienten, die diesen Auslösern für die Überproduktion von freien Radikalen aus dem Weg gehen wollen, rate ich zu einem Zweistufenplan:

1. Reagieren Sie sofort, starten Sie noch heute mit »Ausweichmanövern«.
2. Entwickeln Sie eine wohldurchdachte Strategie, an der Sie dann ein Leben lang festhalten.

# Welches sind die ersten Schritte, sich dem Treiben der freien Radikale zu entziehen?

Um Ihnen die Sache zu erleichtern, ein Wort vorweg: Um sich dem Einwirken eines Heeres von freien Radikalen gänzlich oder teilweise zu entziehen, brauchen Sie Ihr Leben keineswegs von einem Tag auf den anderen völlig umzukrempeln. Picken Sie statt dessen den Faktor heraus, den Sie – was die Bildung von freien Radikalen angeht – für den bedenklichsten halten, und beginnen Sie, ihn auszuschalten oder zumin-

dest den Schaden auf ein Minimum zu begrenzen.

Rauchen Sie beispielsweise Zigaretten, gehen Sie einfach zunächst dieses Problem an. Kümmern Sie sich dabei nicht um andere Radikale, die Ihrem Organismus vielleicht zu schaffen machen. Wer jemals versucht hat, das Rauchen aufzugeben, weiß, wie mühsam dieses Unterfangen sein kann. Wer versucht, *gleichzeitig* auf Zigaretten zu verzichten, sich nicht mehr stundenlang in der Sonne zu räkeln und anderen liebgewordenen, aber »radikalenfreundlichen« Gewohnheiten abzuschwören, wird wahrscheinlich überhaupt nichts erreichen. Ist passives Mitrauchen das Hauptproblem, sollte man überlegen, wo man am meisten darunter zu leiden hat, und versuchen, solche Orte zu meiden. Aber dieses Unterfangen kann sich als fast ebenso mühsam erweisen wie der Verzicht auf Zigaretten – insbesondere wenn in der häuslichen Umgebung Familienmitglieder oder am Arbeitsplatz Kollegen qualmen.

Was also tun, wenn im privaten oder beruflichen Umfeld geraucht wird? Als einziger Schritt bleibt anfangs vielleicht nur die Möglichkeit, sich von anderen verqualmten Orten, beispielsweise bestimmten Restaurants o. ä., fernzuhalten oder nicht den ganzen Abend mit qualmenden Familienmitgliedern im selben Raum zu verbringen. Am Arbeitsplatz bietet sich möglicherweise Gelegenheit, den Schreib- oder Arbeitstisch in die Nähe eines Abzugs oder eines Fensters zu rücken, in einer rauchfreien Nische unterzubringen oder eventuell sogar ein eigenes Büro zu bekommen. Wichtig ist es, den Umweltfaktor zu erkennen, der Ihnen den größten Schaden zufügt, und anzufangen, etwas dagegen zu unternehmen.

Nach den ersten Fortschritten in Ihrer Auseinandersetzung mit diesem für sie gravierendsten Problem können Sie sich allmählich Gedanken über den zweiten Schritt machen – über die Entwicklung einer umfassenden Strategie für ein Leben mit einem Minimum an Belastung durch freie Radikale.

# Strategie für ein Leben, »frei« von schädlichen freien Radikalen

Den Anfang Ihrer Strategie für ein von freien Radikalen freies – oder zumindest möglichst freies – Leben bildet eine Art Wochenübersicht mit allen Orten und Plätzen, an denen Sie sich aufhalten. Am besten ist es, auch alle Aktivitäten zu notieren, damit Sie keinen Ort übersehen, an dem Ihnen eventuell Schaden durch freie Radikale droht.

**6:30.** Aufstehen; fertigmachen zum Weggehen.

**7:30 – 8:15.** Auf dem Weg ins Büro (Belastung durch Autoabgase anfangs gering, auf der zweiten Hälfte der Strecke massiv; die ganze Zeit über scheint die Sonne in die Augen).

**8:30 – 8:45.** Kaffeepause in der Kantine (Kollegen qualmen wie Schlote).

**8:45 – 12:30.** Arbeit im Büro (relativ rauchfreie Umgebung).

**12:30 – 14:00.** Mittagessen; oftmals mit Geschäftsfreunden (ungefähr die Hälfte der Mittagspause in schlecht belüfteten Restaurants).

**14:00 – 17:30.** Arbeit im Büro (relativ rauchfrei, bis auf die zweite Kaffeepause).

**17:30 – 18:15.** Auf dem Weg nach Hause (Belastung durch Autoabgase anfangs massiv, auf der zweiten Hälfte der Strecke mäßig).

**18:30 – 19:15.** Joggen und Gymnastik im Freien (der Gestank der Autoabgase zieht von der Straße bis hierher).

**19:30 – 23:00.** Abendessen, Lesen und Fernsehen zu Hause (die bessere Hälfte raucht ungefähr eine Stunde lang im gemeinsamen Wohnzimmer).

Nach dem Auflisten sämtlicher Aktivitäten und Örtlichkeiten haben Sie einen genaueren Überblick über Ihre Gesamtsituation und können nun die eine oder andere Änderung vornehmen. Vielleicht tragen Sie ab jetzt zum Schutz vor der Sonne auf der Fahrt ins Büro einen Hut oder eine Sonnenbrille. Die Belastung durch Luftverschmutzung ließe sich eventuell durch eine frühere Fahrt zum Arbeitsplatz oder eine spätere Rückkehr am Abend herabsetzen. Wenn Sie dem Qualm rauchender Kollegen oder im Restaurant ausweichen wollen, brauchen Sie sich nur einen anderen Platz in der Kantine oder ein anderes Lokal zu suchen.

Beim Joggen kurz vor dem Morgengrauen oder nach Sonnenuntergang dürfte die Luft noch sauberer sein. Halten Sie beim Dauerlauf in der Nähe verkehrsreicher Straßen, insbesondere tagsüber, einen Mindestabstand von zehn Metern zum Fahrbahnrand. Besser wäre es, Ausschau nach einem Trainingspfad fernab von verkehrsreichen Regionen mit hoher Schadstoffbelastung der Luft zu halten.

Als Nichtraucher kann man nicht einfach aus der gemeinsamen Wohnung ausziehen, nur weil der Partner raucht. Wird die Luft nur kurzzeitig, also nur für etwa eine Stunde verqualmt, können Sie sich in dieser Zeit in ein anderes Zimmer zurückziehen. Oder – und dies wird in vielen Familien praktiziert – Sie überreden das qualmende Familienmitglied dazu, nur in einem bestimmten Raum oder, was noch besser wäre, ausschließlich im Freien zu rauchen.

Mit diesem »Anders-als-bisher« sollten Sie sich aber nicht unbeliebt machen und sich Kollegen und der Familie gegenüber nicht als tugendsamer Gesundheitsapostel aufspielen. Eine unauffällig, aber zielstrebig herbeigeführte Umstellung von Gewohnheiten braucht ihre Zeit, bis sich ein Erfolg einstellt – in diesem Fall der vermehrte Schutz vor freien Radikalen, die die körpereigene Abwehrkraft schwächen, Krankheiten hervorrufen und vorzeitiges Altern begünstigen.

Die Antioxidantien-»Revolution« mit ihrer Fülle von Aspekten eröffnet einen von Grund auf neuen Weg zu Gesundheit und langem Leben. Und die Mehrheit der von mir vorgeschlagenen Veränderungen können Sie mit einem Minimum an Eingriffen in Ihre bisherigen sportlichen Aktivitäten sowie Eß- und Lebensgewohnheiten herbeiführen. Ausschlaggebend ist nur, daß Sie die Bedrohung durch freie Radikale ernst nehmen und wohlüberlegt auf eine Entwicklung reagieren, die in der Gesundheitsforschung und medizinischen Praxis zunehmend an Boden gewinnt.

# Nachwort

Das Thema Antioxidantien und freie Radikale erinnert mich mitunter an eine unendliche Geschichte. Kaum glaubt man, sämtliche wichtige Details einer Frage erläutert zu haben, ergibt sich etwas Neues. Um sich ein Bild von den vielfältigen Facetten dieses interessanten Themas zu machen, brauchen Sie nur in die Rubrik »Forschung und Wissenschaft« Ihrer Tageszeitung zu blicken, Gesundheitsmagazine im Fernsehen zu verfolgen oder – wie ich dies häufig tue – nach Berichten über wissenschaftliche Seminare und Workshops zu diesem Themenkomplex Ausschau zu halten.

Gerade als ich dabei war, dieses Manuskript abzuschließen, wurde ich auf einen Workshop über freie Radikale und Antioxidantien aufmerksam, der am 31. August und 1. September 1993 in Washington D.C. stattfand und auf dem sich führende Wissenschaftler auf diesem Sektor mit dem Einfluß der in Nahrungsmitteln und Ergänzungspräparaten enthaltenen Antioxidantien auf die Gesundheit befaßten. Auf der Tagesordnung standen im wesentlichen drei Punkte:

1. Die kritische Bewertung der bisher vorliegenden Daten über den positiven Effekt, den in Nahrungsmitteln und Zusatzpräparaten enthaltene Antioxidantien auf die menschliche Gesundheit ausüben.

2. Die Ausarbeitung wissenschaftlicher Kriterien für künftige Untersuchungen, die den Einfluß von Antioxidantien auf die menschliche Gesundheit eindeutig dokumentieren.

3. Die Entwicklung einer Methode zum besseren Verständnis der Rolle, die diesen Verbindungen als gesundheitsfördernden Elementen möglicherweise zukommt, sowie die Ausarbeitung eines zuverlässigen Kommunikationssystems, um die Öffentlichkeit mit einschlägigen Informationen zu versorgen.

Im Rahmen des Workshops umrissen Vertreter der amerikanischen Gesundheitsbehörde FDA (= U.S. Food and Drug Administration) einige grundlegende Prinzipien, an denen sich die Behörde bei der Bewertung neuer Aussagen orientieren wird, insbesondere soweit sich diese Aussagen auf die Einnahme von antioxidativen Vitamin- und Mineralstoffpräparaten beziehen. Unter anderem sollte sich nach Ansicht der FDA die Erteilung der Verkaufsgenehmigung für solche Präparate auf folgende Faktoren gründen:

❏ Wissenschaftlicher Wahrheitsgehalt aller Aussagen.
❏ Abwägung der möglichen Risiken und positiven Effekte.
❏ Zusammenarbeit zwischen Wissenschaft und Pharma-Industrie in Form von Beratergremien, Workshops und anderen Formen der Kooperation.

Vertreter der FDA verpflichteten sich, das wichtigste Medium der Behörde – die Packungsaufschrift/Packungsbeilage – mit ausführlichen Informationen für den Verbraucher voll zu nutzen.

Viele Wissenschaftler gaben auf dem Washingtoner Workshop Auskunft über die neuesten Fakten, Befunde und Trends auf dem Forschungsgebiet der Antioxidantien und freien Radikale. Auf den folgenden Seiten finden Sie die Namen einiger der führenden Köpfe auf diesem Sektor sowie eine kurze Zusammenfassung ihrer Berichte:

DR. BARRY HALLIWELL von der Universität von Kalifornien in Davis schlug vor, ein Antioxidans als Substanz zum Schutz der Körpergewebe vor antioxidativem Schaden zu definieren. Er erinnerte die Teilnehmer daran, daß reaktiver Sauerstoff der Gesunderhaltung des Organismus nützlich ist und von weißen Blutzellen zur Vernichtung eingedrungener Krankheitskeime eingesetzt wird.

Freie Radikale hingegen, die nicht neutralisiert oder unschädlich gemacht werden, können im Organismus massive oxidative Schädigungen hervorrufen. Bedauerlicherweise ist das körpereigene Immunsystem gegen freie Radikale nicht hundertprozentig wirksam, freie Radikale müssen bei einer Vielzahl chronischer Erkrankungen als potentielle Negativfaktoren angesehen werden. Überdies läßt sich nicht immer eindeutig feststellen, ob freie Radikale Ursache oder Resultat eines Gewebeschadens sind. Wir wissen jedoch, bemerkte HALLIWELL, daß geschädigtes Gewebe die Entstehung weiterer freier Radikale begünstigt und damit zu einer Ausdehnung des bestehenden Schadens führen kann.

DR. LAWRENCE MACHLIN von der Hoffmann-LaRoche-Inc. berichtete, daß die Befunde epidemiologischer (an großen Volksgruppen durchgeführter) Untersuchungen durchwegs auf einen positiven Einfluß von Antioxidantien auf den Krankheitsverlauf bei Krebs im Bereich von Lunge, Magen, Speiseröhre und Hals hindeuten. Der engste Zusammenhang zeigt sich zum einen zwischen Beta-Carotin (oder Vitamin A) und Lungenkrebs, zum anderen zwischen Vitamin C und Magenkrebs. Seinen Angaben nach sind die Daten in bezug auf koronare Herzkrankheit zwar weniger beweiskräftig, aber sowohl bei Männern als auch bei Frauen beobachtete man in Verbindung mit der Einnahme von Vitamin E ein vermindertes Risiko für diese Erkrankung. Und in einer Gruppe von Personen mit klinischen Anzeichen und Symptomen von koronarer Herzkrankheit ging mit der Verabreichung von Beta-Carotin-Präparaten die Häufigkeit von Herz-Kreislauf-Problemen zurück. Nach Ausführungen von Dr. Thomas Slaga vom Anderson Krebszentrum der Universität von Texas sind die Anzeichen einer Schutzwirkung von Antioxidantien am deutlichsten im sehr frühen Stadium einer Krankheit, wie beispielsweise Krebs, erkennbar. Möglicherweise schirmen auch Vitamin C und Beta-Carotin gegen Magenkrebs beim Menschen ab, und zwar durch einen von den antioxidativen Eigenschaften dieser Vitamine unabhängigen Mechanismus. Mit anderen Worten – die erhöhte Zufuhr von Nahrungsmitteln mit einem hohen Gehalt an Vitamin C und Beta-Carotin, zum Beispiel Obst und Gemüse, ist unter Umständen mit einer gewissen Schutzwirkung gegenüber Krebs verknüpft, was anderen, bisher unbekannten Substanzen zugeschrieben wird. Zu diesen Stoffen zählen unter anderem phytochemische Substanzen, das heißt chemische Verbindungen pflanzlicher Herkunft, die offenbar der Gesundheit förderlich sind.

Zum Thema Antioxidantien und Reperfusionsschäden nach vorübergehender Ischämie merkte Dr. David Janero vom Wissenschaftler-Team der Ciba-Geigy-Corporation an, die wichtige Rolle der Antioxidantien bei der Herabsetzung des Risikos solcher Schäden sei kaum anzuzweifeln. Wie Sie sich gewiß erinnern, handelt es sich dabei um eine vorübergehende, von Sauerstoffmangel begleitete Minderdurchblutung von Körpergewebe (insbesondere des Herzmuskels während eines Herzinfarktes) und die anschließende Wiederdurchblutung des unterversorgten Bezirks. Ohne Antioxidantien-Therapie kann dieses Phänomen innerhalb von Sekunden nach Wiederdurchblutung des Herzens zum Tode führen.

Dr. Balz Frei von der Harvard School of Public Health bestätigte die Rolle der Antioxidantien bei der Kontrolle beziehungsweise Abschwächung des atherosklerotischen Prozesses. Mit Nachdruck vertrat er den Standpunkt, daß die Oxidation des »schlechten« LDL-Cholesterinanteils durch freie Radikale den atherosklerotischen Prozeß (das heißt die Blockierung von Arterien) in Gang setzt. Überdies berichtete er von In-vitro-Experimenten (Versuche im Reagenzglas) im Labor, bei denen Vitamin C das LDL-Cholesterin gegen eine Schädigung durch freie Radikale vollständig abschirmte.

Nach Aussage des Wissenschaftlers übten auch andere Antioxidantien einschließlich Vitamin E eine beachtliche Schutzwirkung aus. In ihren Untersuchungen am Menschen (In-vivo-Studien) bestätigen Dr. Ishwarlal Jialal und Dr. Scott Grundy diese Beobachtung und bezeichneten Vitamin E als das »überragende Antioxidans« zum Schutz des LDL vor Oxidation.

Die von D. Shambhu Varma, dem Direktor der Forschungsabteilung für Augenheilkunde an der School of Medicine der Universität von Maryland, vorgelegten Daten lassen auf eine Schutzfunktion von Vitamin C, Vitamin E und bestimmten Bioflavonoiden (pflanzlichen, beispielsweise in Buchweizen und Roßkastanie vorkommenden Substanzen) gegenüber grauem Star schließen.

DR. PRISCILLA CLARKSON vom Department of Exercise Science der Universität von Massachusetts erläuterte die derzeitigen Ansichten über die durch sportliche Aktivität vermehrt gebildeten freien Radikale und deren potentiell schädliche Auswirkungen. Ihren Ausführungen zufolge stärkt körperliche Aktivität den antioxidativen Abwehrmechanismus des Organismus durch vermehrte Bildung von körpereigenen Antioxidantien. Bis zu einem gewissen Punkt läßt sich demnach möglicherweise ein durch Leistungstraining hervorgerufener oxidativer Schaden im Wege eines gemäßigten Fitneßtrainings mindern. Überdies können Personen, die durch ein überhöhtes Belastungsniveau beim Sport die körpereigenen Abwehrmechanismen überfordern, den Schaden durch Einnahme von antioxidativen Ergänzungspräparaten begrenzen. (Ihre Beobachtungen und Befunde stellen eine weitere Bestätigung der in Kapitel 4 und 5 enthaltenen Informationen und Empfehlungen dar.)

Ergänzend wies DR. CLARKSON noch darauf hin, daß in Form von Präparaten zugeführte Antioxidantien die körperliche Leistungsfähigkeit auf Meereshöhe zwar nicht steigern, aber nach den Befunden einiger Studien an Bergsteigern in größeren Höhen zu einem gewissen Leistungszuwachs führten.

Abschließend betonten die Teilnehmer dieses Workshops nachdrücklich die Notwendigkeit, die potentielle gesundheitsfördernde Wirkung einer erhöhten Antioxidantienzufuhr durch weiterführende Untersuchungen noch eingehender zu erforschen und wissenschaftlich zu untermauern. Angesichts der Tatsache, daß Krebs und koronare Herzkrankheit die beiden häufigsten Todesursachen in den Vereinigten Staaten sind, vertraten sie die Ansicht, daß jede Möglichkeit, diese Sterblichkeitsziffern auf wirksame, gefahrenfreie und kostengünstige Art zu senken, gründlich beleuchtet werden müsse.

Gerade als dieses Buch in Druck gehen sollte, veröffentlichte das Nationale Krebsinstitut im April 1994 im *New England Journal of Medicine* die Ergebnisse einer fünf- bis achtjährigen Studie an über 29 000 langjährigen Rauchern in Finnland. Von den vier Gruppen, in die die Probanden unterteilt waren, erhielt die erste täglich ein Beta-Carotin- und die zweite ein Vitamin-E-Präparat. Der dritten Gruppe verabreichte man eine Kombination aus Beta-Carotin und Vitamin E und der vierten überhaupt kein Präparat. Eine Zusammenfassung der Ergebnisse dieser Studie findet sich in Kapitel 2 und an anderer Stelle dieses Buches sowie in Anhang 6. Und dies war die aktuellste Untersuchung im Zusammenhang mit Antioxidantien und freien Radikalen, von der ich zu berichten wußte. Bleiben Sie offen für weitere Entwicklungen; neue, bedeutsame Erkenntnisse im Rahmen der spannenden und lebenspendenden Antioxidantien-»Revolution« werden sich mit Gewißheit einstellen.

# *Anhang 1*

## Die Sprache der Antioxidantien-»Revolution«

Um die wahre Natur und das Ausmaß der Bedrohung durch freie Radikale zu begreifen, muß man sich ein wenig mit der Terminologie dieser molekularen »Übeltäter« und deren Treiben in Ihrem Organismus befassen. Sie müssen auch über die Bezeichnungen und Merkmale der antioxidativen Abwehrmechanismen Bescheid wissen. Mit den Kenntnissen um die Zusammenhänge können Sie sich auch ein genaueres Bild machen über die körpereigene Abwehr sowie über die Möglichkeiten zur Stärkung dieser Abwehrkräfte.

### Wer ist der wahre Feind?

Bei dem Begriff Sauerstoff denkt jeder in der Regel an Dinge wie Luft und Atmen – also an die Verkörperung von Leben schlechthin. Ohne Sauerstoff kann niemand überleben, nicht einmal für kurze Zeit. Wir alle sind »Aerobier« – also Wesen, die Luft zum Leben brauchen und von einer Atmosphäre umgeben sind, die 21 Prozent Sauerstoff enthält.

Doch nicht alle Sauerstoffmoleküle gleichen einander. Der überwiegende Anteil des eingeatmeten Sauerstoffs ist stabil und für die Erhaltung von Gesundheit und Wohlbefinden unentbehrlich. Aber auch instabile Sauerstoffmoleküle – und hierzu rechnen die freien Radikale und deren Sippschaft – können nützlich sein. Hin und wieder jedoch liefern die Radikale das klassische Beispiel von braven Burschen, die auf die schiefe Bahn geraten sind.

Auf Gedeih und Verderb ist der Körper auf die Dienste einer gut organisierten, wohldisziplinierten Truppe schlagkräftiger Moleküle angewiesen – des sogenannten »reaktiven Sauerstoffs«. Ihre Bezeichnung verdanken sie dem Umstand, daß jedes von ihnen eine flüchtige aggressive Variante des Sauerstoffmoleküls darstellt. Und aufgrund ihrer Fähigkeit, sich an andere Moleküle anzukoppeln, so daß diese unter dem Einfluß des »Anhängsels« oxidieren, bezeichnet man reaktiven Sauerstoff auch als »Oxidans«.

Zum reaktiven Sauerstoff zählen vier besonders wichtige Moleküle; darunter das Hydroxyl- und das Superoxidradikal, die als »freie Radikale« bekannt sind. Und zwei verwandte Moleküle – Singulett-Sauerstoff und Wasserstoffperoxid – stufte man als »nicht-radikale« Varianten des reaktiven Sauerstoffs ein.

Radikaler und nicht-radikaler reaktiver Sauerstoff unterscheidet sich in der Molekularstruktur, und dies wirkt sich auf das Verhalten im Organismus aus. Freie Radikale haben ein oder mehrere ungepaarte Elektronen – eine relativ ungewöhnliche Anordnung, nachdem Elektronen in den Molekülen zumeist paarweise vorhanden sind. Auf ihrer Umlaufbahn verhalten sich diese einzelnen Elektronen von Natur aus instabil. Erklären läßt sich dies durch die Tatsache, daß die Stabilität der Atome nur dann gewährleistet ist, wenn die Elektronen auf jeder Umlaufbahn ein Gleichgewicht bilden.

Aufgrund ihrer Instabilität halten freie Radikale fortwährend Ausschau nach anderen Molekülen, an die sie sich, winzigen Magneten gleich, ankoppeln können. (Wegen des Schadens, den sie nach dem Ankoppeln an ein anderes Molekül anrichten, bezeichnet man Radikale hin und wieder als »zelluläre Abbrucharbeiter«.) Für sich allein existieren sie nur den Bruchteil einer Mikrosekunde, ehe sie in ein anderes Molekül eindringen.

Die übrigen Angehörigen des reaktiven Sauerstoffs, die sogenannten Nicht-Radikale, unterscheiden sich in ihrem Aufbau von den freien Radikalen. Mit ihren durchweg gepaarten Elektronen sind »normale« Radikale etwas stabiler als freie Radikale, aber dennoch wesentlich aktiver als die meisten übrigen Moleküle. Folglich sind sie für ihre notwendige wie nützliche Arbeit im Organismus hervorragend geeignet.

Was aber hat es mit dem guten Werk, das sie verrichten, auf sich? Solange reaktiver Sauerstoff nicht außer Kontrolle gerät, fungiert er als Gruppe buchstäblich als Mädchen für alles und sorgt für die Funktionstüchtigkeit des Organismus. Es folgt ein Überblick über die Herkunft und die Arbeitsweise reaktiven Sauerstoffs.

Freie Radikale und nicht-radikaler reaktiver Sauerstoff entstehen in vielen Körperbereichen und durch eine Vielzahl von körpereigenen Prozessen. Dazu zählen unter anderem:

❏ **Der körpereigene Stoffwechsel (Metabolismus)**
Sobald aufgenommene Nahrung durch die Mitochondrien – energieerzeugende Zellorganellen – in Energie umgewandelt wird, schwärmen während des Stoffwechselvorgangs freie Radikale aus. Bei normalem Ablauf wird das Superoxidradikal, eines der am häufigsten vorkommenden Radikale, sofort von dem Enzym Superoxiddismutase (SOD) aufgespalten.

❏ **Weiße Blutzellen**
Droht dem Körper nach dem Eindringen gefährlicher Krankheitskeime eine Infektion, beginnen weiße Blutzellen – wie Leukozyten, Monozyten und Makrophagen – freie Radikale freizusetzen, um die Eindringlinge unschädlich zu machen. Mikroskopisch winzigen Geschossen gleich, jagen diese Radikale den inneren Feinden Ihres Körpers nach.

□ **Auskleidung der Blutgefäßwände**
Die als Endothel bezeichnete Innenauskleidung setzt das Superoxidradikal frei, das dazu beiträgt, die Kontraktionstätigkeit der glatten Gefäßmuskulatur zu regulieren. Regulation des Gefäßwandtonus ist für eine normale Durchblutung unentbehrlich.

□ **Rote Blutzellen**
Ein an Eisen gebundenes Protein im Hämoglobin (roter Blutfarbstoff) der roten Blutzellen bedient sich reaktiven Sauerstoffs, um den aufgenommenen Sauerstoff aufzuspalten und zu verwerten.

Wie Sie sehen, sind freie Radikale und ihre nicht-radikalen Verwandten fortwährend damit beschäftigt, die einzelnen Systeme Ihres Körpers funktionstüchtig zu halten und vor Angriffen von außen zu schützen. Bedauerlicherweise können sie aber auch zu »Abtrünnigen« werden und am Ende ihre ungeheuren Kräfte gegen Sie einsetzen.

# Vom getreuen Helfer zum »Abtrünnigen«

Ohne den reaktiven Sauerstoff – vorausgesetzt, er arbeitet unter Kontrolle – würde unser Organismus nicht funktionieren. Doch durch jene Moleküle, die die Gesetze des Körpers mißachten, können wir in tödliche Gefahr geraten. Wodurch aber wird eine Vielzahl dieser Moleküle zu Übeltätern? Nun – die Basis für einen optimalen Ablauf unserer Körperfunktionen ist ein empfindliches Gleichgewicht, bei dem sich auch eine bestimmte, für die Bewahrung unserer Gesundheit notwendige Zahl radikaler und nicht-radikaler reaktiver Sauerstoffmoleküle die Waage halten. Mit der Störung dieses Gleichgewichts beginnen die Probleme. Bedauerlicherweise leben wir in einer Welt voller feindlicher Kräfte, die imstande sind, die Freisetzung einer Überfülle von Radikalen in unserem Körper auszulösen.

Zu den Faktoren, die gefährlich werden können, zählen unter anderem:

□ **Zigarettenrauch**
Einige Radikale werden vom Rauch selbst freigesetzt und gelangen über die Atemwege in den Organismus. Diese instabilen Sauerstoffmoleküle können das Lungengewebe unmittelbar schädigen oder die Freisetzung reaktiver Sauerstoffmoleküle durch die Körperzellen, einschließlich der weißen Blutzellen, auslösen.

□ **Luftverschmutzung**
Bei diesem Risikofaktor liegt der Sachverhalt ähnlich wie beim Zigarettenrauch; das heißt, einige Radikale gelangen von außen in den Körper, andere entstehen, sobald die verseuchte Luft mit den Zellen in Kontakt kommt.

□ **Bestimmte Medikamente**
Dazu zählen auch Krebsmedikamente, beispielsweise Doxorubicin (Adriamycin), das nicht nur Krebs bekämpft, sondern durch Freisetzung von Radikalen auch Herzbeschwerden hervorrufen kann.

□ **Ultraviolettes Licht**
Diese intensiven, von der Sonne
und von UV-Lampen abgegebenen
Strahlen können Zellschäden verursachen.

□ **Pestizide und andere chemische
Schadstoffe**
Substanzen dieser Art gelangen fortwährend durch Nahrung und Getränke in den Organismus.

□ **Übertriebene sportliche Aktivität**
Durch Übertraining gleich welcher
Art kann es zur vermehrten Bildung
von freien Radikalen kommen. Die
schlimmsten Schäden entstehen
offenbar durch Sport- und Wett-
kampfaktivitäten im »Ultra«-Leistungs-
bereich (beispielsweise bei Ultra-Ma-
rathonläufen über längere Strecken
als beim traditionellen Marathon).

□ **Gelenk- und Gewebeverletzun-
gen einschließlich Muskelschmerzen und -zerrungen**
Traumatische und entzündliche Prozesse als Folge von Sportverletzun-
gen oder anderen durch ungewohnt
schwere körperliche Tätigkeit hervorgerufene Schädigungen sind in
der Regel mit einer Überproduktion
von freien Radikalen verknüpft.
Freigesetzt werden sie im Bereich
der Verletzung beziehungsweise des
überbeanspruchten Muskels.

□ **Unkontrollierter Diabetes**
Jahrelang überhöhte Blutzucker-
spiegel bei Diabetikern können mit
der Entstehung instabiler Sauerstoffmoleküle einhergehen.

□ **Strahlenbelastung**
Im Gefolge röntgenologischer und
nuklearmedizinischer Diagnosever-

fahren kann es unter Umständen zu
einer vermehrten Freisetzung von
freien Radikalen kommen.

□ **Emotionaler Streß**
Die mit extremem Streß einherge-
hende Überproduktion von freien
Radikalen ist möglicherweise eine
Erklärung für den in zahlreichen
Studien beobachteten Zusammen-
hang zwischen Streß und Herzin-
farkt oder Streß und Krebs.

□ **Asbest und ähnliche Fasern**
Partikel dieses faserigen Minerals
gelangen durch die Atemluft in die
Lunge. Die Fasern schädigen die
weißen Blutzellen und lösen im
weiteren Verlauf die Freisetzung von
überaus zerstörerischen freien Radikalen aus.

□ **Reperfusionsschäden**
»Reperfusion« bedeutet Rückstrom
von Blut in ein vorübergehend min-
derdurchblutetes Organ oder Gewebe. Dieser Vorgang setzt nach einem nicht tödlich verlaufenen Herzinfarkt oder Schlaganfall mit
kurzzeitiger Unterbrechung der Blutzufuhr zum Herzen oder Gehirn ein.
Er ist unter Umständen mit einer
explosionsartigen Vermehrung von
freien Radikalen verknüpft. Vereinzelt führt dieses rasche Wiederein-
strömen von Blut zu einer tödlich
endenden Herzarrhythmie.
Zu Reperfusionsschäden kommt es
mitunter auch als Folge einer vorübergehenden Blutleere in Organen
oder Geweben durch Anlegen einer
Tourniquet-Presse (Schlauchbinden-
abschnürung bei Arterienverletzun-
gen zur provisorischen Blutstillung)

oder durch den Einsatz einer Überleitungspumpe während einer Herz- oder Koronararterien-Operation.

❐ **Verlagerung des Blutstroms in den Verdauungstrakt nach schwerem Essen**

Nach einer ausgiebigen Mahlzeit kommt es vor, daß Blut aus der Muskulatur, dem Herzen und sogar aus dem Gehirn vermehrt zum Magen-Darm-Trakt strömt. Dieser mit einer Art Reperfusion verknüpfte Vorgang ruft die nach dem Essen sprichwörtliche Schläfrigkeit und bei Herzpatienten unter Umständen Brustschmerzen hervor. Bei sportlicher Aktivität unmittelbar nach dem Essen kann es sogar zu Muskelkrämpfen und Übelkeit kommen. Auslöser für derlei Beschwerden und Krankheitsgefühle ist wahrscheinlich nicht zuletzt die vermehrte Freisetzung von freien Radikalen.

Die Folgen einer von solchen Faktoren ausgelösten übermäßigen Freisetzung von radikalen und nicht-radikalen reaktiven Sauerstoffmolekülen können sich als verhängnisvoll erweisen. Zunächst einmal können die entarteten Moleküle bei der Entstehung von Atherosklerose, das heißt der Verhärtung der Arterienwände, eine zentrale Rolle spielen. Nach Ansicht vieler Experten steht die Bildung der Plaques, die die Gefäße verstopfen, in unmittelbarem Zusammenhang mit der durch die Radikale in Gang gesetzten Oxidation von »schlechtem« LDL-Cholesterin. Was hier mit dem LDL-Cholesterin geschieht, ähnelt in

etwa dem Verderben oder Ranzigwerden von Nahrungsmitteln, die offen liegen bleiben und dem Einfluß von Sauerstoff und Wärme ausgesetzt sind.

»Wildgewordene« Moleküle greifen unter Umständen auch den Zellkern an und unterbrechen die genetischen Ketten der DNS – eine Schädigung, die verschiedene Formen von Krebs hervorrufen kann. Und auch die Zellmembranen und andere zelluläre Strukturen können in Mitleidenschaft gezogen werden. Begünstigt durch die Einwirkung von freien Radikalen wird möglicherweise auch die Entwicklung des grauen Stars, von Arthritis und Blindheit von Frühgeborenen (hervorgerufen durch eine überhöhte Sauerstoffkonzentration in der Luft von Brutkästen) sowie von vorzeitigen Alterungserscheinungen und einer Beeinträchtigung der Immunstärke.

An dieser »Verwüstungsorgie« sind alle vier der genannten Hauptvertreter des reaktiven Sauerstoffs beteiligt – allen voran das Hydroxylradikal, das schnellste, aktivste und möglicherweise zerstörerischste Radikal. Im übrigen existieren oder wirken diese Übeltäter nicht unabhängig voneinander, sondern sie sind – und das ist typisch für sie – das Produkt von Kettenreaktionen, in deren Verlauf ein Radikal das nächste hervorbringt.

Aus Wasserstoffperoxid kann beispielsweise ein Singulett-Sauerstoff entstehen. Oder chemische Wechselwirkungen, an denen Wasserstoffperoxid beteiligt ist, führen unter Umständen zur Bildung des Hydroxylradikals. Nicht selten löst eine Explosion von Radikalen eine zweite aus, dann eine weitere und so weiter. Im Zuge dieser Kettenreaktion wird dem Körper zunehmend mehr Schaden zugefügt. Leben und Atmen – das bloße Dasein in der Welt von heute – bedeutet, daß Sie Giften, Schadstoffen, Geschehnissen und Menschen mit gesundheitsschädigenden Gewohnheiten ausgeliefert sind, die allesamt eine ernsthafte Gefährdung durch molekulare Abtrünnige darstellen. Was also können Sie zu Ihrem Schutz unternehmen? Gibt es irgendeine Macht, die Sie vor dem drohenden Verfall Ihres Körpers bewahren kann?

Glücklicherweise bieten sich sogar zwei Möglichkeiten, die Bedrohung durch freie Radikale abzuwenden und auf den Weg zu einem gesünderen und längeren Leben zu gelangen. Zunächst gibt es da eine Art körpereigene Polizeitruppe, die allerdings unter Umständen einer gewissen Verstärkung bedarf. Und zum zweiten stehen Verbündete von außen bereit – gewissermaßen eine antiradikale Einsatzgruppe, die nur darauf wartet, daß Sie zum Gegenangriff blasen. Gemeinsam bilden diese beiden Kräfte das Fundament des Antioxidantien-Programms, das Ihnen die Chance bietet, im Hinblick auf Ihre Gesundheit und Ihr Leben die Fäden wieder in die Hand zu nehmen.

## Die körpereigene Polizeitruppe

Ohne die schädigenden Umwelteinflüsse und die negativen Auswirkungen Ihrer Lebensweise, die die vermehrte Bildung von freien Radikalen in Ihrem Organismus begünstigen, würde Ihre innere »Polizeitruppe« vermutlich imstande sein, den reaktiven Sauerstoff in Schach zu halten. Diese natürlichen Abwehrmechanismen bezeichnet man als *endogene Antioxidantien.*

»Endogen« bedeutet, daß diese Substanzen im Organismus gebildet werden. Und unter »antioxidativ« versteht man die Fähigkeit, radikale und nicht-radikale reaktive Sauerstoffmoleküle unschädlich zu machen oder zu neutralisieren. (Reaktiven Sauerstoff bezeichnet man manchmal als »Oxidans«, weil er leicht an andere Moleküle ankoppelt oder weil diese Moleküle unter seinem Einfluß oxidieren.)

Von Bedeutung sind vor allem drei endogene Antioxidantien:

1. *Superoxiddismutase* (kurz SOD genannt), ein besonderer Vertreter der Polizeitruppe, ist imstande, das Superoxidradikal in Wasserstoffperoxid umzuwandeln, das dann seinerseits durch einen weiteren Prozeß in Wasser und Sauerstoff aufgespalten wird.
2. *Katalase* räumt mit Wasserstoffperoxid auf und trägt damit zur Verhütung von Zellschäden bei, beispielsweise einer Unterbrechung von DNS-Strängen, die zur Entwicklung von Krebs führen kann.
3. *Glutathion-Peroxidase* (oder GSH) ist für die Beseitigung von Wasserstoffperoxid noch wichtiger als Katalase.

Alles in allem gelingt es diesen drei körpereigenen Antioxidantien, gemeinsam mit anderen Enzymen und Molekülen den reaktiven Sauerstoff einigermaßen unter Kontrolle zu halten. Angesichts der mittlerweile überhandnehmenden negativen Umwelteinflüsse und anderer Faktoren, die für eine vermehrte Freisetzung von freien Radikalen verantwortlich sind, ist die körpereigene Polizeitruppe jedoch überfordert.

Bis zu einem gewissen Grad lassen sich die endogenen antioxidativen Mechanismen stärken – in erster Linie durch ein Gesundheitstraining (= Training mit geringer Intensität) zur Steigerung der körperlichen Fitneß. Durch ein solches Training kann sich die Tendenz des Organismus, während anspruchsvoller sportlicher Aktivität vermehrt freie Radikale zu bilden, abschwächen, und die körpereigene antioxidative Abwehrkraft kann, wie bereits erwähnt, zunehmen. (Siehe Kapitel 8.)

Einerlei, wie schlagkräftig Ihre innere Polizeitruppe ist oder durch Gesundheitstraining an Stärke gewinnt – Hilfe von außen ist dennoch vonnöten. Und diese Unterstützung ist hauptsächlich in Form von drei Vitaminen verfügbar, die ich gerne als »antioxidative Eingreiftruppe« bezeichne.

# Setzen Sie die antioxidative Eingreiftruppe in Marsch!

Um sich nachhaltig vor den reaktiven Sauerstoffmolekülen zu schützen, die in Ihrem Organismus Amok laufen, kommen Sie nicht umhin, die körpereigenen Abwehrmechanismen durch »exogene«, das heißt von außen zugeführte Antioxidantien zu unterstützen. Zu diesen sogenannten *Radikalenfängern* zählen Vitamin E, Vitamin C und Beta-Carotin, eine zu den Carotinoiden zählende Vorläufersubstanz des Vitamins A.

Auf jedes dieser drei Vitamine wird in den Abschnitten über Ergänzungs- beziehungsweise Zusatzpräparate (Kapitel 6) und Ernährung (Kapitel 7) im Detail eingegangen. Als Gedächtnisstütze hier nochmals ein kurzer Überblick.

## Vitamin E

Für den nachhaltigen Schutz des Körpers vor freien Radikalen spielt dieses Vitamin eine ebenso bedeutsame wie vielseitige Rolle. Im LDL-Cholesterin von Natur aus vorhanden, fungiert Vitamin E als eine Art »Kugelfang« für die wild umherjagenden freien Radikale. Es opfert sich gewissermaßen selbst und bewahrt damit das LDL vor Oxidation – einem Prozeß, der mit der Bildung von Schaumzellen endet. Diese Schutzfunktion ist ungemein wichtig, weil die mit oxidiertem LDL-Cholesterin vollgepackten Schaumzellen sich nach und nach zu Plaques zusammenballen und die Arterien verstopfen. Und wie Sie sich gewiß erinnern, ist die Bildung von Plaques ein gefährlicher Schritt in Richtung Atherosklerose und Herzinfarkt.

Bedauerlicherweise reichen die Depots an natürlichem Vitamin E oftmals nicht aus, deshalb geht es in der Regel nicht ohne Nachschub von außen. Die zusätzliche Aufnahme von Vitamin E durch Nahrung und in Form von Präparaten stärkt das körpereigene Immunsystem und sorgt für eine zuverlässige Abschirmung gegenüber entarteten Sauerstoffmolekülen.

Darüber hinaus schreibt man Vitamin E eine Schutzfunktion gegenüber Krebserkrankungen im Bereich von Magen, Darm und Lunge zu. Fundament dieser krebshemmenden Wirkung ist die Fähigkeit von Vitamin E, den abtrünnigen Radikalen Einhalt zu gebieten, ehe sie tief in die Zelle eindringen und dem Zellkern und der DNS oder dem genetischen Code Schaden zufügen. Zellen mit geschädigter DNS neigen eher dazu, krebsig zu entarten.

## Vitamin C

Vitamin C unterstützt Vitamin E in seiner Aufgabe, die Oxidation von LDL-Cholesterin und die Bildung von Plaques zu verhüten. Überdies wurde ein Zusammenhang zwischen Vitamin C und der Vorbeugung gegen Krebserkrankungen im Bereich von Mundhöhle, Kehlkopf und Speiseröhre, Magen, Bauchspeicheldrüse, Mastdarm und Gebärmutterhals beobachtet.

Als Nitritfänger ist Vitamin C außerdem an der Beseitigung der Rückstände von Zigarettenrauch beteiligt. Man fand sogar heraus, daß Vitamin C dazu beiträgt, die DNS im menschlichen Sperma vor Schaden zu bewahren. Eine solche Schädigung kann die Spermaqualität beeinträchtigen und zu genetischen Defekten führen.

## Beta-Carotin

Beta-Carotin bietet einen gewissen Schutz vor Krebserkrankungen in Mund, Lunge, Harnblase und Mastdarm. Daneben wurde ein Zusammenhang beobachtet zwischen diesem Vitamin und der Vorbeugung von Hauttumoren durch das Einwirken ultravioletter Strahlen.

Nun haben Sie jene »Kämpfer« kennengelernt, die sich im Zuge der Antioxidantien-Revolution ganz vorn bewegen:

1. Die »getreuen Helfer«. Das sind zuverlässig arbeitende (radikale und nicht-radikale) Vertreter des reaktiven Sauerstoffs. Sie erfüllen im Körper wichtige, nützliche Aufgaben, beispielsweise den Schutz vor eindringenden Krankheitserregern.

2. Die molekularen Übeltäter. Sie zählen zu jenen außer Rand und Band geratenen reaktiven Sauerstoffmolekülen, die damit begonnen haben, Organe und Gewebe zu schädigen und zu zerstören.

3. Die körpereigene Polizeitruppe. Diese Ordnungshüter, zu denen die drei wichtigsten endogenen Antioxidantien zählen, machen überschüssige Radikale unschädlich und bewahren den Organismus vor Schaden.

4. Die unentbehrliche Eingreiftruppe von außen. Drei wichtige Vitamine – E, C und Beta-Carotin – stehen den endogenen Antioxidantien bei der Gesunderhaltung zur Seite.

# *Anhang 2*

## Das wissenschaftliche Fundament der Antioxidantien-»Revolution«

Über das wissenschaftliche Fundament der Aussagen dieses Buches wurde im Hauptteil bereits viel berichtet. Für jene, die sich für nähere Erläuterungen interessieren, folgen nun weitere Einzelheiten über einige Untersuchungen und Befunde.

Auf den nächsten Seiten finden Sie einen kurzen Abriß von wissenschaftlichen Berichten über die Zusammenhänge zwischen oxidativen Schäden und der Wirkung von Antioxidantien einerseits und einer Reihe von Krankheiten, allen voran Koronar- und Herz-Kreislauf-Erkrankungen, Krebs und grauer Star, andererseits.

(Eine vollständige Auflistung der in diesem Anhang zitierten Veröffentlichungen finden sich im Literaturnachweis für Kapitel 1 und 2.)

### Angriff von innen – Komplott gegen Herz und Blutgefäße

In einem Symposiumsbericht vom 25. Februar 1993 im *American Journal of Cardiology* schilderte DR. ANTONIO M. GOTTO die derzeitigen Erkenntnisse über Antioxidantien und Lipidstoffwechsel:

> Es besteht ein wachsendes Interesse an der eventuellen Verabreichung von Antioxidantien als Therapie bei Atherosklerose, insbesondere seit Entdeckung der Rolle, die die Oxidation von Lipoprotein geringer Dichte (LDL) bei der Entstehung von Atherosklerose beim Wantanabe-Kaninchen spielte. Die Resultate der Physicians' Health Study deuten darauf hin, daß sich Beta-Carotin – ein in der LDL-Fraktion bewährtes Antioxidans – günstig auf die Herabsetzung des Risikos für Herz-Kreislauf-Episoden auswirken könnte. In einigen kontrollierten Fallstudien wurden bei Patienten mit koronarer Herzkrankheit verminderte Konzentrationen von Ascorbinsäure (Vitamin C) und Vitamin E registriert.

169

Ein Artikel dieses Symposiums konzentrierte sich auf die Wirkung von Probucol, einem antioxidativen und gleichzeitig lipidsenkenden Medikament. Der Wissenschaftler GORAN WALLDIUS und Kollegen vom König Gustav V.-Forschungsinstitut des Karolinska-Instituts in Stockholm stellten fest, daß Probucol nicht nur die Cholesterinspiegel senkte, sondern auch die Bildung von TBARS hemmte. Nach Angaben der Forscher machte dieser TBARS-Befund deutlich, daß Probucol das LDL gegenüber Oxidation abschirmte. In einem neueren Bericht in der Zeitschrift *Clinical Cardiology* schreibt DR. WILLIAM S. HARRIS:

> Nährstoffe mit antioxidativen Eigenschaften wie die Vitamine C, E und Beta-Carotin sowie einfach gesättigte Fettsäuren (soweit sie mehrfach ungesättigte Fettsäuren ersetzen) können die Anfälligkeit von LDL gegenüber Oxidation abschwächen. Falls sie sich als zweckmäßig erweist, sollte man für eine optimale Behandlung von koronarer Herzkrankheit zusätzlich zu einer cholesterinsenkenden Therapie eine Antioxidantien-Therapie in Betracht ziehen.

Und wie ist es um die weitere Erforschung des Einflusses von Antioxidantien auf Herz-Kreislauf-Erkrankungen bestellt? Die folgende Zusammenfassung vermittelt einen Überblick über Forderungen und Empfehlungen anläßlich eines Workshops über »Antioxidantien in der Vorbeugung gegen Atherosklerose beim Menschen«, der im Rahmen der Konferenz des National Heart, Lung and Blood Institute am 5. und 6. September 1991 stattfand:

❐ Die Mechanismen die an der Modifikation von LDL durch Oxidation beteiligt sind, sowie die Art und Weise, in der einzelne Antioxidantien diesen Prozeß beeinflussen, bedürfen weiterer Grundlagenforschung.

❐ Für den eindeutigen Nachweis, daß der Schutz von LDL vor oxidationsbedingter Modifikation das Fortschreiten von Schädigungen beeinflußt, sind weitere tierexperimentelle Untersuchungen erforderlich.

❐ Die potentiellen Auswirkungen von Antioxidantien auf Atherosklerose in fortgeschrittenem Stadium und auf Thrombose müssen noch eingehender erforscht werden.

❐ Man war sich darin einig, daß die verfügbaren Nachweise einen klinischen Versuch mit natürlichen (kein erhöhtes Risiko bergenden) Antioxidantien rechtfertigen, aber klinische Versuche mit antioxidativen Medikamenten (die gesundheitsschädliche Nebenwirkungen zeitigen könnten) so lange hinausgeschoben werden, bis weitere Erkenntnisse vorliegen.

Die an diesem Workshop teilnehmenden Experten – darunter DANIEL STEINBERG von der Universität von Kalifornien in San Diego, eine Autorität auf dem Gebiet Antioxidantien und freie Radikale, sowie mein Berater DR. SCOTT M. GRUNDY – gaben grünes Licht für die Fortsetzung der Forschungsarbeiten auf dem Gebiet der natürlichen Antioxidantien – den Vitaminen E, C und Beta-Carotin. Doch sie warnten davor, Untersuchungen mit Medikamenten wie Probucol derzeit weiterzuführen.

# Antioxidantien im Kampf gegen Krebs

GLADYS BLOCK, Professorin an der School of Public Health der Universität von Kalifornien in Berkeley, faßt die derzeitigen Erkenntnisse in der Juli-Ausgabe 1992 der Zeitschrift *Nutrition Reviews* folgendermaßen zusammen:

> Meiner Überzeugung nach sprechen die Daten eindeutig für die Anerkennung der allgemeingültigen gesundheitsrelevanten Aussage: Eine an antioxidativen Vitaminen reiche Kost kann dazu beitragen, das Risiko für verschiedene Formen von Krebs zu mindern. Dies entspricht exakt dem, was die FDA an anerkannten, gesundheitsrelevanten Aussagen über Nahrungsfett und Krebs vorschlägt.

Untermauert wird dieser Sachverhalt durch einen 1992 im *Annual Review of Nutrition* veröffentlichten Artikel von TIM BYERS und GERALDINE PERRY: »Antioxidative Mikronährstoffe, insbesondere Carotine, Vitamin C und Vitamin E, spielen beim Schutz des Körpers vor Krebs offenbar mehrere wichtige Rollen. Sie hemmen die Bildung von chemischen Karzinogenen im Magen, schützen die DNS und die Lipoidmembranen vor oxidativem Schaden und stärken die Abwehrmechanismen.«
Aber BYERS und PERRY machen deutlich, daß auf diesem Gebiet noch viel Arbeit vonnöten ist:

Weshalb unterscheidet sich die Wirkung von Mikronährstoffen je nach Lage eines Organs? Was sind die optimalen Dosen zur Verringerung des Risikos, und gibt es möglicherweise ungünstige Nebenwirkungen? [Diese] Fragen verlangen nach einer Antwort ... Trotz einer Fülle wichtiger, noch offener Fragen ... gründen sich die derzeitigen US-Empfehlungen, die besonders den reichlichen Verzehr von Obst und Gemüse befürworten, auf ein solides wissenschaftliches Fundament. Obst und Gemüse bewahren den menschlichen Körper vor oxidativem Schaden und scheinen ihn vielleicht auf diese Weise vor Krebs zu schützen.

Auch in Verbindung mit Chemo- und Strahlentherapie erwies sich die Verabreichung von Antioxidantien als hilfreich. 1992 berichteten die Wissenschaftler K. JAAKKOLA und Kollegen in der Zeitschrift *Anticancer Research*:

> Die Verabreichung von Antioxidantien in Verbindung mit Chemo- und Strahlentherapie verlängerte das Leben von Patienten mit Alveolarzellenkarzinom ... Überdies stellten wir fest, daß die mit Antioxidantien versorgten Patienten die Chemo- und Strahlentherapie gut vertrugen. Die Patienten, die länger überlebten, hatten in der Regel mit der Einnahme von Antioxidantien früher begonnen als jene, die vor ihnen starben.

Und schließlich ergab sich aus epidemiologischen Untersuchungen, in die große Volksgruppen einbezogen waren, ein Zusammenhang zwischen hohen Antioxidantien-Konzentrationen im Blut und dem Schutz vor verschiedenen Formen von Krebs. 1992 veröffentlichten J. CHEN und Kollegen im *International Journal of Epidemiology* die Ergebnisse einer Studie an Männern und Frauen aus 65 ländlichen Distrikten in der Volksrepublik China:

> Zwischen den Plasmaspiegeln exogener Antioxidantien und der Zahl tödlich verlaufender Krebserkrankungen bestand durchweg eine umgekehrte Wechselbeziehung. Am auffälligsten war diese negative Korrelation zwischen Ascorbinsäure (Vitamin C) und den meisten Formen von Krebs sowie zwischen Selen und Krebserkrankungen der Speiseröhre und des Magens. Im Falle von Beta-Carotin zeigte sich unabhängig vom Retinol ein Schutzeffekt, insbesondere bei Magenkrebs.

# Sensibel und leicht verletzbar – die Augen

Freie Radikale können die Augen schädigen, insbesondere durch grauen Star (Katarakt) oder Linsentrübung. S. D. VARMA von der Abteilung für Augenheilkunde an der School of Medicine der Universität von Maryland in Baltimore äußerte sich 1991 im *American Journal of Clinical Nutrition* zu diesem Problem und einer möglichen Lösung:

> Untersuchungen ... dokumentieren, daß die Augenlinse unter dem Einfluß aktiver, üblicherweise als Sauerstoffradikale bezeichneter Sauerstoffmoleküle physiologischen Schaden nimmt. Beschrieben wurden mehrere

photochemische und nicht-photochemische Modelle. Die Ergebnisse lassen darauf schließen, daß die Entstehung von aktivem Sauerstoff im Augeninneren einen erheblichen Risikofaktor für die Pathogenese von Alterskatarakt darstellen kann. Allerdings läßt sich der kataraktogenen (zur Entwicklung von grauem Star führenden) Wirkung von Sauerstoffradikalen durch exogene und metabolische Antioxidantien wie Ascorbinsäure (Vitamin C), Vitamin E und Pyruvat entgegenwirken. Diese Substanzen können sich demnach für die Prophylaxe oder Therapie von grauem Star als günstig erweisen.

Gestützt wurden VARMAS Befunde durch eine 1991 im American *Journal of Clinical Nutrition* veröffentlichte Untersuchung von JAMES ROBERTSON und Kollegen:

> Aus einer neueren epidemiologischen Studie ging hervor, daß Katarakt-Patienten im Vergleich zu Kontrollpersonen offenbar niedrigere Serumkonzentrationen von Vitamin C, E oder Carotinoiden aufweisen. Bei der vorliegenden Untersuchung wurden die Mengen an Vitaminzusatzpräparaten, die 175 Kataraktpatienten und 175 individuell ausgewählte Kontrollpersonen ohne grauen Star nach eigenen Angaben eingenommen hatten, miteinander verglichen. Die Kontrollgruppe hatte wesentlich höhere Dosen an Vitamin C und Vitamin E eingenommen ... Ihre Befunde lassen auf ein um mindestens 50 Prozent vermindertes Risiko für grauen Star schließen, und deshalb wäre im Rahmen der Katarakt-Prävention ein nach dem Zufallsprinzip angelegter Kontrollversuch mit Vitaminzusatzpräparaten gerechtfertigt.

# Antioxidantien kontra freie Radikale bei anderen Krankheiten

Freie Radikale werden mit über 50 Krankheiten in Verbindung gebracht. Neben einigen bereits näher erläuterten umfangreichen Gebieten wie Herz-Kreislauf-Erkrankungen, verschiedenen Formen von Krebs und grauem Star gibt es noch eine Reihe weiterer Krankheitsbilder, bei denen freie Radikale und Antioxidantien möglicherweise eine Rolle spielen. Hier einige Beispiele:

## Parkinson-Krankheit

STANLEY FAHN vom Department of Neurology am College of Physicians and Surgeons der Columbia-Universität, Mitarbeiter am Neurological Institute of New York und am Presbyterian Hospital in New York, veröffentlichte seine Untersuchung im Jahre 1991.

Nach seinen Angaben wurden Patienten mit Frühsymptomen der Parkinson-Krankheit Tocopherol (Vitamin E) und Ascorbinsäure (Vitamin C) in hochdosierter Form verabreicht. Beim vollen Ausbruch der Krankheit erhielten die Patienten üblicherweise zunächst den Wirkstoff Levodopa, der die Parkinson-Krankheit unter Kontrolle hält. In seiner Untersuchung verglich FAHN bei Patienten, die Antioxidantien einnahmen, und bei jenen, die keine Vitamine erhielten, den Zeitpunkt, an dem die Einnahme von Levodopa notwendig wurde.

Er berichtete: »Bei der mit Antioxidantien behandelten Gruppe ließ sich der Zeitpunkt, an dem die Einnahme von Levodopa erforderlich wurde, um zweieinhalb Jahre hinausschieben. Die Resultate dieser Pilotstudie legen die Vermutung nahe, daß sich das Fortschreiten der Parkinson-Krankheit durch Zufuhr dieser Antioxidantien möglicherweise verlangsamen läßt.«

FAHNs vorläufige Befunde wurden durch weitere Studien bisher zwar nicht bestätigt, aber seine Beobachtungen rechtfertigen gewiß weitere Untersuchungen über einen möglichen Zusammenhang zwischen Antioxidantien und der Parkinson-Krankheit.

## Mundkrebs

HARINDER S. GAREWAL, Wissenschaftler an der Universität von Arizona und dem Veteran Administration Medical Center in Tucson, berichtete 1991 im *American Journal of Clinical Nutrition*: »Neuere Daten lassen vermuten, daß Retinoide und Carotinoide möglicherweise die Rückbildung eines mutmaßlich krebsig entartenden Herddefektes in dem von Mundkrebs bedrohten Epithel bewirken können.«

Nach seiner Ansicht ist Beta-Carotin, das weder toxisch wirkt noch Nebenwirkungen hervorruft, »eine sehr wünschenswerte Substanz für Chemo-Prävention. Es hemmt Mikronuclei in abgeschilferten Mundschleimhautzellen bei Personen, die von Mundkrebs bedroht sind, und erwies sich in jüngster Zeit als wirksam in der Rückbildung von Leukoplakie.« (Leukoplakie sind weißliche Herde auf der Mundschleimhaut, die sich nicht entfernen lassen. Sie sind

keiner bestimmten Erkrankung zuzu-
ordnen, können sich aber als Frühsym-
ptom von Mundkrebs erweisen.)

Im Rahmen einer Studie, die HANS STICH
und andere Wissenschaftler der Environmental Carcinogenesis Unit am Bri-
tish Columbia Cancer Research Center
in Vancouver, Kanada, in jüngster Zeit
durchführten, erhielten tabakkauende
Personen mit Leukoplakie Beta-Carotin
und Vitamin A. In nahezu 15 Prozent
der Fälle führte Beta-Carotin zu einer
Rückbildung der Leukoplakie.

Einem Bericht im *American Journal of
Clinical Nutrition* aus dem Jahre 1991
zufolge stellten die Wissenschaftler
überdies fest, daß sich die »Schutzwirkung der ursprünglichen Therapie
durch Zufuhr von geringeren Dosen Vitamin A oder Beta-Carotin mindestens
acht weitere Monate lang aufrechterhal-
ten ließ.«

## Hirnblutung bei Frühgeborenen

Der Wissenschaftler MALCOLM CHISWICK
und Kollegen von der Neonatal Medical
Unit und dem Department of Radiology
am North Western Regional Perinatal
Center und Saint Mary's Hospital in
Manchester, Großbritannien, verabreichten vor dem Ende der 33. Schwan-
gerschaftswoche zur Welt gekommenen
Frühgeborenen Vitamin E.

Bei einem Großteil von Neugeborenen
dieser Gruppe kommt es zu Hirnblutun-
gen innerhalb oder rund um die Seiten-
ventrikel (seitliche Gehirnkammern).
Die von dem Wissenschaftlerteam vor-
genomme Zufuhr von Vitamin E endete

im Vergleich zu einer Kontrollgruppe
mit einer merklich geringeren Zahl von
intraventrikulären Blutungen.

Im *American Journal of Clinical Nutrition* vertraten die Wissenschaftler 1991
die Ansicht, »Vitamin E schirme gegen
intraventrikuläre Blutung bei Frühgeborenen ab.«

## Reperfusions-Arrhythmien während einer Bypass-Operation

Nach der Unterversorgung des Herzmuskels mit Blut und Sauerstoff
während einer Bypass-Operation kann
die rasche Wiederdurchblutung bei Beendigung des Eingriffs mit massiven
und mitunter tödlichen Herzrhythmusstörungen einhergehen. Studien, in deren Rahmen das während der Operation
transfundierte Blut mit Vitamin E angereichert wurde, zeigten einen merklichen Rückgang in der Häufigkeit von
Reperfusions-Arrhythmien. Zuzuschreiben ist dieses günstige Resultat sehr
wahrscheinlich der Tatsache, daß Vitamin E der Schädigung durch freie Radikale, die für die massiven Rhythmus-
störungen verantwortlich ist, entgegenwirkt.

Mit einer Reihe dieser Untersuchungen,
beispielsweise jenen über Parkinson-
Krankheit und grauen Star, steht man offenkundig noch am Anfang. Es braucht
noch viel Forschungsarbeit, bis eindeutig geklärt ist, auf welche Weise sich eine
Antioxidantien-Therapie gegen die Schädigung durch freie Radikale einsetzen
läßt. Dennoch – zahlreiche Befunde,

einschließlich der Erkenntnisse im Zusammenhang mit Herz-Kreislauf-Erkrankungen und vielen Formen von Krebs, können weder vom praktizierenden Arzt noch vom Patienten einfach ignoriert werden. Mit ziemlicher Sicherheit kann man davon ausgehen, daß künftige Untersuchungen einen Großteil der Vorzüge von Antioxidantien, für die es im Augenblick noch nicht ganz schlüssige Beweise gibt, bestätigen werden.

Meiner Überzeugung nach ist es keineswegs verkehrt, bis zur endgültigen wissenschaftlichen Klärung ein gezieltes Antioxidantien-Programm aufzunehmen. Mit der Stärkung der antioxidativen Abwehrkraft besteht eine reelle Chance, vor vermutlich wesentlich mehr gesundheitlichen Problemen geschützt zu sein, als dies beim derzeitigen wissenschaftlichen Erkenntnisstand vorstellbar erscheint.

# Anhang 3

## Der Nutzen von intensiverem Training im Rahmen eines Fitneßprogramms

Viele Menschen fühlen sich nach Aufnahme eines Trainingsprogramms mit dem Mindestmaß an körperlicher Aktivität rasch unbefriedigt und machen sich daran, die Trainingsintensität zu erhöhen. Überdies befürworten die American Heart Association (Amerikanische Herzgesellschaft), der Surgeon General der Vereinigten Staaten (höchster beamteter Arzt im Gesundheitswesen der USA) sowie andere Autoritäten auf dem Gesundheitssektor ein Maß an Ausdauersport, das über die 15 wöchentlichen Punkte des in diesem Buch vorgestellten Gesundheitstrainings hinausgeht.

Woran liegt es, daß jemand seine Aktivität im Rahmen eines Trainingsprogramms unbedingt steigern möchte? Ein Grund hierfür sind die Resultate experimenteller Untersuchungen, nach denen eine sehr gute Kondition mit gewissen Vorteilen verknüpft ist; darunter unter anderem:

❏ Verbesserung des Blutfettprofils, beispielsweise Anstieg des »guten« HDL-Cholesterins und Verkleinerung des Quotienten zwischen Gesamt-Cholesterin und HDL-Cholesterin. Je höher die aerobe Fitneß, desto größer wohl auch der HDL-Cholesterinanteil.

❏ Senkung des Blutdrucks bei Personen an der Grenze zum Bluthochdruck. Im übrigen kann eine gute Kondition ganz allgemein vor Bluthochdruck schützen.

❏ Je umfangreicher das Training, desto mehr Kalorien werden verbrannt und desto mehr Körperfett wird abgebaut. Sportliche Aktivität ist mittlerweile ein wesentliches Element in den meisten Programmen zum Abbau von Körpergewicht.

❏ Ein höheres Maß an Ausdauersport kann der Tendenz entgegenwirken, einen Altersdiabetes zu entwickeln.

❏ Schutz vor Osteoporose, das heißt dem potentiell gefährlichen Knochensubstanzverlust mit zunehmendem Alter. Je anspruchsvoller das Trainingsprogramm, desto weniger Knochenmasse geht verloren. Überdies fördert regelmäßige sportliche Aktivität den Aufbau von neuem Knochengewebe.

❑ Ein Zuwachs an Wohlbefinden und Schutz vor psychischen Problemen, wie beispielsweise Depressionen. Ausdauertraining ist das beste Beruhigungsmittel, das die Natur bietet. Es regt die Produktion von körpereigenen Endorphinen an, morphiumähnlichen, entspannend wirkenden Neurotransmittern.

Vor allem dieser letzte Pluspunkt – die Steigerung des Wohlbefindens – dürfte für den Durchschnitts-»Sportler« den Hauptanreiz für eine Leistungssteigerung darstellen. Aber selbst wenn Sie in den Genuß sämtlicher Vorzüge eines anspruchsvolleren Trainings kommen möchten, brauchen Sie nicht des Guten zuviel zu tun. Auch wenn Sie mit Ihrem sportlichen Training im Rahmen einer geringen Intensität bleiben, können Sie auf der ganzen Linie profitieren.

## So ziehen Sie den optimalen Nutzen aus dem Training

Welches Maß an sportlicher Aktivität bringt Ihnen nun den optimalen Nutzen? Bei einem Training nach dem Fitneßpunktesystem in Kapitel 4 und einem der Programme am Ende desselben Kapitels genügen 35 Punkte pro Woche. Hier einige Beispiele, wie ein solches Trainingsniveau in der Praxis aussieht:

❑ Zwei Meilen in weniger als 20 Minuten laufen, viermal pro Woche = 36 Punkte.

❑ Drei Meilen in weniger als 45 Minuten gehen, fünfmal pro Woche = 40 Punkte.

❑ 45 Minuten Aerobic-Tanz oder ein anderer Ausdauersport mit Musikbegleitung, viermal pro Woche = 36 Punkte.

Die Möglichkeiten sind schier unbegrenzt. Und soweit Sie keinen besonderen Wert darauf legen, brauchen Sie auch nicht mühsam die einzelnen Punkte zusammenzuzählen, sondern lediglich den Anleitungen der Kategorie »Fitneß des Athleten« zu folgen. Aber auch im Rahmen eines »Trainings für Gesundheit und ein langes Leben« kann man reichlich profitieren. Einerlei, welches der beiden Programme Sie absolvieren – solange Sie sich im unteren Intensitätsbereich bewegen, bringt Ihnen dies optimalen Gewinn für Ihre Gesundheit, ohne daß Sie dabei etwas riskieren.

Und hier noch eine persönliche Anmerkung: Ich habe festgestellt, daß Personen, die sich für das Training »Fitneß des Athleten« entschieden haben, das heißt für ein Niveau von wesentlich mehr als 35 Wochenpunkten, viel stärker motiviert sind, »dabeizubleiben«. Offenbar ist ein solcher Energieaufwand vonnöten, um die Produktion von Endorphinen in Gang zu setzen. Mitunter ist dieses Phänomen sogar mit einer Art Suchteffekt verknüpft und zeitigt beim plötzlichen Abbruch des anspruchsvollen Trainings gewisse Entzugserscheinungen.

Die meisten Menschen, ich eingeschlossen, treiben in erster Linie des seelischen Wohlbefindens wegen Sport und weniger aus gesundheitlichen Gründen oder um länger zu leben. »Gut drauf« zu sein motiviert dazu, im Rahmen eines Trainingsprogramms ein höheres Belastungsniveau beizubehalten. Ich selbst werde weiterhin meine 50 bis 75 Punkte pro Woche »machen«, weil ich mich bei dieser Beanspruchung einfach am wohlsten fühle. Auf diesem Belastungsniveau verschwinden Anwandlungen von Niedergeschlagenheit und steigen Produktivität und Selbstwertgefühl gleichermaßen. Aber diese Form der Beanspruchung erfordert auch einen höher dosierten Antioxidantien-Cocktail, um die Gefahr einer Überproduktion von freien Radikalen zu bannen.

# Anhang 4

## Antioxidantien in der Nahrung – vom Anbauort bis in die Küche

Ein Großteil an Antioxidantien, etwa Vitamin C, Beta-Carotin und Vitamin E, geht unmittelbar nach der Ernte der Produkte auf dem Transport, während des Einlagerns oder der industriellen Weiterverarbeitung verloren. Mit entsprechender Vorsorge läßt sich allerdings der Antioxidantiengehalt vieler Lebensmittel erhalten.

Wie bereits in Kapitel 7 erwähnt, können Sie vor dem Kauf Ihrer Lebensmittel nichts für die Schonung der Nährstoffe tun, wohl aber von dem Augenblick an, an dem sie auf Ihrem Küchentisch liegen. Und wenn Sie sich erst einmal dessen bewußt sind, was an Nährstoffen unmittelbar nach der Ernte und während der Weiterverarbeitung verlorengeht, weichen Sie vielleicht auf solche Sorten aus, bei denen Sie mit einem maximalen Gehalt an Antioxidantien rechnen können.

Zu den Einflüssen, denen Ihre Nahrungsmittel auf dem Weg vom Anbauort über Lagerung und Weiterverarbeitung bis auf Ihren Küchentisch unterliegen, finden Sie im folgenden einige Anmerkungen. (Quelle der Informationen in diesem Anhang sind eine Reihe von ernährungswissenschaftlichen Forschungsunterlagen, darunter Aufzeichnungen aus der ernährungswissenschaftlichen Abteilung der Cooper-Klinik sowie das Werk *Nutritional Evaluation of Food Processing*, 3. Auflage, herausgegeben von E. Karmas und R. Harris, [New York: Van Nostrand Reinhold, 1988].)

## Transport und Lagerung von Nahrungsmitteln

Als biologische Produkte sind frisch geerntetes Obst und Gemüse sehr leicht verderblich, aber durch bestimmte Transport- und Lagermethoden läßt sich dieser Verfallsprozeß verlangsamen oder vorübergehend aufhalten. Einer der Hauptgründe für das Verderben von Nahrungsmitteln ist »aktives« Wasser im Gewebe zahlreicher Pflanzen und Tiere. Im Gegensatz zum »strukturellen«, im Gewebe von Nahrungsmitteln versiegelten Wasser kann aktives Wasser leicht verdunsten, und deshalb verderben rohe Lebensmittel mit einem hohen Gehalt an aktivem Wasser, beispielsweise Blattgemüse und Fleisch, innerhalb weniger Tage. Nicht veredelte, strukturelles Wasser enthaltende Produkte, zum Beispiel trockene Samen, lassen sich jahrelang aufbewahren.

Idealerweise sollte man Obst und Gemüse bei der für die Erhaltung ihrer Nährstoffe optimalen Temperatur und Luftfeuchtigkeit aufbewahren. Leider werden in Vorratsräumen aber oftmals mehrere Sorten gelagert mit dem Ergebnis, daß manches Obst und Gemüse aufgrund von weniger günstigen Bedingungen einen Großteil ihrer Nährstoffe einbüßen.

Auch Kühltransporter haben in der Regel gemischte Ladungen an Bord; das heißt, die Temperatur im Kühlwagen ist für alle Lebensmittel gleich, auch wenn die eine oder andere Sorte besonderer Lagerbedingungen bedarf. Auch im Lebensmittelgroß- und -einzelhandel begnügt man sich meist mit ein oder zwei verschiedenen Temperaturen und verzichtet darauf, die Lagerhaltung den einzelnen Produkten anzupassen.

Wie lange und bei welcher Temperatur werden Obst und Gemüse nach der Ernte üblicherweise gelagert? Und was geht in dieser Zeit an Antioxidantien verloren?

Nehmen wir einmal Zitrusfrüchte. In der Regel werden sie nach der Ernte 10 bis 16 Tage bei 7 bis 9 °C gelagert. Unter diesen Bedingungen verlieren Orangen nur geringfügig an Vitamin C. Mandarinen büßen etwa 25 Prozent ihres Vitamin-C-Gehaltes ein, aber dann stellen sich bei einer Lagertemperatur von 0 °C acht Wochen lang keine weiteren Verluste mehr ein.

Gemüse verliert unter Einwirkung von Luft oder Wärme sehr leicht an Vitamin C. Bei rascher Abkühlung (Vakuumkühlung) bleiben die meisten Gemüsesorten länger frisch, und die Einbußen an Vitamin C sind geringer.

Reifezustand und Vitamin-C-Gehalt von Obst und Früchten sind unterschiedlich, allgemeingültige Angaben lassen sich deshalb nur schwer machen. Grundsätzlich empfiehlt es sich, nur Obst und Gemüse zu verzehren, das weder welk ist noch unübersehbare Alterungserscheinungen aufweist. In manchen Gemüsesorten hält sich Vitamin C besonders gut. Paprikaschoten beispielsweise, das ganze Jahr über erhältlich, nehmen Platz vier der über 40 Vitamin-C-reichsten Obst- und Gemüsesorten ein. Nach Anlieferung und Lagerung unter optimalen Bedingungen zeigen sich beim Vitamin-C-Gehalt von grünen Paprikaschoten selbst nach zwei bis drei Wochen nur relativ geringfügige Schwankungen. Und der Beta-Carotin-Gehalt nimmt bei den meisten Obstsorten mit dem Reifegrad erheblich zu.

# Wie wirkt sich Einfrieren auf den Vitamingehalt aus?

Tiefkühlobst und -gemüse enthalten mitunter mehr Vitamin C als Frischprodukte, bei denen durch Transport, Lagerung und Weiterverarbeitung in der Regel ein Teil dieses Vitamins verloren-

geht. Dennoch geht es auch beim Tief-
kühlen nicht ohne Verluste an Vitamin C
und Beta-Carotin ab – zum einen durch
das Blanchieren vor dem Einfrieren,
zum andern durch überlange Lagerung.

# Blanchieren

Blanchieren neutralisiert die Enzyme,
die die Vitamine, einschließlich Vitamin
C und Beta-Carotin, aufspalten. Bei un-
blanchiert eingefrorenem Obst und
Gemüse ist der Vitaminverlust während
der Lagerzeit im allgemeinen wesentlich
höher. Am besten blanchiert man mit
Dampf oder in der Mikrowelle und
kühlt das Gefriergut anschließend ohne
Verwendung von Wasser ab, indem man
die Schüssel auf gestoßenes Eis stellt.
Ungeachtet des Blanchiervorgangs wirkt
sich bei Tiefkühlobst und -gemüse auch
die Art der Verpackung auf die Bewahrung des Vitamin-C-Gehalts aus. In einem Versuch, bei dem grüne Bohnen
und Möhren 24 bis 40 Wochen lang bei
ca. − 18 °C eingefroren waren, blieb bei
unblanchierten und vakuumverpackten
Produkten mehr Vitamin C erhalten als
bei den zwar auch vakuumverpackten,
aber vorher blanchierten Bohnen und
Möhren. Aus dieser Studie geht hervor,
daß die Verpackung von Tiefkühlgut
unter Ausschluß von Sauerstoff wesentliche Vorteile bringt.
Bei Obst bleibt ein Teil des Vitamins C
auch in dem Saft zurück, der während
des Auftauens abtropft. Aus diesem
Grunde sollten Sie möglichst auch den
Saft von eingefrorenem Obst verbrauchen.

# Lagerzeiten und Auftauen von Tiefkühlprodukten

Aufgetautes Obst und Gemüse sollten
keinesfalls länger aufbewahrt werden.
Aufgetaute Tiefkühlhimbeeren verlieren
beispielsweise bei einer Temperatur
von 20 °C innerhalb von 24 Stunden 15
Prozent, aufgetaute Pfirsiche nach zwei
Stunden bei Zimmertemperatur 10 Prozent ihres Vitamin-C-Gehalts. Am meisten Vitamin C – und dies gilt für die
Mehrheit der Obst- und Gemüsesorten –
bleibt bei einer Lagertemperatur von
− 18 °C und einer Lagerzeit von maximal 12 Monaten erhalten.
Bei Zitrussaftkonzentraten ist der Verlust
an Vitamin C minimal; Grund hierfür sind
vermutlich der niedrige pH-Wert und der
geringe Sauerstoffgehalt dieser Produkte.
Mitunter werden Früchte vor dem Einfrieren mit Vitamin C angereichert, um so
das durch Enzyme herbeigeführte Braun-
werden des Obstes zu verzögern. Nach
den Ergebnissen einer Untersuchung waren nach achtmonatiger Lagerung bei
− 18 °C noch 80 Prozent des zugesetzten
Vitamins C vorhanden.
Fassen wir also nochmals zusammen,
inwieweit sich die einzelnen Schritte
beim Einfrieren auf den Antioxidantiengehalt auswirken:

❑ *Vor dem Einfrieren:* Beim Blanchieren von Gemüse werden unter Umständen 10 bis 44 Prozent des Vitamin-C-Gehalts in das Wasser ausgeschwemmt. Bei entsprechend
   sorgsamem Umgang verliert Obst
   nur geringfügig an Vitamin C.

- *Einfrieren:* Sowohl bei Obst als auch bei Gemüse ist der Vitamin-C-Verlust gering.
- *Lagerung* (12 Monate bei − 18 °C): Gemüse kann 10 bis 44 Prozent seines Vitamin-C- und 4 bis 20 Prozent seines Beta-Carotin-Gehalts verlieren. Noch größer sind die Verluste bei unblanchierten Produkten. Obst verliert zwischen 10 und 30 Prozent seines Vitamin-C-Anteils, mit Ausnahme von Ziturssaftkonzentraten, bei denen der Verlust minimal ist.
- *Der vollständige Tiefkühlprozeß* (Vorbereitung, Einfrieren und Lagerung für 6 bis 12 Monate bei − 18 °C): Gemüse verliert im Durchschnitt 45 Prozent seines ursprünglichen Vitamin-C-Gehalts. Bei Beta-Carotin bewegt sich der Verlust zwischen 4 und 20 Prozent. Bei Obst liegt die Einbuße an Vitamin C in der Regel unter 30 Prozent, mit Ausnahme von Zitrussaftkonzentraten, die weniger als 5 Prozent dieses Nährstoffs verlieren.
- *Zubereitung von Tiefkühlprodukten:* Bei Gemüse gehen durch die Zubereitung in etwa 30 Prozent des Vitamins C und 5 Prozent des Beta-Carotins verloren. Bei Obst entfällt in der Regel eine Zubereitung.

# Konserven und Fertigprodukte

Bei Gemüsekonserven gehen zwischen 26 und 75 Prozent des ursprünglichen Vitamin-C-Gehalts verloren. Die geringsten Einbußen verzeichnen in der Regel Tomaten, die höchsten sind bei Möhren zu beobachten.

Um den Verlust an Vitamin C und Beta-Carotin möglichst unter 10 Prozent zu halten, sollten Konserven während einer zwölfmonatigen Lagerzeit bei einer Temperatur von etwa 18 °C aufbewahrt werden.

Mitunter finden sich auf den Packungen oder in beigefügten Herstellerangaben Hinweise auf die Art der Verpackung oder Verarbeitung eines Produkts.

Hier einige Punkte, auf die Sie achten sollten:

- Bei Milchpulver geht durch Sprühtrocknung weniger Vitamin C verloren als bei Walzentrocknung. Sachgemäß gelagert, verliert Milchpulver im Laufe von zwei Jahren eventuell nur 10 Prozent seines Vitamin-C-Gehalts.
- Bei der Lebensmittelveredelung zugesetztes Vitamin C und Vitamin A können unter Einwirkung von Luft durch Oxidation verlorengehen. Werden die beiden Vitamine miteinander kombiniert, unterstützen sie sich gegenseitig in ihrer Stabilität. Vakuumverpackung wirkt der Oxidation entgegen. Beim Trocknen von Apfelflocken schwindet Vitamin C in folgenden Mengen: 8 Prozent bereits beim Aufschneiden; 62 Prozent durch das anschließende Blanchieren und weitere 5 Prozent während des Trocknens in der Trommel.
- Beim Vakuumtrocknen von Tomatenmark geht kein Vitamin C verloren.

❏ Gefriertrocknen kann auf Kosten des Beta-Carotin-Gehalts gehen. Gefriergetrocknete Möhren beispielsweise büßen 13 Prozent, gefriergetrockneter Orangensaft 4 Prozent dieses Vitamins ein.

❏ Vitamin-E-Verluste beim Trocknungsprozeß sind nicht bekannt.

❏ Entrahmter Milch wird zwar Vitamin A wieder zugesetzt, nicht aber α-Tocopherol (Vitamin E). In einschlägigen Versuchen setzte man fettarmer Milch und Trockenmilch der Magerstufe wasserlösliche Formen von Vitamin E in Mengen bis zu 150 I.E. pro Liter zu. Nach Feststellungen der Wissenschaftler blieb das Vitamin E in flüssiger Form vier Wochen, in trockener Form ein Jahr lang zu 100 Prozent erhalten.

# *Anhang 5*

## Antioxidantien-Lieferanten, Empfehlungen und Wirkungen

Nahrungsmittel als Antioxidantien-Lieferanten und empfohlene Tagesdosis nach Cooper

| Antioxidans | Lieferanten | Empfohlene Tages-dosis nach Cooper |
|---|---|---|
| Vitamin C (Ascorbinsäure) | Acerolakirschen, Papayas, Orangen, Kantalupmelone, Brokkoli, Rosenkohl, Grapefruit, Erdbeeren, Kiwi, Blumenkohl | 500–3000 mg* |
| Vitamin E (D-α-Toco-pherol) | Weizenkeime, Mandeln, Haselnüsse, Mayonnaise, Maiskeimöl, Baumwollsaatöl, Sonnenblumenöl, Eigelb, Butter | 200–1200 I.E. oder mg (1 I.E. = etwa 1 mg)* |
| Beta-Carotin (Carotinoid) | Dunkelgrüne und gelb-orange-farbene Gemüse und Früchte wie Möhren, Süßkartoffeln, Tomaten, Spinat, Kürbis, Kantalupmelone, Mangos, Papayas, Aprikosen, Brokkoli | 10 000–50 000 I.E. (6–30 mg)* |
| Vitamin A | Milch, Eier, Leber, Lebertran, Käse, Butter | In Form von Zusatz-präparaten nicht zu empfehlen. Nehmen sie nur Beta-Carotin. |
| Selen | Meerestiere, Niere, Leber, Getreide von selenreichen Böden | 50–100 mg* |

| Antioxidans | Lieferanten | Empfohlene Tages- dosis nach Cooper |
|---|---|---|
| Coenzym Q 10 | Fisch, Nüsse, mageres Fleisch, Fette mit mehrfach ungesättig- ten Fettsäuren (Q 10 wird auch im Organismus gebildet) | Keine Empfehlung |
| Probucol | Verschreibungspflichtiges Medikament | Keine Empfehlung |

\* Besondere Empfehlungen zur Dosierung entsprechend Alter, Geschlecht und Trainingsniveau siehe Seite 68.

## Empfohlene Tagesdosis (RDA\*) sowie bekannte und wahrscheinliche Wirkungen von Antioxidantien

| Antioxidans | Empfohlene Tages- dosis (RDA\*) | Bekannte und wahrscheinliche günstige Wirkungen |
|---|---|---|
| Vitamin C (Ascorbin- säure) | Erwachsene: 30 mg<br>Kinder: 45 mg<br>Raucher: 60 mg | Förderung von Wundheilung, Wachs- tum und Gewebeerneuerung. Unter- stützung der Eisenverwertung. Schutz vor oxidativem Streß. Verstärkung der Vitamin-E-Wirkung. Verminderung des Risikos von bestimmten Krebserkran- kungen, insbesondere des Magens, aber auch im Bereich von Speiseröhre, Mundhöhle, Kehlkopf und Bauchspei- cheldrüse. Herabsetzung der Gefahr von grauem Star. Wahrscheinlich Stär- kung der Immunkraft gegen Infektions- krankheiten, Senkung der Gesamt- Cholesterinspiegel und Erhöhung des »guten« HDL-Cholesterins. |
| Vitamin E (D-α-Toco- pherol) | Frauen: 12 I.E.<br>Männer: 15 I.E.<br>Kinder: 7 I.E. | Hochwirksames Antioxidans; neutrali- siert die Effekte von freien Radikalen. Antikoagulans (blutgerinnungshem- mend). Wichtig für die Bildung von roten Blutzellen. Unterstützung der Vit- amin-K-Verwertung. Herabsetzung des Risikos von bestimmten Krebsfor- men und grauem Star. Wahrscheinlich verstärkter Schutz vor koronarer Herz- krankheit und Steigerung der Abwehr- kraft. |

| Antioxidans | Empfohlene Tages-dosis (RDA*) | Bekannte und wahrscheinliche günstige Wirkungen |
|---|---|---|
| Beta-Carotin (Carotinoid) | Frauen: 4000 I.E.<br>Männer: 5000 I.E.<br>Kinder: 2500 I.E. | Vorläufersubstanz von Vitamin A. Wird im Körper nach Bedarf in Vitamin A umgewandelt. Hochwirksames Antioxidans; senkt das Risiko von grauem Star, koronarer Herzkrankheit, Krebserkrankungen im Bereich von Lunge, Harnblase und Mastdarm sowie von Melanom. |
| Vitamin A | Keine Empfehlung; aber man geht davon aus, daß die Hälfte des Vitamin-A-Bedarfs durch Beta-Carotin gedeckt wird. | Stärkung der Sehkraft. Wichtig für die Gesunderhaltung von Haut, Schleimhäuten, Zähnen und Knochen. Förderung von Gewebewachstum und -erneuerung. Antioxidative Schutzwirkung gegen Krebs, insbesondere Lungenkrebs. Wahrscheinlich Stärkung der Infektionsabwehr. |
| Selen | Frauen: 55 µg<br>Männer: 70 µg<br>Kinder: 20 µg | Schützt als Baustein des Enzyms Glutathion-Sulfhydryl das intrazelluläre Antioxidans Glutathion, das gemeinsam mit den Vitaminen C, E und Beta-Carotin der Oxidation der Zellmembranen entgegenwirkt. Wahrscheinlich Verminderung des Risikos von Magen- und Speiseröhrenkrebs. |
| Coenzym Q 10 | Keine Empfehlung | Als Antioxidans möglicherweise an der Vorbeugung gegen koronare Herzkrankheit und Stauungsinsuffizienz beteiligt. Förderung der Vitamin-E-Verstoffwechselung im Organismus. |
| Probucol | Keine Empfehlung | Hochwirksames Antioxidans zur Senkung des Gesamt- und des »schlechten« LDL-Cholesterinspiegels. Wahrscheinlich Schutzwirkung gegen Krebs, grauen Star und koronare Herzkrankheit. |

* RDA = Recommended Dietary Allowance; es handelt sich dabei um Empfehlungen zur Nährstoffzufuhr des Food and Nutrition Board der National Academy of Sciences, USA. Dem entsprechen in Deutschland die Empfehlungen der DGE = Deutsche Gesellschaft für Ernährung.

# Mögliche Nebenwirkungen von Antioxidantien

| Antioxidans | Mögliche Nebenwirkungen |
| --- | --- |
| Vitamin C (Ascorbinsäure) | Bei Tagesdosen über 4000 mg können Durchfall, Nierensteine oder Leberbeschwerden auftreten. |
| Vitamin E (D-α-Tocopherol) | Eventuell Erhöhung der Blutfettspiegel. Bei Tagesdosen über 3200 I.E. können folgende Nebenwirkungen auftreten: Brustschmerzen, Senkung der Schilddrüsen-Hormonspiegel, Durchfall, Kopfschmerzen, Blutdruckanstieg, Müdigkeit, Schleiersehen, Hypoglykämie (Verminderung des Blutzuckers). In Verbindung mit Antikoagulantien (Blutgerinnungshemmern) ist Vorsicht geboten. |
| Beta-Carotin (Carotinoid) | Nicht-toxisches Antioxidans. Bei Tagesdosen über 30 mg (50 000 I.E.) kann sich Beta-Carotin unter der Haut ablagern und Gelbfärbung hervorrufen. In Verbindung mit Alkohol können Nebenwirkungen auftreten. Einnahme während der Schwangerschaft nur nach Rücksprache mit dem Arzt. Bei Rauchern ist Vorsicht geboten. |
| Vitamin A | Bei Tagesdosen über 5000–10 000 I.E. wurden folgende Nebenwirkungen beobachtet: Lebertoxikosen, Schleiersehen, Haarausfall, Übelkeit, angeborene Defekte, Vergrößerung der Milz und Hauttrockenheit. Tagesdosen über 10 000 I.E. nur nach Rücksprache mit dem Arzt. |
| Selen | Nach Knoblauch riechender Atem und Schweiß. Bei Überdosierung Haarausfall und toxische Erscheinungen wie Übelkeit, Erbrechen, Durchfall, Neuropathie (Schädigung des Nervengewebes), Reizbarkeit und Müdigkeit. |
| Coenzym Q 10 | Schädliche Nebenwirkungen nicht bekannt. Als Antioxidans zur Dauereinnahme nicht zu empfehlen. |
| Probucol | Herabsetzung des »guten« HDL-Cholesterins. Langzeiteffekte unbekannt. |

# *A*nhang 6

## Pressemitteilung des Council for Responsible Nutrition (CRN) vom 13. April 1994

1300 19th Street, NW Suite 310
Washington, DC 20036–1609

## Die finnische Studie – rätselhafte Ergebnisse

Aus einer neuen finnischen Studie geht hervor, daß sich der durch lebenslanges Rauchen entstandene Schaden durch den Einsatz von Nährstoffen »kurz vor Toresschluß« nicht rückgängig machen läßt. Die Untersuchung über die Auswirkungen von Vitamin-E- und Beta-Carotin-Zusatzpräparaten auf starke Raucher wird diese Woche im *New England Journal of Medicine* veröffentlicht. Im Rahmen dieser Studie erhielten über 29 000 Männer über einen Zeitraum von ungefähr sechs Jahren 50 mg Vitamin E beziehungsweise 20 mg Beta-Carotin, eine Kombination aus beiden Vitaminen oder ein Placebo. Sämtliche Probanden hatten im Durchschnitt 36 Jahre täglich mindestens eine Schachtel Zigaretten geraucht, und die meisten von ihnen qualmten auch munter weiter. Außer

zur Einnahme der Vitaminpräparate ermunterte man sie in keiner Weise dazu, sich andere »gesunde« Gewohnheiten zuzulegen.

»Lebenslange, der Gesundheit förderliche Gewohnheiten, einschließlich des Verzichts auf das Rauchen, lassen sich durch nichts ersetzen. Kein Wissenschaftler hat jemals auch nur angedeutet, antioxidative Nährstoffe könnten einen Ausgleich für risikoreiche Verhaltensweisen darstellen«, bemerkte ANNETTE DICKINSON, Ph. D., CRN Director of Scientific and Regulatory Affairs.

Nach den Ergebnissen der Studie wirkte sich die Vitamin-E-Zufuhr bei diesen Männern nicht auf die Lungenkrebshäufigkeit aus, während sich im Falle von Beta-Carotin ein möglicherweise negativer Effekt zeigte. Bei den 14 000 Probanden, die Beta-Carotin einnahmen, wurden im Vergleich zu jenen 14 000, die dieses Vitamin nicht bekamen, 72 mehr Lungenkrebsfälle registriert (474

Fälle gegenüber 402). Könnte sich dieser Unterschied aus einem Zufall ergeben haben? Die Autoren halten Zufall für eine mögliche Erklärung:

*Derzeit sind uns keine anderen Daten bekannt ..., die auf schädliche Auswirkungen von Beta-Carotin schließen lassen, während es für den positiven Effekt dieses Vitamins sehr wohl Hinweise gibt. Überdies sind Mechanismen für eine toxische Wirkung von Beta-Carotin weder bekannt noch dokumentiert; es gibt keine tierexperimentellen Untersuchungen, die auf eine Toxizität von Beta-Carotin schließen lassen, und auch keinerlei Beweise für massive toxische Effekte dieser Substanz beim Menschen. Angesichts all dieser Daten scheint ein negativer Effekt von Beta-Carotin unwahrscheinlich. Trotz seiner scheinbaren statistischen Bedeutung kann dieses Ergebnis deshalb sehr wohl auf einem Zufall beruhen.*

Die Autoren präsentieren auch Daten zu anderen Formen von Krebs und krankhaften Zuständen, machen aber keine Angaben über eventuelle Unterschiede und deren mögliche Bedeutung. So registrierte man beispielsweise bei den 14 000 Männern, die Vitamin E einnahmen, im Vergleich zu jenen, die dieses Vitamin nicht bekamen, 52 weniger Fälle von Prostatakrebs und 13 weniger an Mastdarm- und Dickdarmkrebs. Einem Mehr von 22 hämorrhagischen Schlaganfällen standen 11 weniger ischämische Schlaganfälle gegenüber. Sind diese Unterschiede rein zufällig – die erwartete Abweichung innerhalb der Gruppen einer sechsjährigen großangelegten Untersuchung an 29 000 Personen – oder sind sie tatsächlich von Bedeutung? Leider läßt sich anhand der in dem Artikel gelieferten Information keine Antwort darauf finden.

## Gesamtheit der verfügbaren Daten

Bewertet werden muß die finnische Studie im Kontext mit allen verfügbaren Daten. Es gibt eine Fülle von Beweisen für die Tatsache, daß die reichliche Zufuhr verschiedener antioxidativer Nährstoffe wie Vitamin E, Carotinoide und Vitamin C mit einem verminderten Risiko für zahlreiche chronische Erkrankungen einschließlich verschiedener Formen von Krebs, Herz-Kreislauf-Erkrankungen und grauem Star verknüpft ist. Eine optimale Versorgung mit Antioxidatien könnte möglicherweise nicht nur Leben retten und die Gefahr von Krankheiten, die zu Hinfälligkeit führen, mindern, sondern auch einen enormen Einfluß auf die Gesundheitskosten ausüben. Nach einer neueren, vom CRN in Auftrag gegebenen Wirtschaftsanalyse konnten allein in den Vereinigten Staaten alljährlich fast neun Milliarden Dollar an Krankenhauskosten gespart werden.

Zahlreiche Ärzte, Ernährungsspezialisten und Fachleute für öffentliche Gesundheit halten es angesichts aller bisher verfügbaren Daten für sinnvoll, diese Nährstoffe vermehrt über die Nahrung und in vernünftigen Maßen in Form von Ergänzungspräparaten zuzuführen.

## Kein Nachweis für schädliche Wirkungen von Antioxidantien in US-Untersuchungen

Im Rahmen großangelegter klinischer und epidemiologischer Untersuchungen in den Vereinigten Staaten, in die über 140 000 Personen einbezogen waren, zeigten sich keine schädlichen Auswirkungen von antioxidativen Nährstoffen. Beim Physicians' Health Trial, einem Versuch mit über 20 000 amerikanischen Ärzten, die seit über zehn Jahren jeden zweiten Tag 50 mg Beta-Carotin einnehmen, zeigten sich keinerlei Probleme. Bei einer Untergruppe der Probanden – Ärzten, die an Herzerkrankungen litten – senkte Beta-Carotin das Risiko für koronare Vorfälle um über 40 Prozent. Im Rahmen dieses Versuchs erhobene Befunde im Zusammenhang mit Krebserkrankungen wurden bisher noch nicht veröffentlicht. In diesem Versuch mit Ärzten werden – wie bei allen ähnlichen Untersuchungen – die Auswirkungen auf die Gesundheit sowie potentielle schädliche Begleiterscheinungen regel- und routinemäßig überwacht. Nach den Resultaten epidemiologischer Studien der Harvard-Universität, in die über 80 000 Krankenschwestern und etwa 40 000 im Gesundheitswesen tätige Männer einbezogen waren, war die Verabreichung von Vitamin-E-Präparaten mit einer 40prozentigen Herabsetzung des Risikos für koronare Herzkrankheit verknüpft. Auch reichlich zugeführtes Beta-Carotin war mit einer bemerkenswerten Schutzwirkung verbunden, insbesondere bei Rau-

chern. Bei mehreren dazwischenliegenden Untersuchungen zeigte sich, daß Beta-Carotin zur Vorbeugung gegen und sogar zur Behandlung von präkanzerösen Schädigungen der Mundhöhle beitragen kann.

## Waren die Vitamin-E-Spiegel zu niedrig?

Im Rahmen der finnischen Studie wurden nur bescheidene Vitamin-E-Dosen verabreicht (50 mg pro Tag). Im Gegensatz dazu wird im Rahmen anderer, vom Nationalen Krebsinstitut unterstützter Studien eine bis zu zwölfmal höhere Menge an Vitamin E zugeführt. Überdies ergab sich aus den beiden oben erwähnten epidemiologischen Untersuchungen der Harvard-Universität, daß eine Schutzwirkung von Vitamin-E-Präparaten gegen das Risiko einer koronaren Herzkrankheit nur bei Personen zu beobachten war, die mindestens zwei Jahre lang eine Mindestdosis von 100 I.E. pro Tag eingenommen hatten.

## Vorbeugungsmodell kontra medikamentöse Therapie

Ziel des neuen Modells der Gesundheitsvorsorge ist die Verhütung chronischer Erkrankungen durch lebenslange, der Gesundheit zuträgliche Gewohnheiten einschließlich einer optimalen Ernährung. Anlaß zu gewisser Besorgnis gibt deshalb die Tatsache, daß dieses Modell durch eine Reihe weiterer Untersuchungen, die jedoch auf einem Modell der medikamentösen Therapie beruhen, geprüft wird. Krebs hat eine lange Latenzzeit; man schätzt den Zeitraum zwischen dem Ausbruch von Lungenkrebs und der endgültigen Diagnose auf 8 bis 20 Jahre. Versuche mit der Verabreichung einzelner Nährstoffe an Hochrisikogruppen mit fortgeschrittenem Krankheitsverlauf dürften kaum dazu angetan sein, das präventive Potential einer lebenslangen reichlichen Zufuhr dieser Nährstoffe in Kombination mit anderen, gesundheitsfördernden Gewohnheiten schlüssig zu überprüfen. Diesen strittigen Punkt muß man im Auge behalten.

# Danksagung

Die sorgfältige und termingerechte Vorbereitung dieses Buches erforderte das Zusammenwirken und die Mitarbeit eines ganzen Heeres von Helfern. Leider ist es nicht möglich, die Namen all derer, die daran beteiligt waren, aufzuzählen, doch einigen unter ihnen gilt meine besondere Anerkennung.

William Proctor, mein schriftstellerisch versierter Freund, ist mir seit über zehn Jahren eine zuverlässige Stütze bei der Vorbereitung meiner Bücher. Seine Gliederung des Stoffes, seine Recherchen und die Aufbereitung des Manuskriptes sind beispielhaft, und für seine Arbeit bin ich ihm auch diesmal zu großem Dank verpflichtet.

Seit über 25 Jahren mein Freund, Agent und redaktioneller Berater, unterstützte mich Herbert M. Katz bei der Herausgabe aller meiner zwölf Bücher. Ich bezweifle, ob ohne seine Hilfe dieses oder irgendein anderes meiner Bücher jemals erschienen wäre. Nancy Katz, Herberts Frau und Teilhaberin, feilte unermüdlich am Manuskript und brachte es in eine wissenschaftlich akkurate und gut lesbare Form.

Ebenfalls zu besonderem Dank verpflichtet bin ich mehreren Mitarbeitern am Cooper Aerobic-Center in Dallas. Kathryn Miller, eine unserer erfahrenen Ernährungsspezialistinnen an der Cooper-Klinik, stellte die Vorschläge für eine antioxidantienreiche Kost und die Zubereitungsmethoden zusammen. Unterstützt wurde sie in ihrer Arbeit von Carolyn Murray und Sally Blocker, zwei fähigen Praktikantinnen, die den größten Teil der für das Kapitel Ernährung erforderlichen Recherchen durchführten. Joe Head, mein technischer Assistent, sichtete gewissenhaft die einschlägige medizinische Literatur und beschaffte die Nachdrucke von Artikeln aus Fachzeitschriften.

Meine Sekretärin, Harriet Guthrie, trug einen Großteil der Fachartikel und Forschungsunterlagen zusammen und ordnete sie systematisch. Überdies sorgte sie – wie schon bei meinen übrigen Büchern – durch kluge Organisation dafür, daß ich meinen beruflichen Verpflichtungen nachkommen konnte und dennoch genügend Zeit für die Arbeit an dem Manuskript fand. Barbara Bartolomeo, meiner langjährigen Privatstenotypistin, danke ich für die Mehrarbeit, die sie im Rahmen der Fertigstellung dieses Manuskriptes leistete. Alle meine Mitarbeiter zeigten sich ungemein kooperativ, und dank ihrer Bereitschaft, über ihr Tagespensum hinausgehende Mehrarbeit zu leisten, konnte ich dieses Projekt innerhalb eines akzeptablen Zeitraumes vollenden.

Fachmännisch beraten und unterstützt wurde ich wiederum von meinem Freund, Kollegen und Ratgeber, Dr. Scott Grundy, dem Präsidenten des Department of Human Nutrition an der Southwestern Medical School der Universität Texas in Dalles. Wie immer nahm sich Dr. Grundy sehr viel Zeit, und mit seinen sachkundigen Erläuterungen trug er auch diesmal wieder maßgeblich zur wissenschaftlichen Genauigkeit des vorliegenden Buches bei. Unterstützt wurde er bei diesem Projekt von Dr. Ishwarlal Jialal, einem der weltweit anerkanntesten Experten auf dem Gebiet der freien Radikale und Antioxidantien. Dr. John Duncan, Direktor der Abteilung Sportphysiologie am Cooper-Institut für Aerobic-Forschung, gab wertvolle Expertenratschläge und überwachte persönlich sämtliche von unserem Forscherteam durchgeführten Studien über freie Radikale und Antioxidantien.

Und schließlich möchte ich es nicht versäumen, meiner wunderbaren Frau Millie, unserer Tochter Berkley und unserem Sohn Tyler für ihr Verständnis zu danken, das sie mir immer wieder entgegenbringen, wenn durch meine Arbeit das Familienleben zu kurz kommt. Im Laufe von 25 Jahren haben sie sich an meinen Arbeitsstil gewöhnt und sich kaum einmal beklagt. Ich weiß, daß sich meine Familie als Teil eines Teams betrachtet, das darum bemüht ist, das Gesundheitsverhalten einer Nation zu verändern. Angesichts dieser Einstellung fehlt es der gesamten Cooper-Familie gewiß nicht an Motivation, an diesen ebenso anspruchsvollen wie außerordentlich wichtigen Projekten gewissenhaft festzuhalten.

Also allen, die daran mitgewirkt haben, diese wichtigen Erkenntnisse der Öffentlichkeit näherzubringen, nochmals mein ganz besonderer Dank.

# Literatur

Die folgenden Literaturhinweise dienten als Quellenmaterial. Sie sind nach den Kapiteln des Buches angeordnet. Die Literatur zu den Anhängen ist dort unmittelbar zu finden mit den entsprechenden Verweisen zum jeweiligen Kapitel.

### Kapitel 1: Antioxidantien – die neuen Gesundmacher

*American Journal of Clinical Nutrition,* Ergänzung zu Band 53 Nr. 1, Januar 1991, Seiten 189 S–396 S. Die folgenden Beiträge aus diesem Ergänzungsband lieferten die Basis für den gesamten Text. Sie sind in der Reihenfolge ihres Erscheinens angegeben.

**1.** Free radical formation and tissue damage: antioxidant defense systems.

Diplock, A. T., »Antioxidant nutrients and disease prevention: an overview.«

Di Mascio, P., Murphy, M. E., and Sies, H., »Antioxidant defense systems: the role of carotenoids, tocopherols, and thiols.«

Niki, E., Yamamoto, Y., Komuro, E., and Sato, K., »Membrane damage due to lipid oxidation.«

Luc, G., and Fruchart, J. C., »Oxidation of lipoproteins and atherosclerosis.«

Yoshikawa, T., Yasuda, M., Ueda, S., Naito, Y., Tanigawa, T., Oyamada, H., and Kondo, M., »Vitamin E in gastric mucosal injury induced by ischemia reperfusion.«

Ferrari, R., Ceconi, C., Curello, S., Cargnoni, A., Pasini, E., De Guili, F., and Altertini, A., »Role of oxygen free radicals in ischaemic and reperfused myocardium.«

**2.** The antioxidant vitamins and beta carotene in cancer prevention.

Tubiana, M., »Human carcinogenesis – introductory remarks.«

Weisburger, J. H., »Nutritional approach to cancer prevention with emphasis on vitamins, antioxidants, and carotenoids.«

Krinsky, N. I., »Effects of carotenoids in cellular and animal systems.«

Tannenbaum, S. R., Wishnok, J. S., and Leaf, C. D., »Inhibition of nitrisamine formation by ascorbic acid.«

Ziegler, R. G., »Vegetables, fruits, and carotenoids and the risk of cancer.«

Comstock, G. W., Helzisouer, K. J., and Bush, T. L., »Prediagnostic serum levels of carotenoids and vitamin E as related to subsequent cancer in Washington County, Maryland.«

Stahelin, H. B., Gey, K. F., Eichholzer, M., and Ludin, E., »Beta-carotene and cancer prevention: the Basel Study.«

Block, G., »Vitamin C and cancer prevention: the epidemiologic evidence.«

Knekt, P. Aromaa, A., Maatela, J., Aaran, R. K., Nikkari, T., Hakama, fM., Hakulinen, T., Peto, R., and Teppo, L., »Vitamin E and cancer prevention.«

Schorah, C. J. Sobala, G. M., Sanderson, M., Collis, N., and Primrose, J. N., »Gastric juice ascorbic acid: effects of disease and implications for gastric carcinogenesis.«

Garewal, H. S., »Potential role of beta-carotene in prevention of oral cancer.«

Stich, H. F., Matthew, B., Sankaranarayanaaan, R., and Krishnan Nair, M., »Remission of precancerous lesions in the oral cavity of tobacco chewers and maintenance of the protective effect of beta-carotene or vitamin A.«

Malone, W. F., »Studies evaluating antioxidants and betacarotene as chemopreventives.«

**3.** The prevention of cardiovascular disease.

Esterbauer, H., Dieber-Rotheneder, M., Striegl, G., and Waeg, G., »Role of vitamin E in preventing the oxidation of low-density lipoprotein.«

Trout, D. L., »Vitamin C and cardiovascular risk factors.«

Gey, K. F., Puska, P., Jordan, P., and Moser, U. K., »Inverse correlation between plasma vitamin E and morality from ischemic heart disease in cross-cultural epidemiology.«

**4.** The prevention of cataract formation.

Varmas, S. D., »Scientific basis for medical therapy of cataracts by antioxidants.«

Robertson, M. McD., Donnenr, A. P., and Trevithick J. R., »A possible role for vitamins C and E in cataract prevention.«

Jacques, P. F., and Chylack, L. T. Jr., »Epidemiologic evidence of a role for the antioxidant vitamins and carotenoids in cataract prevention.«

**5.** Antioxidant vitamins and beta carotene: their roles in the future.

Block, G., »Dietary guidelines and the results of food consumption surveys.«

Anderson, R., »Assessment of the roles of vitamin C, vitamin E, and beta-carotene in the modulatsion of oxidant stress mediated by cigarette smoke-activated phagocytes.«

Merry, P., Grootveld, M., Lunec, J., and Blake, D. R., »Oxidative damage to lipids within the inflamed human joint provides evidence of radical-mediated hypoxic reperfusion injury.«

Chiswick, M., Gladman, G., Sinha, S., Toner, N., and Davies, J., »Vitamin E supplementation and periventricular hemorrhage in the newborn.«

Cutler, R. G., »Antioxidants and aging.«

Fahn, S., »An open trial of high-dosage antioxidants in early Parkinson's disease.«

Schmidt, K., »Antioxidant vitamins and beta-carotene: effects on immunocompetence.«

Singh, V. N., and Gaby, S. K., »Premalignant lesions: role of antioxidant vitamins and beta-carotene in risk reduction and prevention of malignant transformation.«

Pryor, W. A., »The antioxidant nutrients and disease prevention – what do we know and what do we need to find out?«

Slater, T. F., »Concluding remarks.«

Angier, Natalie, »Free radicals: the price we pay for breathing«, The New York Times Magazine, April 25, 1993, p. 62ff.

Bast, et al., »Oxidants and antioxidants: state of the art«, The American Journal of Medicine, Sept. 30, 1991, Vol. 91, Supple. 3C, p. 3C–2Sff.

Crystal, Ronald G., »Introduction«, The American Journal of Medicine, Sept. 30, 1991, Vol. 91, Supple. 3C, p. 3C–1S.

Crystal, Ronald G., »Summary«, The American Journal of Medicine, Sept. 30, 1991, Vol. 91, Supple. 3C, p. 3C–145S.

Jenkins, R. R., et al., »Influence of exercise on clearance of oxidant stress products and loosely bound iron«, Medicine and Science in Sports and Exercise, 1993, Vol. 25, No. 2, pp. 213–217.

Packer, Lester, »Protective role of vitamin E in biological systems«, American Journal of Clinical Nutrition, 1991, Vol. 53, pp. 1050S–5S.

Scandalios, John G., »Molecular biology of free radical scavenging systems«, Free Radical Biology & Medicine, 1993, Vol. 14, p. 227.

Sies, Helmut, »Antioxidant functions of vitamins – vitamins E and C, beta-carotene, and other carotenoids«, Nutrition Today, July/August 1990, p. 7ff.

Sies, Helmut, »Oxidative Stress: from basic research to clinical application«, The American Journal of Medicine, Sept. 30, 1991, Vol. 91, Supple. 3C, p. 3C–31Sff.

Stipp, David, »Heart-attack study adds to the cautions about iron in the diet«, The Wall Street Journal, Sept. 8, 1992, p. 1.

»Vitamin E for a Healthy Heart«, Newsweek, May 31, 1993, p. 62.

Ward, Peter A., »Mechanisms of endothelial cell killing by H202 or products of activated neutrophils«, The American Journal of Medicine, Sept. 30, 1991, Vol. 91, Supple. 3C, p. 3C–89Sff.

**Kapitel 2: Als Bedrohung entlarvt: die freien Radikale – Neues von der medizinischen Front**

Abrams, Jonathan, »Interactions between organic nitrates and thiol. group«, The American Journal of Medicine, Sept. 30, 1991, Vol. 91, Suppl. 3C, p. 3C–106Sff.

Ambrosio, Guiseppe, et al., »Myocardial reperfusion injury: mechanisms and management – a review«, The American Journal of Medicine, Supplement to Vol. 53, No. 1, Jan. 1991, pp. 189 S–396 S. The following articles in this supplement have provided background for the text. The articles are listed according to their order of appearance in the supplement.

**1.** Free radical formation and tissue damage: antioxidant defense systems.

Diplock, A. T., »Antioxidants nutrients and diesease prevention: an overview.«

Di Mascio, P., Murphy, M. E., and Sies, H., »Antioxidant defense systems: the role of carotenoids, tocopherols, and thiols.«

Niki, E., Yamamoto, Y., Komuro, E., and Sato, K., »Membrane damage due to lipid oxidation.«

Luc, G., and Fruchart, J. C., »Oxidation of lipoproteins and atherosclerosis.«

Yoshikawa, T., Yasuda, M., Ueda, S., Naito, Y., Tanigawa, T., Oyamada, H., and Kondo, M., »Vitamin E in gastric mucosal injury induced by ischemia-reperfusion.«

Ferrari, R., Ceconi, C., Curello, S., Casrgnoni, A., Pasini, E., De Gkuili, F., and Altertini, A., »Role of oxygen free radicals in ischemic and reperfused myocardium.«

**2.** The antioxidant vitamins and beta carotene in cancer prevention.

Tubiana, M., »Human carcinogenesis – introductory remarks.«

Weisburger, J. H., »Nutritional approach to cancer prevention with emphasis on vitamins, antioxidants and carotenoids.«

Krinsky, N. I., »Effects of carotenoids in cellular and animal systems.«

Tannenbaum, S. R., Wishnok, J. S., and Leaf, C. D., »Inhibition of nitrisamine formation by ascorbic acid.«

Ziegler, R. G., »Vegetables, fruits, and carotenoids and the risk of cancer.«

Comstock, G. W., Helzisouer, K. J., and Bush, T. L., »Predignostic serum levels of carotenoids and vitamin E, as related to subsequent cancer in Washington County, Maryland.«

Stahelin, H. B., Gey, K. F., Eichholzer, M., and Ludin, E., »Beta-carotene and cancer prevention: the Basel Study.«

Block, G., »Vitamin C and cancer prevention: the epidemiologic evidence.«

Knekt, P., Aromaa, A., Maatela, J., Aaran, R. K., Nikkari, T., Hakama, M., Hakulinen, T., Peto, R., and Teppo, L., »Vitamin E and cancer prevention.«

Schorah, C. J., Sobala, G. M., Sanderson, M., Collis, N., and Primrose, J. N., »Gastric juice ascorbic acid: effects of disease and implication for gastric carcinogenesis.«

Garewal, H. S., »Potential role of beta carotene in prevention of oral cancer.«

Stich, H. F., Matthew, B., Sankaranarayanaaan, R., and Krishnan Nair, M., »Remission of precancerous lesions in the oral cavity of tobacco chewers and maintenance of the protective effect of beta-carotene or vitamin A.«

Malone, W. F., »Studies evaluating antioxidants and beta-carotene as chemopreventives.«

**3.** The prevention of cardiovascular disease.

Esterbauer, H., Dieber-Rotheneder, M., Striegl, G., and Waeg, G., »Role of vitamin E in preventing the oxidation of low-density lipoprotein.«

Trout, D. L., »Vitamin C and cardiovascular risk factors.«

Gey, K. F., Puska, P., Jordan, P., and Moser, U. K., »Inverse correlation between plasma vitamin E and mortality from ischemic heart disease in cross-cultural epidemiology.«

**4.** The prevention of cataract formation.

Varma, S. D., »Scientific basis for medical therapy of cataracts by antioxidants.«

Robertson, J. McD., Donner, A. P., and Trevithick, J. R., »A possible role for vitamins C and E in cataract prevention.«

Jacques, P. F., and Chylack, L. T. Jr., »Epidemiologic evidence of a role for the antioxidant vitamins and carotenoids in cataract prevention.«

**5.** Antioxidants vitamins and beta-carotene: their roles in the future.

Block, G., »Dietary guidelines and the results of food consumption surveys.«

Anderson, R., »Assessment of the roles of vitamin C, Vitamin E, and beta-carotene in the modulation of oxidant stress mediated by cigarette smoke-activated phagocytes.«

Merry, P., Grootveld, M., Lunec, J., and Blake, D. R., »Oxidative damage to lipids within the inflamend human joint provides evidence of radical-mediated hypoxic reperfusion injury.«

Chiswick, M., Gladman, G., Sinha, S., Toner, N., and Dravies, J., »Vitamin E supplementation and periventricular hemorrhage in the newborn.«

Cutler, R. G., »Antioxidants and aging.«

Fahn, S., »An open trial of high-dosage antioxidants in early Parkinson's disease.«

Schmidt, K., »Antioxidant vitamins and beta-carotene: effects on immunocompetence.«

Singh, V. N., and Gaby, S. K., »Premalignant lesions: role of antioxidant vitamins and beta-carotene in risk reduction and prevention of malignant transformation.«

Pryor, W. A., »The antioxidant nutrients and disease prevention – what do we know and what do we need to find out?«

Slater, T. F., »Concluding remarks.«

Angier, Natalie, »Free radicals: the price we pay for breathing«, *The New York Times Magazine,* April 25, 1993, p. 62ff.

Bolton-Smith, C., et al., »The Scottish heart health study. Dietary intake by food frequency questionnaire and odds ratios for coronary heart disease risk.« II. »The antioxidant vitamins and fibre«, *European Journal of Clinical Nutrition,* 1992, Vol. 46, pp. 85–93.

Byers, Tim, and Perry, Geraldine, »Dietary carotenes, vitamin C, and vitamin E as protective antioxidants in human cancers«, *Annual Review of Nutrition,* 1992, Vol. 12, pp. 139–59.

Byers, et al., »New directions: the diet-cancer link«, *Patient Care,* Nov. 30. 1990, p. 34ff.

Cacciuttolo, Marco A., et al., »Hyperoxia induces DNA damage in mammalian cells«, *Free Radical Biology & Medicine*, 1993, Vol. 14, pp. 267–276.

Canfield, Louise M., et al., »Carotenoids as cellular antioxidants«, *Proceedings of the Society for Experimental Biology and Medicine*, 1992, Vol. 200, p. 260ff.

Chen, J., et al., »Antioxidant status and cancer mortality in China«, *International Journal of Epidemiology*, 1992, Vol. 21, No. 4, p. 624ff.

Cochrane, Charles G., »Cellular injury by oxidants«, *The American Journal of Medicine*, Sept. 30, 1991, Vol. 91, Supple. 3C, p. 3C–23Sff.

Comstock, George W., et al., »Serum retinol, beta-carotene, vitamin E, and selenium as related to subsequent cancer of specific sites«, *American Journal of Epidemiology*, 1992, Vol. 135, No. 2, p. 115ff.

»The data support a role for antioxidants in reducing cancer risk«, *Nutrition Reviews*, July 1992, Vol. 50, No. 7, p. 207ff.

Edington, Stephen M., »Chemokines in cardiovascular disease«, *Bio/Rechnology*, June 1993, Vol. 11, p. 676ff.

Esterbauer, Hermann, et al., »Effect of antioxidants on oxidative modification of LDL«, *Annals of Medinine*, 1991, Vol. 23, p. 573–581.

Esterbauer, Hermann, et al., »The role of lipid peroxidation and antioxidants in oxidative modification of LDL«, *Free Radical Biology & Medicine*, 1992, Vol. 13, pp. 341–390.

Ferrari, Roberto, et al., »Oxygen free radicals and myocardial damage: protective role of thiol-containings agents.« *The American Journal of Medicine*, Sept. 30, 1991, Vol. 91, Supple. 3C, p. 3C–95Sff.

Flaherty, Johyn T., »Myocardial injury mediated by oxygen free radicals«, *The American Journal of Medicine*, Sept. 30, 1991, Vol. 91, Supple. 3C, p. 3C–79Sff.

Flora, Silvio De, et al., »Antioxidant activity and other mechanisms of thiols involved in chemoprevention of mutation and cancer«, *The American Journal of Medicine*, Sept. 30, 1991, Vol. 91, Suppl. 3C, p. 3C–122Sff.

Gaziano, J. Michael, et al., »Dietary antioxidants and cardiovascular disease«, *Annals New York Academy of Sciences*, 1992, Vol. 669, p. 249ff.

Halliwell, Barry, and Gutteridge, John M. C., *Free Radicals in Biology and Medicine*. Oxford: Clarendon Press, 1985, pp. 1–66.

Halliwell, Barry, »Reactive oxygen species in living systems: source, biochemistry, and role in human disease«, *The American Journal of Medicine*, Sept. 30, 1991, Vol. 91, Supple. 3C, p. 3LC–14Sff.

Harris, William S., »The prevention of atherosclerosis with antioxidants«, *Clinical Cardiology*, 1992, Vol. 15, pp. 636–640.

Hearse, David J., et al., »Prospects für antioxidant therapy in cardiovascular medicine«, *The American Journal of Medicine*, Sept. 30, 1991, Vol. 19, Supple. 3C, p. 3C–118Sff.

Horowitz, John D., »Thiol-containing agents in the management of unstable angina pectoris and acute myocardial infarction«, *The American Journal of Medicine*, Sept. 30, 1991, Vol. 91, p. 3C–113Sff.

Jaakkola, K., et al., »Treatment with antioxidant and other nutrients in combination with chemotherapy and irradiation in patients with small-cell lung cancer«, *Anticancer Research*, 1992, Vol. 12, pp. 599–606.

Jenkins, R. R., et al., »Introduction: oxidant stress, aging, and exercise«, *Medicine and Science in Sports and exercise: Official Journal of the American College of Sports Medicine*, 1993, Vol. 25, No. 2, pp. 210–212.

Jialal, I., and Grundy, S. M., »Influence of antioxidant vitamins of LDL oxidation«, *Annals New York Academy of Sciences*, p. 237.

Kanter, M. M., et al., »Effects of exercise training on antioxidant enzymes and cariotoxicity of doxorubicin«, *Journal of Applied Physiology*, 1985, Vol. 58(4), pp. 1298–1303.

Krinsky, Norman I., »Mechanism of action of biological antioxidants«, *Proceedings of the Society for Experiment Biology and Medicine*, 1992, Vol. 200, p. 248ff.

Laranjinha, Joao A. N., et al., »Lipid peroxidation and its inhibition in low density lipoproteins: quenching of cis-parinaric acid fluorescense«, *Archives of Biochemistry and Biophysics*, August 15, 1992, Vol. 297, No. 1, pp. 147–154.

Leary, Warren E., »Vitamins cut cancer deaths in large study in rural China«, *The New York Times*, Sept. 15, 1993, p. C13.

Liebman, Bonnie, »Antioxidants and cancer«, *Nutrition Action Healthbletter*, July/August 1992, p. 1ff.

MacNee, William, et al., »The effects of N-acetylcysteine and glutathione on smoke-induced changes in lung phagocytes and epithelial cells.« *The American Journal of Medicine*, Sept. 30, 1991, Vol. 91, Supple. 3C, p. 3C–6Sff.

Martins, Elizabeth A. L., »Role of antioxidants in protecting cellular DNA from damage by oxidative stress«, *Mutation Research*, 1991, Vol. 250, pp. 95–101.

Mino, Makoto, »Clinical uses and abuses of vitamin E in children«, *Proceedings of the Society for Experimental Biology and Medicine*, 1992, Vol. 200, p. 266ff.

Prasad, Kailash, et al., »Oxygen free radicals and hypercholesterolemic atherosclerosis: effect of vitamin E«, *American Heart Journal,* 1993, Vol. 125, p. 958ff.

Riemersma, Rudolph A., et al., »Plasma antioxidants and coronary heart disease: vitamins C and E, and selenium«, *European Journal of Clinical Nutrition,* 1990, Vol. 44, p. 143–150.

Rimm, Eric B., »Vitamin E consumption and the risk of coronary heart disease in men«, *The New England Journal of Medicine,* May 20, 1993, Vol. 328, pp. 1450–6.

Stampfer, Meir J., et al., »Vitamin E consumption and the risk of coronary disease in women«, *The New England Journal of Medicine,* May 20, 1993, Vol. 328, pp. 1444–9.

Steinberg, Daniel, et al., »Antioxidants in the prevention of human atherosclerosis«, Summary of the Proceedings of a National Heart, Lung, and Blood Institute Workshop: September 5–6, 1991, Bethesda, Maryland.

Stipp, David, »Studies showing benefits of antioxidants prove potent tonic for sales of vitamin E«, *The Wall Street Journal,* April 13, 1993, p. B1.

»A symposium: antioxidants and lipid metabolism«, *The American Journal of Cardiology,* February 25, 1993, Gott, Antonio M., editor.
The following presentations are included:
»Introduction« by Antonio M. Gotto, Jr.
»Overview of current issues in management of dyslipidemia«, by Antonio M. Gotto, Jr.
»A modern view of atherogenesis«, by Colin J. Schwartz, et al.
»The role of lipids and antioxidative factors for development of atherosclerosis«, by Goran Walldius, et al.
»Femoral and coronary angiographic trials«, by Linda Cashin-Hemphill.
»Glycation and oxidation: a role in the pathogenesis of atherosclerosis«, by Timothy J. Lyons.
»Implications for the present and direction for the future«, by Michael H. Davidson.
»Discussion.«

»Vitamins C & E wage war against atherosclerosis«, *Nutrition & Health News,* Center for Human Nutrition, The University of Texas Southwestern Medical Center at Dallas, Fall 1990, Vol. VII, No. 3, p. 1.

Waldholz, Michael, »Evidence grows that nutrients prevent cancer«, *The Wall Street Journal,* Sept. 15, 1993, p. B1.

Yoshida, Lucia Satiky, et al., »Phosphatidylcholine peroxidation and liver cancer in mice fed a choline-deficient diet with ethionine«, *Free Radical Biology & Medicine,* 1993, Vol. 14, pp. 191-199.

**Kapitel 3: Individuelle Verteidigungsstrategie gegen die molekularen »Übeltäter«**

Adams, James D., Jr., et al., »Oxygen free radicals and Parkinsons's disease«, *Free Radical Biology & Medicine,* 1991, Vol. 10, pp. 161–169.

Allegra, Luigi, et al., »Ozone-induced impairment of mucocilary transport and its prevention for N-Acetylcysteine«, *The American Journal of Medicine,* Sept. 30, 1991, Vol. 91, Supple. 3C, p. 3C–67Sff.

»Antioxidants and HIV infection«, *Nutrition Reviews,* June 1992, Vol. 50, No. 6, p. 180.

»Antioxidants: What are they? Can they help keep you healthy?« *Mayo Clinic Health Letter,* Vol. 11, No. 8, August 1993, p. 1ff.

Crystal, Ronald G., »Oxidants and respiratory tract epithelial injury: pathogenesis and strategies for therapeutic intervention«, *The American Journal of Medicine,* Sept. 30, 1991, Vol. 91, Supple. 3C, p. 3C-39Sff.

Droge, Wulf, »Modulation of lymphocyte functions and immune responses by cysteine and cysteine derivatives«, *The American Journal of Medicine,* Sept. 30, 1991, Vol. 91, Supple. 3C, p. 3C–140Sff.

»Finding nay show the path of AIDS«, *The New York Times,*Nov. 14, 1993, p. 27A.

Flanagan, Robert J., »Use of Ne-acetylcysteine in clinical toxocology«, *The American Journal of Medicine,* Sept. 30, 1991, Vol. 91, Supple. 3C, p. 3C–131Sff.

Shoulson, Ira, »Antioxidative therapeutic strategies for Parkinson's disease«, *Annals New York Academy of Sciences,* p. 37ff.

Taylor, Allen, »Role of nutrients in delaying cataracts«, *Annals of New York Academy of Sciences,* p. 111ff.

Varma, Shambhu D., »Scientific basis for medical therapy of cataracts by antioxidants«, *American Journal of Clinical Nutrition,* 1991, Vol. 23, pp. 335S–45S.

**Kapitel 4: Das Gesundheitstraining-Programm**

Alessio, Helaine M., »Exercise-induced oxidative stress«, *Medicine and Science in Sports and Exercise,* 1993, Vol. 25, No. 2, pp. 218–224.

Alessio, Helaine M., et al., »Lipid peroxidation and scavenger enzymes during exercise: adaptive response to training«, *Journal of Applied Physiology,* 1988, Vol. 64, No. 4, pp. 1333–1336.

Cao, Guohua, et al., »Oxygen-radical absorbance capacity assays for antioxidants«, *Free Radical Biology & Medicine,* 1993, Vol. 14, pp. 303–311.

Dernbach, A. R., et al., »No evidence of oxidation stress during high-intensity rowing training«, *Journal of Applied Physiology,* 1993, Vol. 14, pp. 303–311.

Dernbach, A. R., et al., »No evidence of oxidation stress during high-intensity rowing training«, *Journal of Applied Physiology*, 1993, Vol. 74, No. 5, pp. 2140–2145.

Dillard, C. J., et al., »Effects of exercise, vitamin E, and ozone on pulmonary function and lipid peroxidation«, *Journal of Applied Physiology*, 1978, Vol. 45, No. 6, pp. 927–932.

»Experts release new recommendation to fight America's epidemic of physical inactivity«, *News Release*, American College of Sports Medicine, July 29, 1993.

Gohil, Kishorchandra, et al., »Effect of exercise training on tissue vitamin E, and ubiquinone content«, *Journal of Applied Physiology*, 1987, Vol. 63, No. 4, pp. 1638–1641.

Gohil, K., et al., »Vitamin E deficiency and vitamin C supplements: exercise and mitochondrial oxidation«, *Journal of Applied Physiology*, 1986, Vol. 60, No. 6, pp. 1986–1991.

Ji, Li Li, et al., »Blood glutathione status during exercise: effect of carbohydrate supplementation«, *Journal of Applied Physiology*, 1993, Vol. 74, No. 2, pp. 788–792.

Ji, Li Li, et al., »Responses of glutathione system and antioxidant enzymes to exhaustive exercise and hydroperoxide«, *Journal of Applied Physiology*, 1992, Vol. 72, No. 2, pp. 549–554.

Kihlstrom, M. T., »Lipid peroxidation capacities in the myocardium of endurance-trained rats and mice in vitro«, *Acta Physiol Scand*, 1992, Vol. 146, pp. 177–183.

Lovlin, R., et al., »Are incidents of free radical damage related to exercise intensity?« *European Journal of Applied Physiology*, 1987, Vol. 56, pp. 313–316.

Maughan, Ronald J., et al., »Delayed onset muscle damage and lipid peroxidation in man after a downhill run«, *Muscle & Nerve*, April 1989, Vol. 12, pp. 332–336.

McKinsey, David S., »Privileged information«, *Bottom Line Personal*, August 15, 1993, p. 9ff.

Ohno, Hideki, et al., »Effect of brief physical exercise on the concentrations of immunoreactive superoxide dismutase isoenzymes in human plasma«, *Tohoku Journal of Experimental Medicine*, 1992, Vol. 167, pp. 301–303.

Quiroga, Gustavo Barja de, »Brown fat thermogenesis and exercise: two examples of physiological oxidative stress?« *Free Radical Biology & Medicine*, 1992, Vol. 13, pp. 325–340.

Sjodin, Bertil, et al., »Biochemical mechanisms for oxygen free radical formation during exercise«, *Sports Medicine*, 1990, Vol. 10, No. 4, pp. 236–254.

Sing, Vishwa N., »A current perspective on nutrition and exercise«, *Journal of Nutrition*, 1992, Vol. 122, pp. 760–765.

## Kapitel 5: Das Krafttraining-Programm

»Antioxidants and the elite athlete«, proceedings of panel discussion during the 39th annual meeting of the American College of Sports Medicine, May 27, 1992.

Goldfarb, Allan H., »Antioxidants: role of supplementation to prevent exercise-induced oxidative stress«, *Medicine and Science in Sports and Exercise*, 1993, Vol. 25, No. 2, pp. 232–236.

Gordon, Neil F., *Chronic Fatique: Your complete exercise guide*. Dallas: Human Kinetics Publishers, 1993.

Jenkins, R. R., et al., »Introduction: oxidant stress, aging, and exercise«, *Medicine and Science in Sports and Exercise*, 1993, Vol. 25, No. 2, pp. 210–212.

Noakes, Tim, *Lore of Running*, third edition. Champaign, Ill: Leisure Press, 1991.

Packer, Lester, »Protective role of vitamin E in biological systems«, *American Journal of Clinical Nutrition*, 1991, Vol. 53, pp. 1050S–5S.

Singh, Vishwa N., »A current perspective on nutrition and exercise«, *Journal of Nutrition*, 1992, Vol. 122, pp. 760–765.

Sjodin, Bertil, »Biochemical mechanisms for oxygen free radical formation during exercise«, *Sports Medicine*, 1990, Vol. 10, No. 4, pp. 236–254.

*The Strength Connection*. Dallas: Cooper Institute for Aerobics Research, 1990.

»Vitamin as muscle-damage fighter«, *The New York Times*, Oct. 31, 1992, p. C12.

## Kapitel 6: Der Antioxidantien-Cocktail – Vorteile, Nebenwirkungen und Varianten

»Alcohol and beta-carotene: a cocktail lethal to the liver«, *Environmental Nutrition*, February 1993, p. 8.

Armstrong, Francie, »Nutrient primer: vitamin E«, *Runner's World*, April 1993, p. 19.

Buettner, Garry R., et al., »Ascorbate free radical as a marker of oxidative stress: an EPR study«, *Free Radical Biology & Medicine*, 1993, Vol. 14, pp. 49–55.

Burros, Marian, »Take your vitamins and eat your veggies«, *Health Confidential*, July 1993, pp. 3–4.

»Dietary versus cellular zinc: the antioxidant paradox«, Letters to the editor, *Free Radical Biology & Medicine*, 1993, Vol. 14, pp. 96–97.

»Don't be fooled! Know the difference between natural and synthetic vitamin E«, J. R. Carlson Laboratories, Inc., 1991.

»Heavy metal and the heart«, *Harvard Health Letter*, Dec. 1992, Vol. 18, No. 2.

Hennekens, Charles H., »Antioxidants: do they decrease the risk of cardiovascular disease?« *Nutrition & the M. D.*, August 1993, Vol. 19, No. 8, pp. 1–2.

Levander, Orville A., »Selenium and sulfur in antioxidant protective systems: relationships with vitamin E and malaria«, *Proceedings of the Society for Experimental Biology and Medicine*, 1992, Vol. 200, p. 255ff.

Olson, James A., et al., »Antioxidants in health and disease: overview«, *Proceedings of the Society for Experimental Biology and Medicine*, 1992, Vol. 200, p. 245ff.

Packer, Lester, »Interactions among, antioxidants in health and disease: vitamin E and its redox cycle«, *Proceedings of the Society for Experimental Biology and Medicine*, 1992, Vol. 200, p. 271ff.

Packer, Lester, »Protective role of vitamin E in biological systems«, *American Journal of Clinical Nutrition*, 1991, Vol. 53, pp. 1050S–5S.

Palozza, Paola, et al., »Communication: beta carotene and alpha tocopherol are synergistic antioxidants«, *Archives of Biochemistry and Biophysics*, August 15, 1992, Vol. 297, No. 11, pp. 184–187.

Rice-Evans, Catherine A., et al., »Current status of antioxidant therapy«, *Free Radical Biology & Medicine*, 1993, Vol. 15, pp. 77–96.

Smith, Trevor, »Eat for life«, *Running & FitNews*, Nov. 1991, Vol. 9, No. 11, p. 4.

Sukalski, Katherine A., et al., »Decreased susceptibility of liver mitochondria from diabetic rats to oxidative damage and associated increase in alpha-tocopherol«, *Free Radical Biology & Medicine*, 1993, Vol. 14, pp. 57–65.

»Supplement-taker's guide to the universe«, *Nutrition Action Health Letter*, January/February 1993, Vol. 10, No. 1. (entire issue)

»Vitamins C & E wage war against atherosclerosis«, *Nutrition & Health News*, Center for Human Nutrition, The University of Texas Southwestern Medical Center at Dallas, Fall 1990, Vol. VII, No. 3, p. 1ff.

## Kapitel 7: Kochen und Essen mit Blick auf Antioxidantien

»Antioxidants in a cup of tea?« *University of California at Berkeley Wellness Letter*, January 1992, p. 1.

Applegate, Liz, »Supplement Speak«, *Runner's World*, March 1993, pp. 22–24.

Blumberg, Jeffrey G., »Dietary antioxidents and aging«, *Contemporary Nutrition*, 1992, Vol. 17, No. 3, p. 1.

»Can taking supplements help you ward off disease?« *Tufts University Diet and Nutrition Letter*, April 1991, Vol. 9, No. 2, p. 3.

»Cancer protection in our food: antioxidants fight cancercausing cell damage«, *American Institute for Cancer Research Newsletter*, Spring 1993, Issue 39, p. 4.

Carlson, Beth L., et al., »Loss of vitamin C in vegetables during the foodservice cycle«, *Journal of American Dietetic Association*, January 1988, Vol. 88, p. 65–67.

Dietz, Jane M., et al., »Effects of thermal processing upon vitamins and proteins in foods«, Nutrition Today, July/August, 1989, p. 6–14.

Erdmann, John W., Jr., et al., »Factors affecting the bioavailability of vitamin A, carotenoids, and vitamin E«, *Food Technology*, October 1988, p. 214ff.

*Foods & Nutrition Encyclopedia*, first edition. Clovis, California: Pegus Press, 1983. Vol. 2, pp. 2232–2269.

»Free radicals and antioxidants: finding the key to heart disease, cancer, and the aging process«, *Wellness Letter*, October 1991, Vol. 18, Issue 1, pp. 4–5.

»Green tea: drink to your health?« *American Institute for Cancer Research Newsletter*, Spring 1993, Issue 39, p. 5.

Harris, William S., »The prevention of atherosclerosis with antioxidants«, *Clinical Cardiology*, 1992, Vol. 15, pp. 636–640.

Hegenauer, Jack, »U. S. RDA vs. RDI: the alphabet soup of nutrition labeling«, *Nutrition & the M. D.*, May 1993, p. 5.

Jialal, Iswarlal, and Grundy, Scott M., »Preservation of the endogenous antioxidants in low density lipoprotein by ascorbate but not probucol during oxidative modification«, *Journal of Clinical Investigation*, 1991, Vol. 87, pp. 597–601.

Karmas, E., and Harris, R., eds., *Nutritional Evaluation of Food Processing*, 3rd edition. New York: Van Nostrand Reinhold, 1988.

Knekt, Paul, et al., »Serum vitamin E and risk of cancer among Finnish men during a 10-year follow-up.« *American Journal of Epidemiology,* 1988, Vol. 127, pp. 28–41.

Kritchevsky, David, »Antioxidant vitamins in the prevention of cardiovascular disease«, *Nutrition Today,* January/February 1992, p. 30ff.

»The latest elixir of life: vitamin C«, *Tufts University Diet & Nutrition Letter,* July 1992, Vol. 10, No. 5, p. 1ff.

»The latest on links to heart disease«, *The Diet-Heart Newsletter,* Vol. 6, No. 2, p. 1ff.

Lehmann, J., et al., »Vitamin E in foods form high and low linoleic acid diets«, *Journal ot the American Dietetic Association,* Sept. 1986, Vol. 86, pp. 1208–1216.

Liebman, Bonnie, »Antioxidants and cancer«, *Nutrition Action Health Letter,* July/August 1992, p. 1ff.

Machlin, Lawrence J., »Nutrients as in vivo antioxidants: their role in maintenance of health«, *Nutrition & the M. D.,* January 1991, Vol. 17, No. 1, p. 1ff.

Prasad, Kedar N., et al., »Vitamin E and cancer prevention: recent advances and future potentials«, *Journal of the American College of Nutrition,* 1992, Vol. 11, No. 5, pp. 487–500.

»Provisional table on percent retention of nutrients in food preparation«, United States Department of Agriculture Human Nutrition Information Service.

»Pumping immunity«, *Nutrition Action Healthletter,* April 1993, pp. 5–7.

»Role of antioxidants in heart disease«, Nutrition & the M. D., May 1992, Vol. 18, No. 5, p. 1ff.

»Smoking doubles risk of stroke, study finds«, *The New York Times,* Nov. 9, 1993, p. C5.

Traber, Maret G., et al., »Vitamin E is delivered to cell via the high affinity receptor for low-density lipoprotein«, *American Journal of Clinical Nutrition,* 1984, Vol. 40, pp. 747–751.

»Trendy supplements – diet therapy/obesity update«, *Nutrition & the M. D.,* March 1993, Vol. 19, No. 3, p. 8.

»Trio of vitamins are recruited in the fight against heart disease«, *Environmental Nutrition,* September 1992, Vol. 15, No. 9, p. 1ff.

»Vitamins C & E wage war against atherosclerosis«, *Nutrition & Health News,* Center for Human Nutrition, The University of Texas Southwestern Medical Center at Dallas, Fall 1990, Vol. VII, No. 13, p. 1ff.

Waslien, Carol I., et al., »Micronutrients and antioxidants in processed foods – analysis of data from 1987 food additives survey«, *Nutrition Today,* July/August, 1990, p. 36ff.

Watt, Bernice K., and Merrill, Anabel L., *Composition of Foods, Agriculture Handbook* No. 8, Agricultural Research Service, United States Department of Agriculture, 1963, 1975.

**Kapitel 8: Ein Leben lang »frei« von freien Radikalen?**

Blumberg, Jeffrey B., »Dietary antioxidants and aging«, *Contemporary Nutrition,* 1992, Vol. 17, No. 3, p. 1.

Jenkins, R. R., et al., »Introduction: oxidant stress, aging, and exercise«, *Medicine and Science in Sports and Exercise,* 1993, Vol. 25, No. 2, pp. 210–212.

Ji, Li Li, »Antioxidant enzyme response to exercise and aging«, *Medicine and Science in Sports and Exercise,* 1993, Vol. 25, No. 2, pp. 225–231.

Matsuo, Mitsuyoshi, et al., »Age-related alterations in antioxidant capacity and lipid peroxidation in brain, liver, and lung homogenates of normal and vitamin e-deficient rats«, *Mechanisms of Aging and Development,* 1992, Vol. 64, pp. 273–292.

Orr. William C., et al., »The effects of catalase gene overexpression on life span and resistance to oxidative stress in transgenic Drosophilia melanogaster«, *Archives of Biochemistry and Biophysics,* August 15, 1992, Vol. 297, No. 1, pp. 35–41.

Paolisso, Guiseppe, et al., »Evidence for a relationship between free radicals and insulin action in the elderly«, *Metabolism,* May 1993, Vol. 42, No. 5, pp. 659–663.

Sohal, R. S., »The free radical hypothesis of aging: an appraisal of the current status«, *Aging Clinical Esp. Res.,* 1993, Vol. 5, No. 1, pp. 3–17.

# Register

# Damit Sie in Bestform kommen

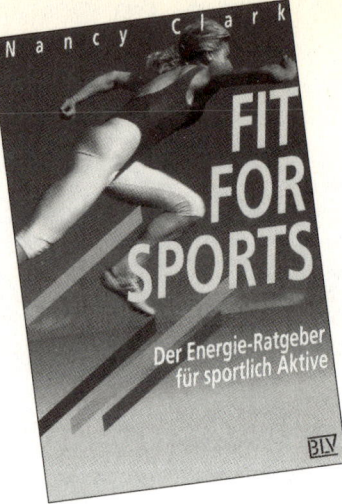

Dr. med. Jürgen K. Juchheim/Jutta Poschet
**Immun**
Zusammenhänge zwischen Ernährung, Immunsystem und Gesundheit; Tests und Check-up für die Gesundheit; Ernährungs- und Bewegungsprogramm zur Stärkung des Immunsystems und vieles mehr.

Jutta Poschet
**Die Jutta-Poschet-Immun-Diät**
Das Erfolgskonzept zur Stärkung des Immunsystems: Ernährungsumstellung auf lange Sicht durch ein variabeles Rezept- programm mit dem Wirkungsprinzip der 4-Tage-Rotation.

Helmut Reichardt
**Das ist Schongymnastik**
Der gesunde Weg zu Beweglichkeit und Wohlbefinden
Funktionelle Gymnastik, die auf schonende Weise Kraft und Beweglichkeit verbessert: ausführliche Darstellung der Grundlagen, großes Übungsangebot mit vielen Fotos.

Ellen und Thomas Wessinghage
**Laufen**
Der Ratgeber für Ausrüstung, Technik, Training, Ernährung und Laufmedizin
Kompetenter Ratgeber der mehrfachen Deutschen Meister, die Erfahrungen aus ihrer langjährigen Wettkampfpraxis ver- mitteln; sämtliche Aspekte des Laufens für alle Alters- und Leistungsklassen.

Nancy Clark
**Fit for Sports**
Der Energie-Ratgeber für sportlich Aktive
Aktiver leben und im Sport erfolgreich sein durch richtige Ernährung: Programme für die Trainingsphasen und zur Gewichtskontrolle, 103 Rezepte für Gesundheit und Fitneß.

Peter Konopka
**Sporternährung**
Leistungsförderung durch vollwertige und bedarfsangepaßte Ernährung
Die wissenschaftlichen Grundlagen und die große Bedeutung der Ernährung für Leistung und Gesundheit.

Maxine Tobias/John Patrick Sullivan
**Stretching**
für Körper, Geist und Seele
In einzigartiger visueller Umsetzung: Übungen, die den Körper in Form bringen, Streß abbauen, entspannen, die Atmung verbessern und positiv wirken auf Psyche und Lebensqualität.

---

*Im BLV Verlag* Garten und Zimmerpflanzen • Natur • Heimtiere • Jagd • Angeln • Pferde und
*finden Sie Bücher* Reiten • Sport und Fitneß • Tauchen • Reise • Wandern, Bergsteigen, Alpinismus •
*zu folgenden Themen:* Essen und Trinken • Gesundheit, Wohlbefinden, Medizin

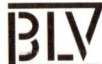
*Wenn Sie ausführliche Informationen wünschen, schreiben Sie bitte an:*
**BLV Verlagsgesellschaft mbH • Postfach 40 03 20 • 80703 München
Telefon 089/127 05-0 • Telefax 089/127 05-543**